명가명사의안총서3

蔡小蓀
논치난임증

蔡小荪论治不孕症

명가명사의안총서3
蔡小蓀 논치난임증

편저자 푸진롱(付金榮)
옮긴이 조수연

1판 1쇄 인쇄 2021. 01. 25
1판 1쇄 발행 2021. 01. 30

발행처_물고기숲 • 발행인_임민수 • 등록번호_제406-2012-000004호 • 등록일자_2012. 01. 03. • 주소_(우)10906) 경기도 파주시 와석순환로 61, 708-601 • 전화_031)943-2090 • 팩시밀리_031)943-2091 •

값은 뒤표지에 있습니다. ISBN 978-89-98038-66-3 93510 • 카카오톡 ID_fishwood • 카카오스토리_http://story.kakao.com/fishwood • 이메일_fishwoodbook@naver.com • 블로그_http://blog.naver.com/fishwoodbook • 물고기숲은 독자 여러분의 의견에 귀 기울여 좋은 책을 만들겠습니다.

명가명사의안총서3

蔡小蓀 논치난임증

푸진롱 편저
조수연 옮김

물고기숲

추천사

한의학이 발전하려면 먼저 계승이 필요하다. 양질의 계승이 없다면, 발전과 혁신에 대해 말할 수 없다. 진릉金榮 주임은 바로 이렇게 한 길만을 걸었다.

나는 일찍이 그녀와 함께 유명한 스승님께 사사하였고, 2002년부터 진룽金榮 주임은 채씨부인과를 배우게 되는 행운이 있었다. 채씨부인과는 해파중의海派中醫 유파의 중요한 학파 중 하나이고, 200여 년이 지나도록 오랫동안 쇠락하지 않고 그 치료효과가 뛰어난 것으로 이름이 나 있다. 7대인 차이샤오쑨蔡小孫[01] 교수는 가학家學을 계승하였을 뿐 아니라 다시 눈부신 성과를 만들었고, 채씨부인과 학술유파의 발전을 위해 노력하였다. 그는 옛것에서 배우되 구애받지 않았고, 수많은 의가들을 두루 융합하고 널리 장점을 받아들였고, 이제 90세의 고령에도 여전히 임상에서 병을 치료하며 사람을 구제하고 학생을 가르치고 있다. 나는 업무로 인해 일찍이 선생을 만났는데, 그의 경업정신敬業精神(맡은 일에 전력을 다하는 정신) 및 부인과 사업에 대한 공헌에 깊이 감동받았다. 최근 몇 년간 국가에서 비교적 많은 자금을 투입하여 명중의名中醫의 학술사상과 임상경험을 정리하고 발휘하도록 요구하였고, 효과가 이미 나타나서 우후죽순처럼 책을 저술하여 이론을 정립하고, 논문을 발표하고 있다. 진룽金榮 주임은 10년간 지칠 줄 모르고 열심히 노력하고 근면하게 일하여 여러 과제를 연이어 완성하였다. 이 책은 난임을 주제로 선생의 난임치료 경험을 매우 훌륭하게 총괄하였고, 아울러 임상경험을 응용하여 임상의사와 학생이 채씨부인과의 경험을 임상에

01 이하 본문에서는 차이샤오쑨(蔡小蓀)을 채소손으로 표기하였다.

적용하기 쉽게 하였다. 이제 나에게 서문을 부탁하니 중의를 하고 있는 나로서는 기쁘게 여기며, 더 많은 젊은이들이 함께 노력하여 유파流派의 전승작업을 하기를 바란다.

상하이에서

2013년 7월 28일

정진鄭錦

추천사

명의는 중의 교육의 근원이고 학술유파의 핵심이며, 국수國粹(한 국가·민족에게 고유한 문화의 정화) 전승의 관건이고 중의 발전의 영혼이다. 명의의 학술은 중화민족 특유의 고급 자원이고, 명의의 품격은 중화의 우수한 문화를 전파하는 모범이다. 해파海派 명의인 채소손 교수는 채씨부인과를 잇는 7대 계승자로서, 의술이 출중하고 의덕이 고상하여 국내외토 이름을 날리고 있다. 채 노사는 선인들의 뒤를 이어받아 계속 발전시키면서 전승하고 새롭게 만들어 마침내 채씨부인과를 원래보다 더욱 확대 발전시켰다.

채씨부인과는 상하이上海에 원류를 두고 청나라 건륭시대에 처음으로 시작하여 7대째 전승되고 있다. 나라를 사랑하고 백성을 구제하여 많은 국민들의 칭송을 받았고 전하여 채소손에 이르러서는 전승하는 가운데 새로운 걸 창조하였는데, 주기이론周期理論을 만들어 월경통痛經을 치료하는 새로운 방법을 제시하였고 난임을 치료하는 데 기이한 효과를 내어 상하이上海에서 "송자관음送子觀音**02**"의 명성이 있었다. 채 노사는 현재 90세의 고령이나 여전히 진료를 하고 후학을 돌보며 신인新人을 양성하고 있다. 채씨부인과 유파의 학술 계승 작업실은 국가의 첫 번째 중의유파학술전승 작업실 중 하나이며, 또한 해파海派 중의학술유파의 전승 근거지이기도 하다.

푸진룽付金榮 선생은 채소손 교수의 학술을 계승한 사람이자 의학박사이고, 상하이

---

02 송자관음(送子觀音): 송자관음은 민간에서 숭배하는 불교의 신을 말한다. 봉건시대의 백성은 정성스럽게 부처(불상)에게 절하여 자기의 소원을 이룰 수 있다고 믿었다. 임신이 안 되거나 사내를 가지고자 하는 미신들로 백성들은 송자관음에게 절을 하였고, 자식을 가질 수 있었다.

시 중의약 선두주자로 눈여겨보는 사람이었다. 그녀는 채씨부인과의 연구에 골몰하였고 채소손이라는 명의와 함께 임상을 하며 채 노사의 난임 치료경험을 전공으로 삼았다. 그리고 "채씨부인과 주기이론의 난임증에 대한 임상응용"이라는 상하이시 과학기술위원의 프로젝트를 담당하여 채 노사의 난임치료의 학술사상, 임상증후의 근거, 용약법칙을 체계적으로 총괄하였다. 푸진롱付金榮 박사는 열심히 배웠고 부지런히 사색하며 선생의 학술경험을 부지런히 모아서 개인의 경험에 융합하여 책을 편집하였다. 이 책이 세상에 드러난 이상 부인과 학습의 결정체가 되고, 또한 부인과를 하는 의학자들과 그 연구성과를 함께 나누어, 실제로 중의 부인과 유파가 부흥하는 행운을 누리기를 바란다.

채 노사는 내가 톈진天津 연구생일 때 지도교사였던 하리톈哈荔田 교수의 친구였는데, 하哈 노사는 채 노사의 해박한 학술과 겸손한 사람됨을 존경하였다. 나는 상하이로 돌아온 뒤에도 채 노사의 열렬한 도움과 안내를 자주 받았는데, 그 학생인 푸진롱付金榮 선생이 나에게 본서의 서문을 부탁하여 매우 영광스럽게 생각한다. 책을 모두 읽고 난 후 자못 많은 것을 얻었고, 기쁜 마음으로 서문을 쓴다.

계사년癸巳年에

후궈화胡國華

서문

"명노중의名老中醫"의 학술사상과 임상경험은 중의약의 학술특징이고, 이론적 특성의 집중적인 체현이며, 중의약학이라는 위대한 보고의 귀중한 자산이다. "명노중의名老中醫"의 학술사상을 계승하고 발휘하는 것은 전체 중의약 사업의 발전에 있어 중요한 의의를 지닌다.

난임증은 21세기 인류의 생식건강을 위협하는 중요한 질병 중 하나이며, 가정의 화목과 행복에 영향을 주는 주요한 원인이기도 하다. 불완전한 통계에 따르면 중국의 가임기인구 중 난임 발병률은 날이 갈수록 높아져 현재 10~15%에 이르렀다고 한다. 게다가 환경오염과 성병이 계속 증가함으로써 난임 또한 상승하는 추세에 있다. 난임은 종종 부부간의 감정을 상하게 하고, 가정불화와 사회불안의 원인이 된다. 많은 가정이 난임으로 인해 모순과 고통에 빠지게 되고, 많은 난임환자는 몸과 마음의 억압을 감당하고 있으며, 심지어 이로 인해 삶에 대한 믿음을 잃기도 한다. 난임을 유발하는 발병원인은 복잡하고 다양하다. 현대의학은 여성 난임을 일으키는 요인으로 난관성 요인(염증, 결핵 등), 자궁내막증, 난소기능장애(PCOS, HPL, LUFS, LPD), 자궁요인(근종, 기형, 자궁강유착, 유산 후 등), 자궁경부요인(염증 등), 질과 외음부요인(발육이상, 염증 등), 면역성 요인 및 원인 불명 등의 요인이 있다고 인식한다. 난임의 치료로 배란을 유도하는 치료가 있지만, 높은 배란율과 낮은 임신율 때문에 사람들은 끊임없이 새로운 방법을 찾아야 하고, 많은 보조생식기술의 응용으로 비록 많은 부부들이 자식을 갖게 되었지만, 여전히 다수의 윤리적·법적인 문제가 존재하고 비용이 비싸기 때문에 브급에는 어려움이 있다.

중의학은 신허腎虛와 월경불순이 여성 난임의 중요한 원인이 된다고 인식하였고, 그 주요한 기준은 장부기능의 실조, 충임기혈沖任氣血의 문란으로 자궁이 정精을 받아 임신할 수 없는 것이다. 현재 임상 한의약의 난임치료는 독특한 우월성이 있다.

채소손 선생은 채씨부인과의 7대 계승자로 70여 년 동안 의술을 행하였으며, 많은 백성들에게 "송자관음送子觀音"으로 칭송받았다. 채 노사는 가업家業을 전승하고 끊임없이 새로운 지식을 받아들이며 중의中醫를 중심으로 서의西醫을 참작하였고, 부인과 질환의 치료에 있어서는 심시논치審時論治학설과 주기요법을 창립하였다. 2002년 이후에 필자는 전국명노중의 학술계승인의 임상사상 파트에서 3위를 수여받았다. 2005년 "십오十五"국가기술연구계획의 하위 프로젝트인 "명노중의학술사상名老中醫學術思想, 경험전승연구經驗傳承研究"에 참여하였고, 채 노사의 학술사상을 체계적으로 정리하였다. 수많은 학술사상 가운데에서 선생이 만든 심시논치審時論治는 홀로 특색이 있었고, 임상에서 비교적 좋은 치료효과를 나타낸 중요 이론 중 하나였다. 그 후 나는 주기이론周期理論을 임상에 응용하였고, 계속해서 상하이시 위생국의 상하이시 과학기술위원회 프로젝트를 맡아 본서를 집필하게 되었다. 본서는 난임증을 깊이 파고들어 채 노사의 난임증 치료 학술사상을 총괄하였는데, 난임증과 관련있는 질환의 주기치료, 즉 자궁내막증·다낭성 난소증후군·난관염증성폐색·무배란 등의 임상경험과 변증근거, 진단·치료의 특징, 용약특징, 아울러 임상치료효과를 평가하여, 경험을 확대하여 응용하고 더욱 발전시켰다. 동시에 본서는 또한 전형의안분석, 선생과 함께한 임상심득臨床心得을 덧붙였고, 아울러 몇몇 약물의 약리학 실험을 하여 임상에서 사용을 확대할 수 있는 훌륭한 토대를 만들었다.

본서를 완성하는 과정에서 룽화龍華의원의 정진鄭錦 원장(현 상하이시 보건가족계획위원회 부주임), 상하이시 중의문헌관 관장 팡쑹춘方松春 교수와 각급의 관련된 지도자의 큰 도움과 지지를 받았고, 또한 상하이시 중의의원 부원장이자 중화중의약학회 상하이시 부인과분회 주임위원 후궈화胡國華 교수에게도 함께 서문을 부탁하였고, 여기에 심심한 감사를 표한다.

필자의 능력과 경험이 많지 않아 본서에서 누락된 부분을 면하기 어려울 듯하니, 동도同道의 많은 지도편달을 바란다.

2013년 6월 8일

푸진룽付金榮

역자 서문

역자는 이 책을 접하기 전에 '채소손 노사'와 '채씨부인과'에 대해 전혀 모르던 사람이었다. 2010년 중국에 어찌어찌 인연이 닿아 《백병임상실록》의 저자인 안동주安東柱 선생님께 사사한 뒤에 비로소 중국에 명망 있고 실력 있는 임상가들이 많음을 깨닫고 그때부터 중국서적을 읽기 시작하였다. 이후 춘천에서 개원하여 부인과 반半특화 한의원을 하면서 중국서적에 나온 부인과 관련 내용을 포스팅하곤 했었는데, 고맙게도 물고기숲 사장님께 본서에 대한 번역요청을 받았고, 그때 비로소 《논치난임증(원제 論治不孕症)》이란 책을 알게 되었다.

이 책은 현재 한국에서 대두되고 있는 노산과 난임에 대한 상황에 딱 들어맞는 맞춤서라고 할 수 있다. 난임을 일으킬 수 있는 주요한 원인을 파악하고 구분하였으며, 챕터별로 원인과 치료법, 연구결과, 임상례까지 구비하여 난임에 대한 접근 방법을 소개하였다. 특히 채소손 노사의 특징적인 치료법인 육신조잉주기조치법育腎助孕周期調治法은 한 번의 월경 사이클을 '월경기-월경후기-배란기-월경전기-월경기'로 보고, 4개의 단계에 따라 치료의 원칙을 다르게 세운 후 여성의 월경생리에 맞춰서 처방하는 기반을 만들었다. 또한 다낭방, 육신배원방, 통락방, 내이방 등의 특정한 상황에 대한 전문 처방을 만들었는데, 배란장애, 다낭성 난소증후군, 자궁내막증, 난관폐색의 난임환자가 내원해도 당황하지 않게끔 초학자를 치료의 길로 선도하고 있다.

이 책은 내용 자체가 현학적이지 않고 굉장히 실증적이며, 중요한 내용을 여러 번 반복하여 일독一讀만 하여도 내용을 파악할 수 있게끔 구성되어 있다. 또한 본서에서 틈틈이 발견되는 채소손 선생의 한의학과 환자에 대한 정신은 한의사로서 우리 자신을 한 번쯤 돌아보게 하고 반성하게 하는 거울이 될 것이다. 비록 처방의 양이 한국의 처방량과 다른 면이 있고, 한국 한의사들이 잘 쓰지 않는 약재도 보이지만, 임상을 통해 조정하다 보면 그리 큰 장애는 되지 않으리라 생각한다.

역자의 은사恩師이신 안동주安東柱 선생님께서 이런 말씀을 하신 적이 있다.

"혼자 배우려는 자는 느리고, 도움을 받는 자는 빨리할 수 있다!"

역자는 이 책이 앞으로 부인과를 공부하려는 한의사들의 빠른 성장에 도움을 줄 것이라 확신한다. 더불어 앞으로 시행되는 첩약의료보험의 생리통 치료에서도 이 책의 내용이 유익하리라 본다. 개인적인 바람으로는 향후 한의계가 근골격계 통증 치료에 대한 노력을 조금이라도 질환치료로 전환했으면 좋겠다. 그리고 중국 명노중의의 서적을 번역한 저작이 늘어나서 분야별 질환에 대한 치료법이 공유되길 바란다.

첫 번역이라 문장이 매끄럽지 못한 부분이 많으나 전체 맥락을 이해하는 데 큰 무리가 없을 것이라 믿는다. 번역하는 동안 홀로 육아에 매진한 아내 주영이, 그리고 우리 아들딸 연주, 재호에게 고맙다. 먼저 손을 뻗어준 물고기숲 임민수 사장님과 한의학과 인생의 멘토인 안동주 선생님께 깊은 감사를 드린다.

2020년 11월 진료실에서

조수연

차례

제4장 자궁내막증성 난임의 임상경험 _105

제5장 무배란성 난임의 임상경험 _145

제7장 채소손 선생과 함께한 치료 경험 _197

제8장 깨달음의 계승 _221

일러두기

一. 본서에 나오는 1제는 하루에 복용할 약재량의 단위이며, 보통 중국에서는 1제를 달여 하루 2회로 나누어 복용한다. 한국의 1제 또는 1첩과는 의미가 다르다.

二. 책에 나온 처방 중 같은 처방이라도 내용이 서로 일치하지 않는 경우가 있는데, '진료방안'에 나온 처방을 참고하여 기준을 세우면 된다. 임상례에서는 환자의 상태에 따라서 처방 내용과 용량이 상이할 수 있다. 육신통락방과 육신배원방의 기본 처방 약재와 용량은 235쪽을 참고하기 바란다.

三. 맥동麥冬은 맥문동麥門冬을 말한다.

四. 본서의 생지황生地黃은 한국의 건지황乾地黃이라고 보면 된다.

五. 아래의 처방명은 같은 것임을 밝힌다.

- 잉 I 방 = 육신통락방 = 통락방
- 잉 II 방 = 육신배원방
- 육신조잉주기조치법育腎助孕週期調治法 = 보신조주법補腎調週法

제1장
학술사상

01 병인病因은 다양하나 그 근본은 신腎에 있다

정상적인 임신은 신기腎氣의 충성充盛과 천계天癸의 성숙에 달려 있고, 충임맥衝任脈이 채워져 남녀의 정精이 적당한 시기에 서로 맞게 되면 바야흐로 임신하게 된다.《소문素問·상고천진론上古天眞論》에서 "여자 7세에는 신기가 성하여 이빨을 갈고 머리카락이 길어지며, 14세에는 천계가 이르고 임맥이 통하며 태충맥이 성하여 월경이 때에 따라 오게 되므로 자식을 가질 수 있다[女子七歲腎氣盛, 齒更發長, 二七而天癸至, 任脈通, 太沖脈盛, 月事以時下, 故有子]"라고 말한 바와 같다. 왕빙王冰은 "충맥은 혈해가 되고, 임맥은 포태를 주관하므로 두 경맥이 서로 도우면 자식을 가질 수 있다[衝爲血海, 任主胞胎, 二者相資故能有子]"라고 하였다. 이로부터 알 수 있는 것은, 신기腎氣·천계天癸·충임衝任·포궁胞宮은 생식축의 내적 환경이 되고, 특정한 규칙이 있어 동태動態평형을 이루는데, 각종 요소들이 이런 평형을 파괴하면 곧 월경불순·난임 등을 야기한다는 것이다. 난임을 일으키는 병인은 비교적 복잡하여 하나만이 아니다. 청대 진사탁陳士鐸의《석실비록石室秘錄》에서 이르길 "여자가 자식을 가질 수 없는 것으로 열 가지 병이 있다. ……포태가 냉하거나, 비위가 차거나, 대맥이 급하거나, 간기가 울결되거나, 담기가 성하거나, 상화가 왕성하거나, 신기가 쇠하거나, 임독맥이 병들거나, 방광이 기화하지 못하거나, 기혈이 부족하여 정을 받아들이지 못하는 것이다[女子不能生子, 有十病……一胞胎冷也; 脾胃寒也; 一帶脈急也; 一肝氣鬱也; 一痰氣盛也; 一相火旺也; 一腎氣衰也; 一任督病也; 一膀胱氣化不行也; 一氣血虛而不能攝精也]"라고 하였다. 진수원陳修園은 난임의 원인에 대해 분석하고 귀납하였는데, 그 저작인 《여과요지女科要旨》에서 "부인이 자식이 없는 것은 모두 월경이 순조롭지 못하기 때문이다. 월경이 순조롭지 못한 까닭은 모두 안으로는 칠정에 상하고, 밖으로는 육음에 감촉되었거나 혹은 기혈이 치우쳐 성하여 음양이 어그러졌기 때문이다. 자식을 가지는 방법은 월경을 고르게 하는 데에 있다[婦人無子皆由經水不調. 經水所以不調者, 皆由內有七情之傷, 外有六淫之感, 或氣血偏盛, 陰陽相乘所致。種子之法, 即在於調經之中]"라고 하였다. 채소손 선생은 이 학설을 매우 숭상하였고, 난임의 원인이 비록 많을지라도 단지 우선순위가 있을 뿐이며 월경불순經水不調을 우선으로 해야 한다고 여겼다. 그러나 월경불순經水不調은 현상일 뿐 본질이 아니다. 월경은 본래 신기腎氣·천계天癸의 촉매작용으로 발생하는데, 월경불순經水不調은 대부분 신기腎氣의 태과 혹은 불급의 결과이다. 신腎은 모든 생명활동에 있어 주도적인 작용을 하고 사람의 생장장노生長壯老의 전 과정을 결정하는데, 여성에 대한 신腎의 영향은 "신腎"—충임衝任—천계天癸—포궁胞宮 사이의 평형을 주재하는 것이다. 여기에서의 "천계天癸"는 인체의 성선 발육과 관련된 각종 내분비선의 기능활동을 광범위하게 가리키며, 이러한 내분비선 기능의 협조로 말미암아 비로소 충임맥衝任脈이 충족되고 천계가 이르러 마르지 않게 된다. 그래서 신기腎氣의 성쇠盛衰는 곧 이와 같은 천계의 생식기능에 직접 영향을 주게 된다. 《부청주여과傅青主女科》에서는 "월경은 신으로부터 나온다[經水出諸腎]." 또한 "부인이 임신하는 것은 신기의 왕성함을 근원으로 하는데, 신기가 왕성하면 정을 받아들일 수 있고, 일단 신이 정을 받으면 임신이 된다[婦人受妊, 本乎腎氣之旺也, 腎旺是以攝精, 然腎一受精而成孕]." "포맥은 신에 매여 있다[胞脈者系於腎]." "충임맥의 근본은 신에 있다[沖任之本在腎]"라고 하였고, 이 때문에 신기의 성쇠는 생육과 밀접한 관계가 있다. 다른 방면으로 채소손 선생은 기혈이 인체 생신生身의 근본임을 강조하였다. 기혈은 원활함[通暢]을 중요하게 여기는데, 인체의 정상 상황에서는 자연히 기혈이 잘 흐르지만 일단 병에 걸리면 기혈이 막히게[壅滯] 된다. 그래서 사기邪氣의 장애[壅阻]는 기혈이 통하는 데 영향을 주는 근본 원인이고, 기혈이 고르지 못하면 월경주기가 불규칙해지거나, 정자와 난자가 만나는 데 방해를 받게 되어 결과적으로 난임에 이르게 된다. 흔한 병리요인으로는 자궁에 묵은 혈[宿血]이 쌓여 어체瘀滯로 난임이 되거나, 혹 포한胞寒·포열胞熱하여 정精을 받아들여 임신할 수 없거나, 혹 체질이 비만하여 담痰이 많아 지막脂膜이 자궁을 막아서 임신이 안 되거나, 혹 정서적인 장애로 간기울결肝氣鬱結하여 충임맥衝任脈이 채워지지 않고 낙도絡道가 원활하지 않아 임신이 되지 않는 것이다.

02 주기에 따른 치료 이론을 선도하다

《내경內經》과 《상한론傷寒論》에서는 인체의 생리·병리의 변화가 연월, 밤낮의 음양기陰陽氣가 변화하는 규칙과 기본적으로 밀접한 상관성이 있다는 것을 반복적으로 천명하였는데, 침구針灸든 방약方藥이든 간에 병의 치료는 모두 계절의 변화에 순응해야 한다는 것을 강조하였다. 채소손 선생은 이러한 학설을 매우 존중하였고, 신기腎氣·천계天癸·충임衝任은 생식축의 내부 환경이 되어 평형상태를 유지하며, 이러한 평형상태는 마땅히 대자연의 음양陰陽과 서로 대응되어야 비로소 "천인합일天人合一", "음양화합陰陽和合"할 수 있다고 생각하였다.

일찍이 월경이 오는 시기와 난임은 관계가 있다는 문헌보도가 있다. 결과에서 알 수 있는 것은, 대체로 만월滿月이 될 때 혹은 만월에 근접한 시기에 오는 월경은 난임의 발생률이 매우 낮아지지만, 만월의 시기가 아니거나 만월의 시기로부터 멀어져 심지어 그믐에 월경이 오는 여성은 난임의 발생률이 꽤 높아진다는 것이다. 이는 월경과 생육生育의 법칙성을 말해준다. 전국시대戰國時代에는 이미 월경과 출산의 달 주기에 대한 인식이 있었고, 명대明代에 이르러 《본초강목本草綱目·인부人部》에서는 이에 대해 더 명확한 논술이 있었다. "여자는 음의 부류이고 혈을 위주로 한다. 혈은 위로는 태음에 응하고, 아래로는 월경에 응하는데, 달에는 차고 기움이 있고, 조수에 규칙이 있듯이, 월경이 한 달에 한 번 행하는 것은 여기에 부합하므로 월수, 월신, 월경이라고 하는 것이다[女子, 陰類也, 以血爲主. 其血上應太陰, 下應海潮, 月有盈虧, 潮有朝夕, 月事一月一行, 與之相符, 故謂之月水, 月信, 月經]." 정상적인 월경은 여성 발육과 성숙의 중요한 지표이고, 이에 따라 경經·대帶·태胎·산産·유乳 등 일련의 생리와 병리변화가 나타난다. 장경악張景岳은 《경악전서景岳全書·부인규婦人規·경맥제장병인經脈諸臟病因》에서 "여자는 혈을 위주로 하는데, 혈이 왕성하면 월경이 고르게 되고 자식을 가질 수 있다. 신체의 성쇠는 이것에서 시작되지 않는 것이 없다. 따라서 부인병을 치료하는 것은 월경을 고르게 하는 것을 우선으로 해야 한다[女子以血爲主, 血

旺則經調而子嗣, 身體之盛衰, 無不肇端於此. 故治婦人病, 當以調經爲先]"라고 하였다. 채소손 선생은 부인과는 조경調經을 우선시하는 것이 합당하며, 조경調經은 월경주기의 법칙을 자세하게 살펴, 시기별로 음양陰陽이 교차하는 생리적 특징에 근거하여 적당한 시기에 적당한 치료를 진행하여야 적은 노력으로 많은 성과를 올리는 효과를 얻을 수 있다.

1970년대 초, 장기적인 임상실천을 토대로 월경주기 네 시기의 생리특징과 치료의 근거를 제시했다. 월경은 신기腎氣가 주도하며, 천계天癸의 조절을 받고, 또한 간장혈肝藏血과 조혈調血, 비통혈脾统血과 화혈化血, 심주혈心主血, 폐포혈肺布血의 협동작용 아래 충임맥衝任脈의 기혈을 자양받아서 포궁胞宮이 비워지고[虛], 번성하고[盛], 가득 채워지고[滿], 넘쳐나고[溢], 비워지는[虛] 월경주기가 나타나며, 동시에 음양陰陽의 소장消長·기혈의 영휴盈虧에 따라 월경기月經期·경후기經後期·경간기經間期·경전기經前期의 변화가 나타난다고 보았다.

월경기月經期(월경의 시작부터 끝까지): 포궁胞宮의 기혈이 가득 찬 상태에서 흘러넘치면서 점차 공허하게 되고, 신기腎氣·천계天癸의 작용은 상대적으로 약해진다. 대체로 월경기간, 월경량, 월경혈의 색, 월경혈 양상의 이상은 모두 이 시기에 치료할 수 있으며, 소조疏調·통하通下·고섭固攝의 치료법을 자주 쓴다.

경후기經後期(월경이 끝나고 배란 전까지): 포궁胞宮의 기혈氣血이 비어 있는 상태에서 차오르게 되고, 신기腎氣가 점점 풍성해지며, 음陰이 성장하고 양陽이 사그라지는 시기이다. 이 시기에는 조경調經·종자種子·소징消癥의 기초 단계로, 보충해야 한다면 보법補法을 쓰고 덜어내야 한다면 사법瀉法을 써서 치료한다.

경간기經間期(배란기, 다음 월경 전 14일쯤): 이 시기에는 신기腎氣가 충분히 풍성하고, 음양陰陽이 전화轉化되고 음陰이 절정에 달하고 양陽이 생겨나며 양기陽氣가 발동하고 음정阴精이 펼쳐지는 종자種子의 시기이고, "인온기氤氳期" 혹은 "적후的候"라 부르기도 하며, 성관계를 하면 임신이 가능하고, 치료는 음양阴陽의 전화轉化를 촉진시키는 것을 목적으로 한다.

경전기經前期(배란 이후부터 월경 전까지): 이 시기에 신기腎氣는 충실하고 균형 잡혀 있어, 양陽은 풍성하고 음陰은 성장하여 기혈이 충분히 채워져 있다. 치료는 신기腎氣의 균형을 유지하는 것을 원칙으로 하고, 이때에는 또한 월경 전후의 여러 질환과 월경기의 여러 질환을 치료하는 데 관건인 시기이다.

구체적인 치료에서는 네 시기의 생리生理와 부인과 여러 질환의 병리病理 특징을 유기적으로 결합하여 주기별 치료법을 마련하고, 아울러 스스로 일련의 처방[自擬方劑](창방)을 만들었다.

난임을 치료하는 "육신조잉주기조치법育腎助孕周期調治法"은 다음과 같다. 월경기에는 이기조경理氣調經하는 "사물조충탕四物調沖湯"가감으로 치료한다. 경후기經後期에는 육신통락育腎通絡하는 "잉 I 방孕一方"을 가감하여 치료한다. 경간기經間期와 경전기經前期에는 육신배원育腎培元하는 "잉 II 방孕二方"을 가감하여 치료한다.

자궁내막증은 "화어산결주기조치법化瘀散結周期調治法"으로 월경 전 일주일부터 월경기까지 치료하며, 통경형痛經型은 화어지통化瘀止痛하는 "내이 I 방內異一方"을 가감하여 치료하고, 붕루형崩漏型은 화어조섭化瘀調攝하는 "내이 II 방內異二方"을 가감하여 치료한다. 경후기經後期에서 경전기經前期에는 모두 화어산결化瘀散結하는 "내이 III 방內異三方"을 가감하여 치료한다.

자궁근종을 치료하는 "화어소견주기조치법化瘀消堅周期調治法"은 경후기經後期부터 경전기經前期까지는 "화어소견방化瘀消堅方"을 가감하여 치료하고, 월경기에는 "화어조섭지붕방化瘀調攝止崩方" 혹 "화어조섭지루방化瘀調攝止漏方"을 가감하여 치료한다.

이 외에 무월경[閉經]을 치료하는 주기조치법周期調治法, 기능성 자궁출혈을 치료하는 주기조치법周期調治法, 다낭성 난소증후군을 치료하는 주기조치법周期調治法 등까지 모두 임상에서 비교적 좋은 치료효과를 얻고 있다.

03 계절의 흐름에 따라 치료하는 법을 중요하게 여긴다

장기적이고 대량의 난임증 치료과정 중에 발견한 것은 매번 봄철이면 치유된 환자(임신된 환자)가 눈에 띄게 증가한다는 것이다. "천인합일天人合一"의 관점으로 보면, 이 현상은 옛사람의 "봄에는 생발한다[春主生發]" 이론과 상당히 부합된다. 이에 두 그룹의 자료에 대해 전향적 연구(prospective study)를 진행했다.

한 그룹은 1983년 4월~1988년 3월 기간에 치료된 167례의 난임환자이고, 한 그룹은 1987년 1월~12월의 기간에 상하이시 제일인민의원第一人民醫院에서 분만한 3608명의 산모들이다. 모두 배란일을 추산하는 방법으로 분기별 분류를 진행했다. 결과적으로 양 그룹의 자료에서 가장 잘 임신이 된 계절은 모두 봄이며, 난임 그룹에서 매우 현저하게 두드러졌다. 기상민감도(M수치법)를 통해 측정하였고, 봄철의 치유는 증가경향이었고(M>2), 그 외 세 계절은 모두 감소경향(M<1)이었다. 채소손 선생은 비록 조사된 정상군의 인원수가 난임군보다 훨씬 많지만, 정상군은 성지식의 이해와 파악에 수준 차이가 있고, 각자 다른 직업·학습·가정·체질 등의 정황에 의해 임신할 시기를 여유롭게 선택할 수 있는 조건이 되기 때문에 임신하는 데에는 계절적인 인위성의 요소가 매우 크다. 하지만 난임환자는 적어도 2년 동안 임신하지 못했다는 걱정으로 빨리 임신하고자 하는 마음이 매우 절박하고, 환자는 보통 의사의 지도하에 배란기마다 매우 진지하게 성관계에 임하기 때문에 임신하는 데 계절의 인위적인 요소는 매우 적고, 그래서 자연의 규율에 더 부합된다. 이 프로젝트를 분석하여 알 수 있는 것은, 인류의 생육生育은 매달의 흐름뿐 아니라 계절의 흐름에도 영향을 받는다는 것이다.

채소손 선생은 "춘주생발春主生發" 이론이 이전 현인들의 음양관陰陽觀 인식에 기초한다고 보았다. 봄은 따뜻하고 여름은 덥고 가을은 서늘하고 겨울은 추운데, 이러한 음양소장陰陽消長 가운데 만물의 발생과 변화가 일어난다. 그 가운데 양기陽氣가 시종일관 주도적으로 작용한다. 일 년 중 양기陽氣는 봄에 시작되며, 봄에 양기陽氣가 생하면 만물 또한 발생하고, 여름에 양기陽氣가 성해지면 만물 또한 번성하며, 가을에 양기陽氣가 줄어들면 만물이 거두어지고, 겨울에 양기陽氣가 쇠약해지면 만물이 저장되게 된다. 따라서 "천지의 큰 보물은 단지 태양뿐이다[天之大寶, 只此一丸紅日]"라고 한 것을 사람에 비유하면 "인간의 큰 보물은 단지 진양뿐이다[人之大寶, 只此一息眞陽]", "그리하여 내 몸을 이루는 것은 바로 진양의 기이다[所以成吾身者, 即眞陽之氣也]"(《유경부익類經附翼·구정록求正錄·대보론大寶論》). 그래서 이칠二七·이팔二八에 변화가 발생하고, 사칠四七·사팔四八에 건장해지고, 육칠六七·육팔六八에 수척해지고, 칠칠七七·팔팔八八에 기운이 떨어지는 것 또한 모두가 신양腎陽의 성盛·실實·쇠衰·갈竭에 주로 귀결된다. 사람은 하늘과 땅 사이에 살기 때문에 우주의 양陽은 반드시 인체의 양陽에 도움을 주고, 영향을 줄 수 있다. 장개빈張介賓은 일찍이 "양기가 충분하지 않으면 생기가 부족해진다[凡陽氣不充, 則生意不廣]"는 병리개념을 명확히 제시했다. 시간 생물학[01]과 신경 내분비학 연구의 발전에 따라서 많은 사실이 증명되었다

계절의 변화와 밤낮이 교차하며 형성되는 광선의 변화는 포유동물의 송과체 활동을 변화시키므로 생식기능에 영향을 준다. 광선은 그 분비를 억제하고, 어두워지면 반대가 된다. 따라서 낮이 길고 밤이 짧아지는 일조日照주기는 성선기능을 상대적으로 가장 좋은 상태로 만들고, 이에 따라 임신을 촉진하도록 작용한다. 이러한 새로운 관점은, 한편으로는 좁은 의미의 "항상성 조절[自身穩定]"이 현대생리학에서 넓게는 전체의학의 지배적 위치를 흔들리게 할 뿐 아니라 오래된 한의학의 이론에 과학적 근거를 제공한다.

비록 여름은 낮이 가장 길고 밤이 가장 짧은 계절이고 가을과 봄은 밤낮 길이가 서로 비슷하지만, 겨울이 가고 봄이 올 때는 낮이 짧았다가 길어지는 과정이므로, 소위 말하는 "양기가 점차 자라나고, 음기가 점차 줄어든다[陽氣漸長, 陰氣漸消]"에 해당한다. 생식기능의 입장에서 보면 송과체는 장시간 억제되었다가 억제시간이 점차 짧아지게 되어 성선 활동의 "자유도"가 증대된다. 음양론陰陽論에 따라 음기陰氣가 극도로 흥성하고 쇠퇴함에 따라 양기陽氣가 발생하고 상승하는데, 음실양충陰實陽充이라 말할 수 있다. 고로 인류의 생육生育기능은 상대적으로 가장 좋은 조건에 있게 된다. 난임환자의 입장에서 보면 생물체로서 자신의 조건이 기본적으로 부족하므로, 효과적인 치료로 환자 체내에 있는 난임의 요소를 점차로 감소시키고, 동시에 생식에 유리한 시간과 환경에 이르면 난임의 요소를 더 줄일 수 있다. 그래서 "양정이 상박하여 형체와 정신이 만들어진다[兩精相搏 形神乃成]"고 하였다. 봄에 치료율이 높은 현상의 본질은 여기에 기초한다.

생육生育에 적극적으로 계절의 법칙을 탐구하고 이용하는 것은 난임 치료의 실마리와 방법을 개척하는 데 유리하다. 현재 많은 난임환자들은 적게는 몇 달에서 많게는 몇 년이 걸리는 한약치료의 장기 복약에 대해 우려를 느끼고 있다. 동시에 장기간 진료를 받고, 약을 달이고 복용하며, 기초체온을 측정하고 배란일을 맞추는 등

01 시간 생물학: 생물이 갖는 활동의 주기성 또는 인체 내에서의 시간에 따른 기능의 조절계통을 연구하는 학문이다.

의 심리적 부담이 매우 크다. 게다가 장기간의 복약은 내성이 발생하기 쉽다. 만약 우리가 시간 치료학으로 적시에 치료를 운용하듯, 계절주기의 법칙을 이용하여 겨울과 봄 두 계절에 치료를 집중한다면, 어쩌면 치료의 과정을 단축시키거나 치료효과를 증가시킬 수 있을지 모른다.

【역자 보충】

뇌하수체의 조절

설치류에서의 연구는 송과샘이 뇌하수체에서 난포자극호르몬(Follicle-Stimulating Hormone: FSH), 황체형성호르몬(Luteinizing Hormone: LH)과 같은 성호르몬 분비에 영향을 미친다는 것을 암시하고 있다. Motta, Fraschini 그리고 Martini(1967)는 그들의 실험에서 설치류의 송과선을 절제하였다(pinealectomy). 뇌하수체의 무게 변화는 관찰되지 않았지만, FSH와 LH의 농도가 증가한 것이 관찰되었다. 같은 실험에서 멜라토닌의 투여(administration)는 FSH의 농도를 정상수준으로 돌려놓지 못하였는데, 이는 뇌하수체의 FSH와 LH를 멜라토닌이 아닌, 송과샘 유래의 알려지지 않은 신호전달 분자를 통해 조절한다는 것을 암시한다.

04 보신補腎 위주의 치법은 월경주기를 통틀어 일관되게 한다

난임을 일으키는 원인은 매우 많으나 신腎과 가장 밀접하게 연관되어 있다. 《성제총록聖濟總錄》에서는 "부인이 자식이 없는 것은 충임맥이 부족하고, 신기가 허한하기 때문이다[婦人所以無子, 由於衝任不足, 腎氣虛寒故也]"라고 하였다. 채소손 선생은 월경과 임신의 모든 질환을 치료하는 데 신장腎臟을 기르고 충맥衝脈을 조절하는 법을 근본으로 여겼다. 신장腎臟과 충임맥衝任脈이 만나 왕성하게 되면 태충맥太衝脈이 되고 임맥任脈은 음맥陰脈의 바다가 되는데, 경락의 순행상 충맥衝脈과 임맥任脈은 모두 신경腎經과 직접 만나는 회혈會穴이 있다. 따라서 서영태徐靈胎는 "충임맥은 간신에 속한다는 설[衝任隸於肝腎之說]"로 충임맥衝任脈이 여성의 생리에 매우 중요한 작용을 하며, 충임맥衝任脈의 특수한 작용은 고두 신장腎臟의 주도를 받는다고 보았다. 주단계朱丹溪는 "임신하는 방법은 월경을 고르게 하는 것 만한 것이 없고, 월경을 고르게 하는 방법은 또한 보신하는 것을 으뜸으로 한다[求子之道, 莫如調經, 而調經之道又當以補腎爲主]"라고 밝혔는데, "월경은 신장으로부터 나온다[經水出諸於腎]"라고 하였기 때문이다. 동시에 채소손 선생은 충임맥衝任脈을 조리하는 것을 특히 강조하였는데, 충임맥衝任脈이 통하고 왕성해지는 것은 부녀의 경經·잉孕·산産·유乳의 기반이다. 장경악張景岳은 "충임맥衝任脈은 월경의 근본이다. 충임맥衝任脈이 비록 간신肝腎과 밀접한 관계이지만 비장脾臟과의 관계 또한 밀접하므로 만약 충임맥衝任脈이 잘못되면 월경혈이 망행妄行한다. 부인은 혈血을 근본으로 삼는데, 혈血은 비위脾胃에서 만들어지고 간肝에 저장되며 비장脾臟에서 통솔한다. 혈血이 끊임없이 전신을 영양하는데, 일부는 혈해血海로 내려가 월경이 된다. 월경이 올 때는 반드시 충임맥衝任脈으로부터 시작되고, 이 경맥은 위경胃經이 주관한다. 따라서 충임맥衝任脈과 비위간신脾胃肝腎의 관계는 밀접하게 연관되어 있다"라고 하였다. 이 때문에 채소손 선생은 난임을 치료할 때 주기를 조절하는 동시에 신장腎臟을 기르고 충맥衝脈을 조절하는 치료를 일관되게 하였고, 어떠한 원인이든지 변증辨證의 기초 위에 보신법補腎法을 사용하였다. 가장 상용하는 약물은 음양곽淫羊藿, 선모仙茅, 육종용肉蓯蓉, 파극천巴戟天, 천속단川續斷, 두충杜仲, 여정자女貞子, 구기자枸杞子, 생지황生地黃, 숙지황熟地黃 등이다.

05 충맥衝脈을 조절하여 임신을 돕고 비위脾胃를 중시한다

비위脾胃는 후천의 근본이고 수곡水穀의 바다이다. 오장육부는 비위脾胃의 기氣가 아니면 자양될 수 없고, 기혈진액氣血津液은 비위脾胃의 기氣가 아니면 만들어질 수 없다. 그래서 이동원李東垣은 "비위는 혈기음양의 뿌리이다[脾胃爲血氣陰陽之根蒂]"라는 이론을 중시했고, 설립제薛立齋 또한 "위는 오장의 근본원천이고, 인체의 뿌리이다[胃爲五臟之本源, 人身之根蒂]"라는 이론을 중시했다. 따라서 비위脾胃의 원기元氣와 정혈精血에 대한 자양작용이 자못 중요하다. 원기元氣와 정혈精血이 비록 선천先天에서 받아 선천의 신정腎精으로부터 만들어지지만, 반드시 후천後天 비위脾胃의 기氣의 지속적인 영양이 있어야 비로소 제역할을 다할 수 있으므로 양자 간에 비위脾胃의 작용은 매우 중요하다. "대개 사람이 생겨나는 것은 정혈의 원천에 뿌리를 두고, 사람이 생겨난 뒤에는 수곡의 자양에 말미암는다. 정혈이 아니면 형체의 토대를 세울 수 없고, 수곡이 아니면 형체의 성장을 이룰 수 없다[蓋人之始生, 本乎精血之源, 人之既生, 由乎水穀之養. 非精血, 無以立形體之基; 非水穀, 無以成形體之壯]"(《경악전서景岳全書》). 따라서 사람이 사는 동안 선천적으로 부족한 것은 후천적으로 정성껏 양성하거나 혹은 선천적인 허약함을 메우면 건강해질 수 있다. 그러나 후천적으로 부족하여 운화하고 자양하는 기능을 다시 회복하지 못하면 비위脾胃의 기가 날로 쇠약해지고, 설령 원기元氣와 정혈精血이 강하게 타고났어도 후천後天 정미精微로 조리하고 자양하여 충족시키지 못하면 결국 부족하게 된다. 그래서 채소손 선생은 임상에서 병을 치료할 때 건비익기법健脾益氣法을 자주 사용하여 기혈氣血의 원천이 고갈되지 않도록 확고히 하고, 그렇게 함으로써 병의 발전과 변화를 막는다. 부인은 기혈氣血을 근본으로 삼는데, 경대태산經帶胎産의 과정은 종종 혈血을 상하게 하고 기氣를 소모시켜 기혈氣血을 상대적으로 부족한 상태로 만든다. 월경은 충임맥衝任脈이 주관하고, 충임衝任은 모두 포胞중에서 나온다. 충맥衝脈은 십이경맥의 바다로 혈해血海라 불리고, 임맥任脈은 모든 음맥의 바다諸陰之海로 포태胞胎를 주관한다. 기경奇經 또한 장부경락과 밀접한 관계가 있는데, 선조들은 섭천사葉天士가 "하원이 손상을 입은 지 오래되면 반드시 팔맥을 지치게 한다[下元久損必累八脈]", "충맥은 양명에 속하는데, 양명이 허해진 지 오래되면 경맥이 고섭할 수 없어 새어나가고 막을 수 없다[衝脈隸於陽明, 陽明久虛脈不固攝, 有開無闔]", "충임맥과 혈해는 모두 양명에 속한다[夫衝任血海, 皆屬陽明]"라고 말한 바에 동의하였고, 비위脾胃와 충임맥衝任脈의 관계가 매우 밀접하다는 것을 알 수 있다. 이로 인해 비위脾胃가 허약하여 입맛이 없고 소화가 안 되면 충임맥衝任脈의 혈이 부족해져 무월경이 될 수 있다. 그래서 선생은 조충조잉調冲助孕하는 데 비위脾胃를 중시하여 후천을 같이 돌보기를 강조하였다.

다른 한편으로는 부인이 오랜 기간 임신하지 못하면 가정과 사회의 압력을 감내해야 하기 때문에 쉽게 억울되어 간肝을 상하게 되는데, 간肝이 소설疏泄기능을 잃으면 비위脾胃의 승강·운화 기능에 영향을 주게 된다. 병이 난 후에는 심리적으로 걱정과 생각, 두려움이 많아지는데, 이 또한 매우 쉽게 비위기능실조를 일으켜 원래 문란했거나 부족했던 비위脾胃와 기혈氣血이 회복될 수 없고, 심지어 심화되어 질병이 더 깊어진다. 이 때문에 질병의 발전을 차단하려면 비위기능을 회복하는 것이 관건이 되고 치료는 비위脾胃를 돌보는 데 중점을 두어야 하는데, 이것이 그 첫 번째이다.

병을 치료하는 약물은 보통 가장 먼저 위胃에 들어가므로 비위脾胃의 수납과 운화에 부담이 될 뿐만 아니라, 약물의 치우친 성질과 부작용 또한 제일 먼저 비위脾胃에 영향을 준다. 고한苦寒한 약물은 위기胃氣를 쉽게 상하게 하고, 자보滋補하는 약물은 쉽게 위기胃氣를 정체시키며, 향조香燥한 약물은 쉽게 위음胃陰을 소모시키고, 온열溫熱한 약물은 쉽게 위음胃陰을 말려버리는데, 다수의 양약들도 매우 쉽게 비위기능의 문란을 일으킨다. 그래서 되도록 치료과정 중에 비위脾胃의 손상을 피해야 하는데, 이것은 질병의 예후에도 중요한 의의가 있으므로 치료할 때 당연히 비위脾胃를 돕는 것을 중요시해야 한다. 이것이 그 두 번째이다.

약물이 위胃에 들어가면 반드시 비위脾胃의 수납과 운화, 전수轉輸를 통해야만 온전히 작용할 수 있고, 이에 따라 치료효능을 발휘할 수 있다. 만약 비위脾胃의 운화가 좋지 못하면 섭취한 약물의 기능도 반드시 떨어지게 되고, 결국 약물이 정상적으로 발휘하는 데 영향을 준다. 그러므로 질병상태에서 비위실조가 있을 때는 병의 초기·중기·말기에 상관없이 모두 본병本病을 치료하는 동시에, 때에 맞춰 정확하게 비위脾胃를 조리하여 약물이 최대한 치료작용을 발휘할 수 있게 해주는 것이 그 세 번째이다. 이러한 여러 가지에 대해 이중재李中梓는 "위기는 군사의 보급로와 같은데, 보급로가 끊어지면 병사들이 바로 흩어지듯, 위기가 망가지면 모든 약이 효과내기 어렵다[胃氣猶兵家之餉道, 餉道一絕, 萬眾立散, 胃氣一敗, 百藥難施]"라고 비유하였다.

이 때문에 채소손 선생은 치료과정 중에 질병에 필요한 약물을 사용할 뿐 아니라 늘 비위脾胃의 운화기능을 같이 돌보는 데 주의를 기울인다. 임상에서 처방할 때, 몇몇 약물을 습관적으로 초炒해서 쓰는데, 하나는 약성의 치우침[藥性之偏]을 개선하고, 하나는 그 태운 향으로 건비健脾하는 작용을 증진시키려는 것이다. 당삼黨參, 백출白朮, 복령茯苓, 감초甘草, 반하半夏, 석곡石斛, 곡아穀芽, 진피陳皮 등은 상용하는 약재로 건비화위健脾和胃하여 생화生化의 원천을 늘리는 데 그 목적이 있다. 가장 상용하는 것은 복령茯苓인데, 복령茯苓은 맛이 감담甘淡하여 감미甘味는 보할 수 있고, 담미淡味는 배어 나오게 할 수 있으며, 감담甘淡은 토土에 속하므로 모두 건비화중健脾和中하고 이수삼습利水滲濕하는 기능이 있다. 그 약성이 평온하여 보補하여도 매섭지 않고 리利하여도 맹렬하지 않아, 부정扶正할 뿐 아니라 거사祛邪도 할 수 있어 비위의 허虛를 예방치료하는 요약要藥이다. 이 외에 냄새가 좋지 않고 기운이 강한 약물로는, 어체복통瘀滯腹痛을 치료하는 오령지五靈脂, 적백대하赤白帶下를 치료하는 묘두회墓頭回02, 징적癥積을 제거하는 아위阿魏 등의 약이 있고, 비위脾胃에 장애가 있다고 여겨지면 약을 쓸 때 더욱 신중하게 해야 하며, 비위脾胃가 튼튼하지 못한 경우에는 사용하지 말아야 한다.

06 한의학을 중심으로 하면서 현대의학을 참고하고, 병과 증상을 결합시킨다

채소손 선생은 어떤 분야의 발전이든 모두 폐쇄적인 형식을 깨뜨리고 자신의 단점을 남의 장점으로 보완해야 하는데, 특히 한의학의 발전에서는 더욱 그렇다고 보았다. 그는 장기간의 임상으로 부인과의 진단과 치료에 있어 서의西醫의 좋은 점과 나쁜 점이 있음을 깊이 깨달았다. 1950년대부터 여러 서의西醫 산부인과의 자문을 겸하였고, 교학상장敎學相長의 뜻에 입각하여 그는 언제나 겸허하게 서의西醫 지식에 대한 가르침을 구하고 서로 간에 질병의 진단과 치료에 대해 체득한 소감을 절차탁마하여 많은 도움을 얻었으며, 진료할 때는 변병辨病과 변증辨證을 서로 결합하여 한의학을 중심으로 서의학을 참고하였다. 임상에서 자궁 내진, 기초체온측정, 자궁난관조영술, 내분비호르몬측정, 초음파검사, 남성의 일반정액검사와 기타 실험검사 등 서의西醫의 진찰수단을 매우 이른 시기에 받아들여 한의 사진四診의 부족함을 메웠다. 1960년대 이후 채소손 선생은 몸소 실천하며, 한의 변증辨證의 맥락과 치료방법을 더욱 발전시키는 동시에 서의학을 배워 한의학의 빈틈을 빽빽하게 보충하고, 임상적으로 융회관통融會貫通03하여 자유자재로 응용하였다. 예를 들어 그는 기초체온을 이용하여 배란을 모니터링하고 임신에 대해 지도하며, 황체기능과 월경주기의 변화를 관찰하는 데 상당한 경험을 하였다. 그가 우리에게 자주 당부한 것은, 한의는 부인과의 역사가 유구하고 오랫동안 변증논치辨證論治의 방법이 꽤 특징적이었으나, 시대의 발전과 변화에 따라 부인의 생활환경에 현저한 변화가 있었기 때문에 병리에 있어서도 새로운 특징이 발생하였고 새롭게 많은 질병의 계보가 생겨나서, 이러한 오

---

02 묘두회(墓頭回): 패장과(敗醬科) 식물로 조습지대(燥濕止帶), 수렴지혈(收斂止血), 청열해독(淸熱解毒)의 효능이 있다.

03 융회관통(融會貫通): 다방면의 도리와 이치를 체계적이고 철저하게 이해하다.

래되고 단편적인 변증辨證방법은 도전받게 되었으므로, 반드시 때에 맞춰 새로운 현대의학 지식을 받아들여야 임상치료율을 높일 수 있고, 환자의 고통을 없애줄 수 있다는 것이다.

예를 들어 습관성 유산의 발병률은 해마다 상승하는데, 과거의 치료는 임신 전의 치료는 보신건비양혈補腎健脾養血하여 충맥衝脈을 견고히 하는 치료를 하고, 임신 후에는 보신익비補腎益脾로 충임衝任을 돌보고 태원胎元을 견고히 하는 것을 중요시했다. 그러나 이 질병의 발병원인은 그렇게 단순하지 않으며 사람들은 점점 더 관심을 기울이고 있다. 구체적인 치료에서는 반드시 현대의학에 기대어 원인을 찾는 것이 필요하며, 명확히 진단하고 변병辨病과 변증辨證을 결합하여야 비로소 치료효과를 높일 수 있다. 예를 들어, 습관성 유산의 원인이 항체 양성으로 판정되었기 때문이면 보신조주補腎調周의 변증辨證을 토대로 "관중貫衆" 하나를 더하여 쓰고, 마이코플라즈마(mycoplasma) 혹은 클라미디아(chlamydia)의 감염 때문이면 보신조주補腎調周를 기본으로 청열해독약淸熱解毒藥인 패장초敗醬草, 압척초鴨跖草, 석현천石見穿 등을 더하여 쓰는데, 임상에서의 효과가 뚜렷하게 향상된다.

다른 한편으로는 한의학의 변증辨證방법이 비록 다양해도 그 본질은 환자 증상과 징후에 대한 종합적인 분석이며, 다만 이러한 변증辨證은 분명히 결함이 있는데, 바로 임상에서 표현되는 증상이 없을 때에는 변증辨證할 수 없는 난처한 상황에 빠지게 된다는 것이다. 많은 경우에 증상과 징후에 근거하여 나온 변증辨證 결과는 결코 질병의 모든 본질을 반영할 수 없다. 이때 약간의 잠재적인 병리상태가 항상 존재하는데, 검사를 통해 병력과 질병의 변화발전법칙을 결합해야 변증辨證이 전반적으로 합당하게 되므로 임상치료효과를 높이는 기초가 된다. 예를 들어 난관폐색으로 인한 난임은 임상에서 종종 변증辨證할 수 없는데, 단순히 보신조충補腎調沖하는 주기조치법을 쓴다면 효과를 볼 수 없다. 반드시 난관조영술과 같은 현대의학의 검사와 결합하여 염증성 변화로 막혔는지, 아니면 결핵 때문인지를 이해하고 관련된 약을 쓰면 비로소 임상에서 치료율을 올릴 수 있다.

또 고프로락틴혈증 환자는 어떤 때는 임상에서 겨우 월경실조, 난임으로 표현될

뿐인데, 이에 따라 신허腎虛로 충임실조沖任失調되었다고 변증辨證하고 육신조충법育腎調沖法을 채용하여 치료하면 종종 효과가 나질 않는다. 만약 실험실 검사에 근거하여 프로락틴 수치가 높다면 그 병기는 달라질 것이다. 채소손 선생은 한의학의 병기病機로는 간위울열肝胃鬱熱로 충맥衝脈의 기기氣機가 실조된 것이라 보고, 옥촉산玉燭散 가감으로 양혈사화소간養血瀉火疏肝하고 포락胞絡의 울결된 열을 맑혀서 임상에서 비교적 좋은 효과를 얻었다. 만약 치료효과가 만족스럽지 못할 때에는 양약인 브로모크립틴을 같이 써서 중서의中西醫를 결합하여 같이 치료하면 또한 좋은 효과가 있다. 만약 양약 복용을 시작했다면 혈중의 높은 인슐린을 빠르게 떨어뜨려 임상증상을 신속히 개선시킬 수 있고, 월경이 정상으로 회복되어 환자가 질병치료에 대해 믿음을 가지게 되고, 이어서 보신음조주기법補腎陰調周期法을 사용하면 역시나 예상된 결과를 얻을 수 있다. 또 다른 예로 무월경에 대해서, 채소손 선생은 이 병의 증상과 정황이 비교적 복잡하고 완고하며, 오래되면 생식계통이 위축될 수 있고, 환자에게 심리적 영향을 미치므로 치료하기가 자못 까다롭다고 보았다. 치료에서는 단순히 한약만으로 효과보기 어렵고, 단계적으로 호르몬제를 사용하여 월경이 나오도록 해야 한다. 이른바 "병세가 급하면 그 표를 치료하라[急則治其標]"라는 것인데 환자에게도 치료에 대한 믿음을 증가시킬 수 있고, 임상에서 종종 비교적 좋은 치료효과를 얻었다. 일찍이 27세 미혼여성을 치료했는데, 월경이 늦어지다가 점차로 무월경이 된 지 2년이 되었다. 초음파상 자궁 부속기에는 이상이 없었고, 혈액 내분비에도 뚜렷한 이상이 없었다. 많은 명의를 찾아 한의치료를 받았지만 뚜렷한 호전이 없었고, 양방에서 다시 내분비 검사를 받고 결과적으로 고인슐린혈증으로 진단받아 메트포르민(metformin) 치료를 받았으나 치료 중 부작용을 계속 견뎌낼 수 없어 치료를 중단했다. 명성을 듣고 채소손 선생에게 진료를 청하였고, 채 선생은 양방의 병인과 결합하여 그 병기가 간신부족肝腎不足으로 상화相火가 편왕偏旺된 것이라 보고, 육미지황환六味地黃丸 가감으로 치료했다. 1개월 후 검사상 혈중 인슐린 수치가 정상이 되었고, 이후 2차 검사에는 모두 정상이 되었으며, 월경이 비록 늦어지긴 했어도 무월경은 아니었다. 이어 보신조주법補腎調周法으로 배란을 촉진하고 임신에 도움이 되게 하였다.

난임에 이르는 원인은 매우 많기에 채소손 선생은 육신조주育腎調周의 기초 위에 증상유형과 질병에 따라 구체적인 용약이 필요하며, 반드시 변증辨證과 변병辨病을 결합해야 치료효과를 높일 수 있다고 보았다. 임상에서 만약 증상 발현이 뚜렷하지 않거나 변증辨證에 따른 치료효과가 나타나지 않으면, 현대의학으로 진단된 질병을 결부시키고 질병의 병리적 특징을 이해하여 병에 따른 치료를 결합하는 것이 필요하다. 난관폐쇄성 난임의 경우 변증辨證할 때 변증辨證할 증상이 종종 없는데, 이때 그는 변병辨病을 위주로 하길 주장하였고, 난관폐쇄가 대부분 염증성 변화로 막히므로 치료시기는 월경기月經期와 경후기經後期를 중요시하였다. 월경기에는 활혈청열活血清熱하는 방법으로 당귀當歸, 단삼丹蔘, 노로통路路通, 왕불류행王不留行, 천궁川芎, 패장초敗醬草 등의 약을 사용하여 염증이 월경을 따라 배출되도록 하였다. 이런 이론은 현대의학에서 최근 몇 년간 월경기에 항생제를 써서 난관의 염증성 폐색을 치료하는 이론과 부합된다. 월경이 끝난 후에는 익신활혈통락益腎活血通絡으로 난관이 통창通暢되도록 하는데, 잉Ⅰ방孕一方에 왕불류행王不留行, 광지룡廣地龍, 조각자皂角刺 등을 더하여 쓸 수 있다. 이 외에 다낭성 난소증후군, 고인슐린혈증, 고안드로겐혈증 등으로 일어나는 월경부조와 배란장애는 모두 육신조주법育腎調周法에 따르고, 필요시에는 중서의中西醫를 결합하여 치료한다.

제2장
다낭성 난소증후군으로 인한 난임의 임상경험

01 병인병기

채소손 선생은 본병이 신腎－천계天癸－충임衝任－포궁胞宮 축의 기능문란 때문에 월경의 이상과 난임에 이르게 되며, 기본이 되는 병인은 신허腎虛이고 병리산물인 담습痰濕, 혈어血瘀를 겸한다고 보았다.

(1) 신허腎虛가 근본이 된다

신腎은 생식을 주관하고 천계天癸의 원천이 되며 충임衝任의 근본이 된다. 신腎－천계天癸－충임衝任－포궁胞宮 축의 정상 작용은 월경이나 임신하는 데 선결조건이므로 신腎은 모든 장臟 중에 특히 중요하다. 일찍이 《내경內經》에서 "신장은 숨기는 것을 주로 하는데, 봉하여 보관하는 근본이며, 정이 머무는 곳이다[腎主蟄, 封藏之本, 精之處也]"라고 하였고, 《소문素問·상고천진론上古天眞論》 또한 말하길 "여자는 7세면 신기가 성하여 이빨을 갈고 머리카락이 길어지며, 14세면 천계가 이르러 임맥이 통하고 태충맥이 성해져 월경을 때에 맞춰하므로 자식을 가질 수 있다[女子七歲, 腎氣盛, 齒更發長, 二七而天癸至, 任脈通, 太沖脈盛, 月事以時下, 故有子]"라고 하였다. 후세의 여러 명의들도 같은 관점을 제시했다. 《부청주여과傅靑主女科》에서 말하길 "월경은 원래 혈이 아니라 천일지수天一之水로 신에서 나온다[經原非血, 乃天一之水, 自出腎中]"라고 하였고, 《의학정전醫學正傳》에서 말하길 "월경은 전적으로 신수의 생육에 의존한다[月經全賴腎水施化]"라고 하였으며, 《성제총록聖濟總錄》은 "부인이 자식이 없는 것은 충임이 부족하고 신기가 허약하기 때문이다[婦人無子, 由於沖任不足, 腎氣虛

弱故也]"라고 하였다. 그중 《부청주여과傅青主女科》에서의 "월경은 신에서 나온다[經水出諸腎]"란 말은 더욱 "신腎"을 여성생식내분비 영역에서 절대적으로 중요한 위치에 있게 한다. 다낭성 난소증후군(PCOS)은 일종의 다인성多因性·다태성多態性 내분비증후군으로, 시상하부–뇌하수체–난소·생식기 축의 기능이상으로 유발된 무배란 혹은 배란기능장애가 월경문란과 난임을 일으키는 중요한 부분이 된다. 따라서 본병은 여러 장부 중 신腎과의 관계가 가장 밀접하다.

난자는 신腎이 가진 "음정陰精"인데, 난자의 발육과 성숙은 신정腎精의 채워짐과 밀접하게 관련되어 있다. 그중에 신음腎陰은 난자 발육·성숙의 전제조건이자 물질적 기초이고, 신양腎陽은 난자의 생장발육을 고무시키고 배란 시키는 내부 동력이며, 동시에 신음腎陰의 생장을 끊임없이 촉진하는 원천이 된다. 만약 신의 음정陰精이 고갈되면 난자는 기초물질이 부족하게 되어 발육이 느려지고 성숙되기 어려워 우성난포를 만들 방법이 없다. 음손급양陰損及陽이므로 오래되면 반드시 신양腎陽에까지 피해가 미치게 되므로 신양腎陽의 생화生化가 부족하여 난자가 고무되지 못한 탓에 정상적으로 발육·성숙할 수 없고, 또한 내부동력이 부족해져 배란장애가 일어나므로 결국에는 PCOS의 지속적인 무배란이 발생하게 된다. 그래서 채 선생은 신정부족腎精不足으로 인해 난자의 발육과 성숙이 어려워지는 것이 본 질환에서 배란기능장애의 기본 원인이라고 보았다.

(2) 담과 어혈의 결합은 표標가 된다

단계丹溪는 일찍이 "월경을 하지 않는 것에는 반드시 어혈이 있다[經不行則必有瘀]"라고 하였다. 채소손 선생은, PCOS는 신허腎虛 외에도 이로 인해 만들어지는 병리산물인 담습痰濕과 혈어血瘀도 월경문란과 난임을 일으키는 중요한 병리요인이라고 보았다. 담습痰濕과 어혈瘀血이 만들어진 근본 원인은 신허腎虛이며, 특히 신양腎陽의 부족이다. 신腎은 선천의 근본[先天之本]이고 원기의 뿌리[元氣之根]로 신양腎陽이 약해져 데워주지 못하면 진津이 정상적으로 돌아가지 못하고, 수액이 정체되어 습이 되고 담이 되므로 담습痰濕으로 막혀서 포맥胞脈이 통하지 못하게 된다. 신양腎陽이 부족하여 기혈을 운행할 힘이 없어진 탓에, 기혈이 저체되어 충임포맥衝任胞脈을 막아 난자의 배출이 어렵게 되고 난소종대에 이른다. 왕청임王清任이 말한 "원기가 허약해지면 혈관에 이를 수 없고, 혈관에 원기가 없으면 반드시 정체되어 어혈이 된다[元氣旣虛, 必不能達於血管, 血管無氣, 必停留而瘀]"와 같다. 다른 한편으로는 담습痰濕이 들러붙어 기氣의 작용을 쉽게 방해하고, 기氣가 정체되면 혈血이 방해를 받아 오래되면 어瘀가 되고, 혈血이 정체되고 수水가 방해를 받으면 모여서 담痰이 되며, 담痰과 어瘀가 번갈아 충임衝任과 포맥胞脈에 장애를 준다. 이로부터 알 수 있는 건, 병인병기病因病機가 복잡하지만 허虛로 인해 어瘀가 되고, 담어痰瘀가 상호작용하여 허실협잡虛實夾雜하게 된다는 것이다.

02 치법의 특징

(1) 신장을 기르고 월경을 고르게 하며 통법으로 임신을 돕는다

《내경內經》에 이르기를 "월경이 오지 않는 것은 포맥이 막혀서다[月事不來者, 胞脈閉也]"라고 하였다. PCOS 환자의 경우, 신허腎虛 외에 병리산물인 담습痰濕과 혈어血瘀가 서로 결합하여 포맥胞脈을 막는 것도 월경후기와 무월경의 중요한 원인이 된다. 채소손 선생은 임상에서 통법通法을 잘 사용했는데, 본 질환을 치료하는 데 통通, 조調가 서로 결합된 방법을 쓰는 것이 좋다고 보았다. 조調란 육신전정育腎塡精하는 것이고, 통通이란 거담화어祛痰化瘀이다. 채소손 선생은 이러한 월경후기 혹은 무월경에 대해 치료를 서두르거나 함부로 공벌攻伐해선 안 되고, 조경調經 위주로 해야 하며 육신育腎을 우선해야 한다고 하였다. 신정腎精이 채워지면 월경을 만드는 원천이 있게 되고, 화담거어化痰祛瘀하는 통법通法과 결합하면 포맥胞脈이 원활해지고 월경이 때에 맞춰 오게 되므로, 조경調經하면 자식을 얻을 수 있다. 현대의학과 결합해서 보면, 보신補腎은 난자의 생장발육을 도울 수 있고, 활혈통락活血通絡은 난자가 두꺼운 난소의 백막을 성공적으로 돌파하여 원활하게 배출이 되고, 화담소지化痰消脂하면 체중을 감량할 수 있어 환자 체내의 비정상적인 호르몬 환경을 어느 정도 바로잡아줄 수 있으므로, 통通·조調를 서로 결합시켜 궁극에는 환자의 월경을 정상으로 회복시키고 임신에 성공하도록 한다.

(2) 한의학을 중심으로 하되 현대의학을 참고하고 주기에 따라 치료한다

옛날 채씨부인과의 선대는 이미 충중참서衷中參西를 주장하였고, 채소손 선생은 이를 특히 중요시하였다. 예를 들어 본 질환으로 인한 난임을 치료할 때, 그는 현대의학의 PCOS 배란장애에 대한 인식을 참고하였고, 여성 생리주기의 특징을 결합하여 다낭성 난소증후군의 난임을 치료하는 주기조치법周期調治法을 개발하였다. 그리고 다낭방多囊方을 기본으로 기초체온의 변화를 근거로 융통성 있게 응용하고 증에 따라 가감하였다.

경후기經後期와 경간기經間期에 PCOS 환자는 LH의 이상 상승, 안드로겐 과다와 고인슐린혈증으로 말미암아 난포의 정상발육과 성숙을 방해받아 난포가 작게 형성되고 동시에 난소 백막이 고르게 두터워져 성숙한 난포가 있어도 배출이 어려운 병리결과를 일으킨다. 한의학에서는 경후기經後期를 신기腎氣가 점차 회복되고 음陰은 자라나고 양陽은 감소하여 비었던 포궁胞宮의 기혈이 충족되므로 조경調經, 종자種子의 기초단계라고 여겼다. 그는 보신양혈補腎養血의 치법으로 난포의 생장발육과 성숙을 촉진하는 것이 중요하고, 또한 병인병기에 근거하여 화담거어통락化痰祛瘀通絡해야 한다고 보았다. 경간기經間期를 다른 말로 "인온기絪縕期"라고 하는데, 종자種子가 임신될 수 있는 결정적인 시기이다. 이때는 신기腎氣가 가득 차고, 음陰은 극에 이르고 양陽이 발생하기 시작하며 양기陽氣가 발동하여 음정陰精이 넘쳐흐르는데, 배란기에 해당하므로 치료에서는 성숙된 난자의 배출을 촉진시키는 것이 중요하다. 그는 PCOS 환자의 난자가 배란되지 않는 원인이 어혈조체瘀血阻滯 때문이고, 이 기간에 음양전화陰陽轉化를 촉진시키는 것뿐 아니라 활혈화어법活血化瘀法을 계속 사용하여 난자의 배란을 돕는 것이 관건이라고 하였다. 그래서 경후기經後期와 경간기經間期에는 모두 다낭방多囊方을 가감하여 치료한다. 채소손 선생은 처방 중 육종용肉蓯蓉·음양곽淫羊藿으로 보신조양補腎助陽하고, 생지生地·숙지熟地와 구판龜板·별갑鱉甲을 배합하여 보신전정補腎填精하고 음중구양陰中求陽하였는데, 이로써 난포의 생장발육과 성숙을 추동하고 촉진하였다. 황기를 결합하여 치료효과를 높이고, 동시에 활혈화어통락活血化瘀通絡의 약물을 배합하여 경간기經間期에 난자가 수월하게 난소의 백막을 뚫고 나오는 것을 도와 성공적으로 배란할 수 있게 하였다. 대량의 한 양방 임상과 실험에서 이미 증명된 것은, 보신補腎하는 한약에 활혈活血 약물을 더하면 난소의 국소 혈액순환을 개선할 수 있고 난소의 혈류량을 증가시키며 이에 따라 난포발육을 촉진하고 배란을 유발하며 황체형성을 촉진한다는 것이다.

PCOS의 특수한 병리적 특징 때문에 그는 경전기經前期의 치료를 두 가지로 나눠야 한다고 보았다. 하나는, 매우 많은 PCOS 난임환자들은 체내의 비정상적인 호르몬 환경으로 인해 지속적인 무배란이 발생하게 되고, 기초체온은 이에 단상單相이 된다. 이러한 상황에서도 여전히 보신양혈補腎養血, 화담통락化痰通絡하여 난포의 생장발육과 배란을 촉진해야 하며, 급하게 효과를 보려고 해서는 안 된다. 다른 하나는, 배란이 되면 일반적으로 기초체온에서 비전형적인 쌍상雙相이 나타나게 되고, 설령 임신이 되어도 배태胚胎의 초기 발육과 유산 발생에 영향을 줄 수 있게 된다. 그러므로 이런 환자들은 황체의 정상 기능을 유지하는 것이 수정란의 착상 여부와 임신을 유지하는 관건이 된다. 《성제총록聖濟總錄》에서 이르길 "부인이 자식이 없는 것은 충임이 부족하고, 신기가 허한하기 때문이다[婦人所以無子者, 衝任不足, 腎氣虛寒也]"라고 하였다. 현대의학에서도 황체기능이 부족하면 기초체온이 정상수준보다 낮아져 임신 혹은 착상에 영향을 미친다고 분명하게 밝혔다. 그래서 육신育腎하는 치료는 황체기능을 유지하는 효과적인 방법이다. 치료에서는 신기腎氣의 균형을 유지하는 것이 필요하며, 기초체온이 상승한 뒤에 육신배원育腎培元, 조양익정助陽益精하는 육신배원방育腎培元方을 가감한다. 처방은 육미환六味丸을 변경·가감한 것으로 생지生地, 숙지熟地, 산수유山茱萸로 음중구양陰中求陽하고, 음양곽淫羊藿, 선모仙茅, 녹각상鹿角霜, 파극천巴戟天 등으로 온신조양溫腎助陽하여, 황체기능을 유지함으로써 임신시키거나 다음 월경의 정상적인 발생을 다지는 기초가 된다.

만약 임신되지 않으면 황체가 퇴화되고, 에스트로겐 및 프로게스테론 수치가 떨어져 자궁내막이 지지를 잃고 월경이 오게 된다. 이때의 신기腎氣와 천계天癸는 상대적으로 약해져 있고, 포궁胞宮의 기혈은 점차로 부족해진다. 채소손 선생은 이기조경理氣調經이 정상적인 월경을 촉진하며, 기가 움직이면 혈도 움직이므로 이기理氣하면 활혈活血하고 지통止痛할 수 있다고 보았다. 활혈조경活血調經은 자궁내막을 완전히 탈락시킬 수 있고 붕루崩漏의 발생을 막으며 다음 월경주기가 잘 준비되도록 하므로, 처방으로는 사물조충탕四物調沖湯을 가미한다.

(3) 증症과 증證을 결합하고 변증하여 가미한다

현대 연구에서는 PCOS 환자 중 40~60%의 BMI지수가 25 이상임을 발견하였다. 이런 가능성은 남성호르몬의 과다 혹은 장기적인 에스트로겐의 자극이나 기타 내분비, 대사의 문란과 유전적 특징으로 말미암아 지방의 축적을 일으키기 때문일지 모른다. 이러한 비만 혹은 담습痰濕으로 월경후기月經後期나 무월경이 된 PCOS 환자에 대해, 채소손 선생은 '이는 신정腎精이 부족하고 지막脂膜이 옹체되어 담습痰濕이 낙맥을 막는 것이 누적된 탓에 충임衝任에 미치게 된 것'이라 보았는데, 부산傅山이 말한 "부인의 육체가 살이 쪄서 담연이 매우 많으면 임신할 수 없다……. 치법은 반드시 수음을 배설하고 화담하는 것을 위주로 해야 한다[婦人有身體肥胖, 痰涎甚多, 不能受孕……治法必須以泄水化痰爲主]"와 정확히 같다. 그는 보신양혈補腎養血의 기초 위에 화담이기化痰理氣, 삼습이수滲濕利水하는 약의 비중을 늘려 포맥胞脈을 통창하였는데, 백개자白芥子, 초지각焦枳殼, 생산사生山楂, 사인砂仁, 복령茯苓, 제남성制南星 등의 약을 자주 사용하였다.

임상에서 비만한 환자 외에 정상체중인 경우도 비교적 많은 비율을 차지하는데, 이런 환자는 월경후기 혹 무월경이 비교적 많이 보일 뿐 아니라 붕루崩漏도 흔한 월경증상이다. 서양의학에서는 지속적인 무배란의 자궁내막은 치우친 에스트로겐의 작용 아래 부족한 프로게스틴 때문에 파탄성 출혈 혹은 소퇴성 출혈이 일어나는데 이것을 PCOS로 인한 붕투崩漏 발생의 주요 원인으로 본다. 붕루崩漏의 치료에 대해서 채소손 선생은 음양陰陽을 구별하는 것을 우선으로 하고 색류塞流(지혈)하여 어혈瘀血이 남아서는 안 된다고 하며, "병인을 찾는 것이 주되고 지혈은 보조로 한다[求因爲主, 止血爲輔]"라고 강조하였다. 양붕陽崩은 양음량혈養陰涼血해야 하며 단피탄丹皮炭, 측백엽側柏葉, 초지유炒地榆, 생지탄生地炭 등을 주로 쓰고, 음붕陰崩은 온양지혈溫陽止血해야 하고 아교阿膠, 포강炮薑, 진애탄陳艾炭 등을 주로 쓴다. 지혈약을 사용하여 효과가 뚜렷하지 않거나 전혀 효과가 없고, 심지어 더 심해질 때는 혈어붕루血瘀崩漏를 고려하여 활혈화어活血化瘀 해야 한다. 그러지 않으면 어혈瘀血이 제거되지 않고, 신혈新血이 만들어지지 못하므로 단순히 고삽固澁해서는 안 되고 화어지혈化瘀止血이 필요하다. 그는 포황蒲黃 같은 약을 선택할 때 특히 생용生用을 추천하였는데, 생용의 지혈작용이 포황탄蒲黃炭보다 낫다고 보았다. 만약 초탄焦炭하면 반드시 약성이 손실되므로 당연히 성질이 보존되어야 더 좋은 효과가 있다고 여겼기 때문이다.

이 외에 본병의 난임환자 중 체중이 정상이거나 마른 사람도 있는데, 월경후기 혹은 무월경이 주된 임상표현일 뿐이고 다른 불편한 점이 없어 비교적 변증辨證하기 어렵다. 이런 환자에 대해 채소손 선생은 PCOS의 난임은 신허腎虛가 본이고 담어痰瘀가 표라는 병인병기를 결합하여 보신통락補腎通絡이 최우선 순위라고 여겼다. 진료 시에 종종 다낭방多囊方(黃芪, 熟地, 皂角刺, 川芎, 生地, 香附, 白芥子, 肉蓯蓉 등)을 잉I방孕一方(雲茯苓, 生地, 熟地, 懷牛膝, 路路通, 淫羊藿, 石楠葉, 制黃精 등)과 결합하고 가감하여 월경이 끝난 후에 사용한다. 또한 천석곡川石斛, 맥동麥冬 등의 익위지품益胃之品과 자주 배합하여 선천의 신정腎精을 자양한 후 최종적으로 난포의 생장발육과 배란을 촉진함으로써 정상적으로 월경을 하게 하고 아울러 임신이 되도록 하였다.

(4) 몸과 마음을 같이 치료하고 때에 맞춰 합방한다

PCOS 환자는 형체가 비만하고, 월경불순, 심한 여드름, 다모 등의 증상 때문에 항상 열등감에 휩싸이는데, 특히 난임환자는 대부분 결혼 후 수년간 임신하지 못했거나 일찍이 임신이 되었어도 다시 임신되지 않아서, 지속적으로 사회와 가정으로부터 다중의 압력과 과도한 심리적 부담에 직면하게 된다. 채소손 선생은 이 병의 난임에 대한 치료는 물론 약물이 중요하지만, 심리치료 또한 간과해서는 안 되는 부분이며, 몸과 마음을 같이 치료해야만 치료효과를 올릴 수 있다고 강조하였다. 진료할 때 그는 상냥한 태도로 세심하게 물어보고, 끈기 있게 설명해주며, 진정으로 도와주려 하고, 자상하게 돌보고 보살피며, 환자의 걱정을 덜어주고, 본병에 대한 정확한 인식을 세워 믿음을 얻고, 정신을 진작시키고 기분이 상쾌해지는 약물을 배합하여 치료한다. 동시에 임상에서 보이는 불량한 생활방식 또한 본병의 발생과 발전에 밀접한 관련이 있기 때문에, 그는 처방을 낸 후에도 환자에게 적당히 운동하고 기름진 음식을 피하며 합리적으로 일과 휴식[作息制度]을 유지하도록 신신당부하는 걸 잊지 않는다. 그는 이러한 것들이 치료효과를 향상시키고 매우 큰 작용을 한다고 여겼다. 이 외에 본병의 난임환자가 만약 배란이 된다면, 기회를 살펴 알맞은 시기에 부부관계를 하는 것도 임신율을 높일 수 있다. 채소손 선생은 환자에게 월경기 외에 매일 기초체온을 측정하고, 또한 백대하 양상을 관찰하여 백대하의 견사성이 보이고 기초체온이 상승한다면 때에 맞춰 부부관계를 하도록 당부하였다. 만약 초음파로 난포발육과 배란을 모니터링할 수 있다면 부부관계의 시기를 맞추는 데 더욱 도움이 되고 임신에 성공할 수 있을 것이다.

03 변증사유

이동원李東垣이 《여과경론女科經論》에서 인용하여 말하길 "부인의 월경이 순조롭고 고질병이 없으면 자식을 가질 수 있다[婦人月水循環, 纖屙不作, 而有子]"라고 하였고, 《여과요지女科要旨》에서 말하길 "부인이 자식이 없는 것은 모두 월경이 고르지 못하기 때문이다. 월경이 고르지 못한 것은 대개 안으로는 칠정에 상하고, 밖으로 육음에 감수되었거나 혹은 기혈이 치우치고 음양이 서로 편승하였기 때문이다. 자식을 갖는 법은 바로 월경을 고르게 하는 데 있다[婦人無子, 皆因經水不調. 經水所以不調者, 皆由內有七情之傷, 外有六淫之感, 或氣血偏盛, 陰陽相乘所致. 種子之法, 即在於調經之中]"라고 하였다. 주단계朱丹溪도 지적하길 "자식을 갖는 방법은 월경을 고르게 하는 것이 가장 좋고, 월경을 고르게 하려면 신장을 보하는 것을 주로 해야 한다[求子之道, 莫如調經, 而調經之道又當以補腎爲主]"라고 하였다. 이에서 알 수 있듯이 난임과 월경은 밀접한 관계이므로 오직 월경을 고르게 해야 자식을 가질 수 있다.

임신의 메커니즘에서 주요한 것은 신기腎氣의 왕성으로, 정혈精血이 충족되고 임맥任脈이 왕성해져 예정대로 월경이 오고 양정兩精이 서로 만나면 바야흐로 임신이 된다. PCOS는 신腎–천계天癸–충임衝任–포궁胞宮 축의 기능 문란으로 유발된 월경이상과 난임이다. 내경에서 이르길 "신장은 숨기는 것을 주로 하고, 봉하여 보관하는 근본이며, 정이 머무는 곳이다[腎者, 主蟄, 封藏之本, 精之處也]"라고 하였다. 신정腎精은 난자의 발육과 성숙을 촉진시킬 수 있고, 신양腎陽은 난자 배출의 내부 동력이므로, 오직 보신전정補腎塡精하는 것만이 난자로 하여금 성장하는 원천과 배출하는 힘이 되어, 비로소 월경이 순조롭게 되고 임신이 되게 한다. 《경악전서景岳全書》에서도 "진음에 병이 들면 음혈이 부족하여 태를 기를 수 없고, 음기가 부족하여 태를 거둘 수 없다. 거두고 기르는 권한은 모두 명문에 있고……오직 명문을 보하는 것이 양기를 돌보는 주가 된다……[眞陰既病, 則陰血不足者不能育胎, 陰氣不足者不能攝胎, 凡此攝育

之權, 總在命門……亦惟以塡補命門, 顧惜陽氣爲之主……]"라고 하며 명문命門의 중요성을 강조하였는데, 이는 PCOS 난임환자의 인식과 치료에 보신전정補腎塡精, 배원고본培元固本의 치료법을 사용해야 하는 이론 근거를 제시하였다. 현대 연구에서도 밝혀진 것은, 보신補腎하는 약은 모두 시상하부–뇌하수체–난소 축의 기능실조를 조절하고 교정하며 난포발육과 배란을 촉진하고 LUFS(황체화 미파열 난포증후군)의 합병증 발생을 감소하는 등의 작용이 있다. 이 외에 채소손 선생은 여성의 월경양상은 모두 혈血에 의존한다는 것에 기초하여, PCOS로 인한 월경문란과 난임은 양혈養血을 우선해야 한다고 하였다. 《여과요지女科要旨》에서 또한 말하길 "여자의 혈이 왕성하면 음이 성하고 양이 채워져 원기가 이로 말미암아 항상 충족된다. 혈이 왕성하면 월경이 규칙적으로 되고, 이로 인해 임신이 쉬워진다……고로 여자의 치료는 음혈을 위주로 한다[女子血旺則陰盛而陽自足, 元氣由是而恒充, 血盛而經自調, 胎孕因之而易成……故治女子以陰血爲主]"라고 하였다. 그러나 양혈養血하는 법은 보신補腎하는 법에서 비롯되는데, 정과 혈은 원천이 같고, 오장五臟 중에 신장腎臟은 정精을 저장하여 충임衝任의 본이 되며, 충맥衝脈은 혈해血海가 되고 임맥任脈은 포태胞胎를 주관하므로 충임맥衝任脈이 잘 통하고 왕성해지는 것은 부녀의 월경과 임신의 근본이 된다.

이 외에 그는 PCOS로 인한 난임은 특수한 병인병기가 있는데, 바로 신허腎虛, 담습痰濕, 혈어血瘀가 동시에 나타난다고 보았다. 만약 신양腎陽이 부족하고 신기腎氣가 약해져 혈을 움직일 힘이 없어 기혈氣血이 정체되면 어혈瘀血이 된다. 만약 신음腎陰이 부족하면 생진生津할 힘이 없고 혈血이 적어져 원활하지 못하므로 경맥이 어혈瘀血로 막히게 된다. 이 때문에 신허腎虛와 혈어血瘀의 병리적 변화 중에서 신허腎虛는 원인이고 혈어血瘀는 결과가 된다. 《단계심법丹溪心法》에서도 말하길 "담에 어혈이 섞이면 과낭을 만든다[痰夾瘀血, 遂成窠囊]"라고 하였는데, 이는 PCOS의 담어痰瘀가 결합된 병인병기病因病機를 가리킨다. 동시에 신허腎虛는 또한 담습痰濕을 만드는 원인이 된다. 만약 신양腎陽이 부족하면 기화氣化가 순조롭지 못하므로 수습水濕이 머무르게 되고 담습痰濕으로 변하여 담습痰濕의 해가 미치지 않는 곳이 없게 되는데, 포맥胞脈을 막으면 혈血이 방해받음으로써 월경이 멈추어 임신할 수 없게 된다. 그래서 채소손 선생은 PCOS 난임의 병인병기病因病機는 신허腎虛가 본이 되고 담어痰瘀의 결합이 표가 된다고 하였고,

보신양혈補腎養血·화담통락化痰通絡의 치료원칙을 확정하여, 본인이 만든 다낭방多囊方으로 PCOS의 난임환자에게 주기치료周期治療를 하여 임상에서 비교적 좋은 치료효과를 얻었다. 따라서 증상에 따라 처방할 때 그는 보신양혈補腎養血의 기초 위에 화담활혈통락化痰活血通絡을 겸하였는데, 화담化痰하여 포맥胞脈을 통창시키고 활혈통락活血通絡하여 혈의 흐름을 가속시켜, 난포를 발육·성숙시키고 배란이 잘 되게 하였다. 최종적으로 담痰이 제거되고 어혈瘀血이 사라져 기혈氣血이 조화를 이루면 월경과 임신이 된다.

서양의학의 각도에서 보면, 다낭성 난소증후군이 난임을 일으키는 병리기초는 소난포小卵泡가 발육되지 않으므로 성숙난포의 배출이 없게 되고, 또한 환자의 난소 백막이 두텁고 치밀해서 설사 난자가 성숙되더라도 배란되기 어려워 결과적으로 난임이 된다는 것이다. 보기약補氣藥은 난포의 생장발육을 촉진할 수 있고 아울러 배란 시에 난자가 난소를 돌파하는 것을 도와 성공적으로 수정이 되도록 한다. 이 외에 기氣가 움직이면 혈血도 움직이므로 보기補氣하는 약재는 맥관 내 혈액의 운행을 촉진할 수 있고, 어체瘀滯가 재발하지 않도록 한다. 보기補氣는 또한 비脾를 도와 운화할 수 있고, 비허脾虛하면 습濕이 성하고, 비건脾健하면 습濕이 화化한다. 이로 인해 본병의 난임치료에 보기補氣는 필수적인 것이다.

04 진료방안

본병의 난임을 치료하는 데 채소손 선생은 신허腎虛가 본이고 담어痰瘀는 표라는 병인병기病因病機에 착안하였다. 본병은 난포발육이상과 배란장애라는 서양의학의 인식을 결합하고 아울러 약물의 전통적인 치료효과와 현대실험연구를 긴밀하게 결합시켜, 보신양혈補腎養血·화담통락化痰通絡하는 다낭방多囊方을 만들어 PCOS로 인한 난임환자를 치료하는 데 사용하였고다. 그 용약이 대단히 정묘하고 다년간 경험에서 누적된 매우 많은 약물의 배합으로 임상에서 매우 좋은 치료효과를 얻을 수 있었다.

- 기본방: 다낭방多囊方

황기黃芪, 당귀當歸, 숙지熟地, 조각자皂角刺, 천궁川芎, 생지生地, 백개자白芥子, 회우슬懷牛膝, 청피青皮, 진피陳皮, 육종용肉蓯蓉, 음양곽淫羊藿, 구판龜板, 별갑鼈甲, 향부香附.

【효능】 보신양혈補腎養血, 화담통락化痰通絡.

【용법】 월경이 끝난 후 혹은 기초체온 단상單相일 때 복용.

처방 중 황기黃芪, 당귀當歸는 익기행혈益氣行血하고, 조각자皂角刺는 온통신산溫通辛散·활혈천투活血穿透하고, 생지生地는 양혈자음養血滋陰·익신전정益腎塡精하고, 회우슬懷牛膝은 하행하며 보신익정補腎益精하고, 음양곽淫羊藿과 육종용肉蓯蓉은 보신조양익정補腎助陽益精하고, 청피靑皮와 진피陳皮는 이기화담理氣化痰하고, 향부자香附子는 소간조중疏肝調中하고, 백개자白芥子는 거담이기祛痰利氣·제습난중除濕暖中하고, 구판龜板과 별갑鱉甲은 자양간신滋養肝腎한다.

05 변증요점

채소손 선생은 PCOS의 병인병기病因病機에 초점을 맞추어 진료 시에 주의할 4개의 변증辨證 요점을 제시하였다.

- 비만이거나 원래 체질이 담습痰濕인 부인에게 많이 보인다.
- 반드시 담습痰濕으로 인한 불량한 증후를 겸한다.
- 종종 무월경 후 비만이 되거나 혹은 살이 찐 후 무월경이 된다.
- 무월경은 혈고血枯와 혈체血滯를 구분하여야 하는데, 무릇 혈어血瘀, 담결痰結로 인한 것은 혈체血滯이고, 신휴腎虧 등으로 인한 것은 혈고血枯이다.

혈고血枯로 인한 무월경은 기氣 또한 부족한데, 기허氣虛하면 행혈行血할 힘이 없어 혈血도 쉽게 어체瘀滯가 된다. 혈血이 정체되면 수水도 움직이지 않아 신체에 고여 습담濕痰을 만들고, 담痰이 포궁胞宮을 막아 기혈氣血의 흐름에 장애를 주며, 기혈氣血이 정체되어 담痰, 습濕, 어瘀가 서로 원인이 되어 복잡하게 된다. 현대 연구에서는 PCOS 환자 중 40~60%의 체중지수(BMI)가 25 이상이고, 이러한 가능성은 남성호르몬의 과다 혹은 장기적인 에스트로겐의 자극 때문이거나, 그 외 내분비, 대사의 문란과 유전적 특징으로 말미암아 지방 축적을 일으키기 때문이라고 밝혔다. 이와 동시에 보고에 따르면 비만한 여성의 월경이상 발생률은 정상 체중인 여성의 4배이고, 속발성 무월경의 여성 중 45%는 비만이라고 한다. 또한 비만한 PCOS 여성은 대부분 무배란성 난임을 동반한다고 보고한 학자가 있다. 이로부터 알 수 있듯 비만 혹은 담습痰濕체형은 PCOS의 월경불순, 난임과 서로 인과관계에 있다. 그래서 채 선생은 치료에 있어 반드시 담습痰濕치료를 겸해야 하고, 오직 화담통락化痰通絡만이 월경을 정상화하고, 임신에 성공할 수 있게 한다고 보았다. 그러나 또한 양허즉한陽虛則寒의 병기특징을 참고하여 임상에서 그는 항상 백개자의 온통溫通하는 성질을 취해 "피리막외皮裏膜外"의 담을 제거하였다.

06 용약규율

다낭방多囊方은 10여 가지 약재에 불과하지만, 대부분 보기補氣, 육신育腎, 활혈活血, 화담化痰하는 약물로 조성되어 처방의 약물 배오가 합당할 뿐 아니라 용약이 정묘하다.

(1) 익기통락益氣通絡

① 황기와 조각자

황기는 성미온性微溫하고 비폐脾肺로 귀경歸經한다. 건비보중健脾補中, 승양거함升陽擧陷, 익위고표益衛固表, 이뇨利尿, 탁독생기托毒生肌의 효능이 있으며, 보기補氣의 요약이다. 《본초구진本草求眞》에서는 "황기는 폐로 들어가 보기하고 표부로 들어가 위기를 실하게 하여 보기하는 모든 약의 으뜸이 되므로 기耆(명망높은 노인)라 부른다[黃耆, 入肺補氣, 入表實衛, 爲補氣諸藥之最, 是以有耆之稱]"라고 하였고, 《본초봉원本草逢原》에서는 "황기는 능히 오장의 모든 허함을 보충하고, 현맥, 자한을 치료하며, 음화를 덜어내고, 폐열을 제거하며, 땀이 없으면 나게 하고, 땀이 있으면 멎게 한다[黃芪能補五臟諸虛, 治脈弦自汗, 瀉陰火, 去肺熱, 無汗則發, 有汗則止]"라고 하였다. 채소손 선생은 그 건비보중健脾補中의 의미를 취했다. 비脾는 후천의 기氣를 만들고, 기氣가 움직이면 혈血도 움직이는데, 난포의 발육과 성숙은 기氣의 도움이 필요하고 배란 시에는 또한 기氣의 추동推動이 필요하다. 현대약리연구에서는 황기가 혈관을 확장시키고 국소 혈관저항을 낮추며, 혈관내피세포를 보호하고 미세순환의 작용을 개선한다고 밝혔다. 따라서 그는 PCOS 환자에게 적용할 때 황기의 용량을 비교적 크게 쓴다. 그는 대량의 황기가 보기력補氣力을 증가시키고 난포발육과 성숙을 촉진할 수 있으며, 아울러 혈액의 혈관내 순환을 가속시킬 수 있어, 결과적으로 어혈瘀血을 제거하여 월경이 오도록 한다고 하였다.

조각자는 또한 조각침皂角針이라고 하며, 성미性味는 신온辛溫하고 간위肝胃로 귀경歸經하며, 소종배농消腫排膿, 거풍살충祛風殺蟲할 수 있고, 《본초강목本草綱目》에 처음으로 기재되었다. 현대약리학에서는 조각자의 활혈화어活血化瘀하는 작용기제가 혈소판응집을 억제하고 트롬빈(thrombin)의 형성을 억제하여 안티트롬빈 활성을 증가시키는 등, 안티트롬빈의 작용과 관련이 있음을 증명하였다. PCOS 환자의 난소에는 여러 개의 미숙한 소난포들이 있는데, 서양의학에서는 종종 복강경으로 난소 천공술(drilling technique)을 시술하여 자발적으로 배란과 임신이 되도록 한다. 채소손 선생은 현대의학의 복강경하 난소 천공술보다 조각자가 더 낫다고 여겼는데, 성숙된 난자의 배출을 촉진시킬 수 있고, 또한 외상 없이 활혈화어活血化瘀할 수 있어서이다. 일반적으로 비교적 많은 양을 써야 한다.

두 약을 서로 배합하면 "상사相使"작용을 발휘하는데, 황기는 난포의 발육과 성숙을 촉진하고 조각자는 성숙된 난자의 배출을 촉진하므로, 난포의 발육·성숙과 배란 방면에서 중요한 작용을 발휘한다.

(2) 조보음양調補陰陽

① 육종용과 파극천

육종용은 성온性溫하고 미감味甘하며 보신조양補腎助陽하고 윤장통변潤腸通便할 수 있다. 《일화자본초日華子本草》에서는 "남자가 양기가 끊겨 발기되지 않는 것과 여성이 음기가 끊겨 임신되지 않는 것을 치료하며, 오장을 자윤하고, 기육을 키우며, 허리와 무릎을 데우고, 남자의 설정, 뇨혈, 유뇨, 대하, 음부통에 쓴다[治男絕陽不興, 女絕陰不產, 潤五臟, 長肌肉, 暖腰膝, 男子泄精, 尿血, 遺瀝, 帶下陰痛]"라고 하였다. 일부 학자들은 육종용이 부신副腎을 활성화하여, 피질호르몬(corticoid)을 방출하는 작용을 한다고 보고했다. 채소손 선생은 육종용의 보신조양익정補腎助陽益精하는 효능으로 정혈精血이 서로 발생하게 하고, 또한 온화담습溫化痰濕하여 담痰을 제거하고 월경이 오도록 하였다.

파극천은 성미온性微溫하고 맛은 신감辛甘하며, 신간腎肝으로 귀경歸經한다. 보신조양補腎助陽, 거풍제습祛風除濕하는 효능이 있고 감윤甘潤하여 건조하지 않다.

그는 두 약을 배오하여 보신조양補腎助陽하고 익정혈益精血하여 난포의 생장발육을 촉진시킬 수 있다고 하였다.

② 구판과 별갑

구판은 성한性寒하고 미감味甘하며 신간심腎肝心으로 귀경歸經한다. 자음잠양滋陰潛陽, 익신건골益腎健骨, 양혈보심養血補心하는 효능이 있으며, 특히 간신肝腎을 자양하는 데 뛰어나다.

별갑은 성한性寒하고 감함甘鹹하며 간신肝腎으로 귀경歸經하여 자음잠양滋陰潛陽, 퇴열제증退熱除蒸, 연견산결軟堅散結한다.

두 약의 자양간신滋養肝腎하는 음陰적인 효능으로 음중구양陰中求陽하여 난포의 생장발육을 촉진시키고 또한 양성陽性약의 온열함을 제어할 수 있고, 게다가 별갑의 연견산결軟堅散結을 겸하여 순조롭게 배란되도록 도울 수 있다.

(3) 보혈활혈補血活血

PCOS는 오랜 내분비문란 상태로 인해 종종 월경이 밀리거나 무월경이 된다. 어떤 학자의 보고에는 활혈화어活血化瘀하는 약은 골반 혈액순환과 미세순환의 작용을 개선하여, 난소와 자궁의 혈액공급을 증가시키고 아울러 인슐린 저항성을 개선하여 인슐린의 효능을 증강하는 등의 작용이 있다. 이에 따라 내부 환경이 개선되도록 하고, 동시에 난포가 정상적으로 발육되도록 하여, 에스트라디올(estradiol) 레벨이 개선되도록 한다고 하였다.

① 생지황과 숙지황

두 약은 원류가 같지만 포제방법이 달라서 효능이 서로 다른데, 생지황은 감한甘寒하고 질이 윤潤하고, 숙지황은 성미性味가 감온甘溫하다. 일부 학자는 생지황이 부신피질호르몬의 합성을 촉진할 뿐 아니라, 뇌하수체-부신피질계통에 대한 당질코르티코이드의 기능과 형태적 영향을 감소시킬 수 있다고 보고하였다. 생지황은 특히 심신心腎의 음陰을 자양하는 데 능하고, 숙지황은 전적으로 양혈자음養血滋陰, 전정익수塡精益髓하는데 두 약을 합용하면 일한일온一寒一溫하여 함께 자음양혈滋陰養血의 효능을 발휘한다.

② 당귀와 천궁

《경악전서景岳全書·본초정本草正》에 이르길 "당귀는 그 맛이 달고 진하여 전적으로 보혈할 수 있다. 그 기는 가볍고 매운 맛이 있어 또한 행혈할 수 있다. 보하는 중에 행함이 있고, 행하는 중에 보함이 있으니 진실로 혈중의 기약이고, 또한 혈중의 성약이다[當歸, 其味甘而重, 故能專補血; 其氣輕而辛, 故又能行血. 補中有動, 行中有補, 誠血中之氣藥, 亦血中之聖藥]"라고 하였다.

천궁은 신온辛溫한 성질이 있고 부인과의 요약要藥으로 활혈행기活血行氣, 거풍지통祛風止痛하여 기혈氣血을 통달하는 효능이 있다. 일찍이 《본초회언本草彙言》에서 말하길 "천궁은 위로는 머리와 눈에 작용하고, 아래로는 월경을 조절하고, 가운데에서는 울결을 푸는 혈중의 기약이다……일찍이 당귀와 함께 사용하여 혈을 치료하는 효과뿐 아니라 기를 치료하는 것 또한 탁월한 효험이 있다……맛은 맵고, 양의 성질을 가지고 있어, 기운이 잘 돌아다녀 음기가 응결되어 점체되지 않게 한다. 비록 혈분으로 들어가지만 일체의 풍을 제거하고, 일체의 기를 조절할 수 있다[芎藭, 上行頭目, 下調經水, 中開鬱結, 血中氣藥……嘗爲當歸所使, 非第治血有功, 而治氣亦神驗也……味辛性陽, 氣善走竄而無陰凝黏滯之態, 雖入血分, 又能去一切風, 調一切氣]"라고 하였다. 채소손 선생은 천궁이 위로는 두정부頭頂部에 닿을 수 있고, 아래로는 혈해血海에 이르므로 행혈조경行血調經하는 데 특히 적합하다고 보았다.

혈血을 치료하려면 반드시 먼저 기氣를 치료해야 하는데, 당귀는 양혈養血을 주로 하고 천궁은 행기行氣를 주로 하므로, 두 약을 짝지어 사용하면 능히 양혈조경養血調經하여 PCOS로 인한 월경후기나 무월경에 더더욱 적당하다.

(4) 이기화담理氣化痰

PCOS는 항상 담습痰濕으로 인한 증상이 있으므로 건비이기健脾理氣, 조습화담燥濕化痰해야 한다. 기氣가 움직이면 혈血도 움직이고, 담痰이 제거되면 월경도 정상이 된다.

① 청피와 진피

두 약은 모두 식물인 귤의 건조한 과피로 중초中焦의 기氣를 조절하고 비위脾胃를 건강하게 한다. 진피陳皮는 신향辛香하여 승산升散하고, 성온性溫하되 준엄하지 않으며, 비폐脾肺로만 들어가 특히 조습화담燥濕化痰이 뛰어나다. 청피는 고설하행苦泄下行하며 성질이 비교적 준열하고, 주로 간담肝膽의 기분氣分을 소통하고 소간파기疏肝破氣, 산결지통散結止痛한다.

두 약을 배합하면 일승일강一升一降하고 조습화담燥濕化痰할 뿐 아니라 체중을 감소시키고 또한 소간이기疏肝理氣할 수 있어, 많은 보신약補腎藥의 자니滋膩한 성질로 위胃에 장애를 주는 것을 방지한다. 동시에 처방 중의 온통경락溫通經絡하는 백개자와 배합하여 "피리막외皮裏膜外"의 담痰을 잘 흩어버리고, 활담소지豁痰消脂하는 힘을 더더욱 강하게 하여 담痰을 없애고 월경을 정상화하여 임신이 되도록 한다.

07 임상치료효과의 평가

상하이중의약대학부속 롱화龍華의원 부인과진료소와 상하이시 중의의원 명의진료소는 일찍이 채 선생의 다낭방多囊方을 운용하여 다낭성 난소증후군의 합병으로 난임이 된 48례의 환자를 치료하였고, 필자는 이제 그 치료효과에 대해 분석하였는데, 아래와 같다.

(1) 연구대상

① 임상 자료

상하이중의약대학 부속 롱화의원 부인과 클리닉과 상하이시 중의의원 명의진료소로부터 병례를 선택하였다. 2003년 로테르담 회의에서 제시된 PCOS 진단기준에 따랐다.

- 희발배란과 무배란
- 임상병리와 생화학지표에서 고안드로겐혈증이 존재
- 초음파검사에 다낭성 난소 소견(편측 혹 양측 난소에 직경 2~9mm의 난포가 12개 이상, 혹 난소 부피가 10ml 이상)

위의 3가지 항목에서 임의의 2개 혹은 3개에 해당되면 PCOS라 진단한다. 동시에 제7판 《부산과학婦産科學》의 난임증 진단표준에 부합해야 한다.

중의中醫의 분류 유형은 《중약신약임상연구지도원칙中藥新藥臨床硏究指導原則》의 난임증 변증辨證근거와 국가 "십오十五"발전계획교재인 《중의부과학中醫婦科學》의 다낭성 난소증후군 변증辨證근거입안을 참고하였다.

- 신허간왕형腎虛肝旺型

- 신허혈어형腎虛血瘀型
- 신허담습형腎虛痰濕型
- 혈어담결형血瘀痰結型
- 간신음허형肝腎陰虛型

선천성 부신피질 과형성증, 쿠싱증후군, 난소 혹은 부신의 종양, 당뇨병 등의 기타 내분비질환이 있거나 심혈관, 간, 신과 조혈계통에 합병된 중증질환이 있거나 혹은 정신질환자이거나 혹은 최근 3개월에 호르몬 약물을 사용한 사람은 모두 배제하여 관찰대상으로 삼지 않는다.

【역자 보충】

선천성부신과형성(congenital adrenal hyperplasia)

부신피질에서 나오는 호르몬의 생합성에 관여하는 효소가 선천적으로 결핍되어 나타나는 질환. 선천성부신과형성증은 상염색체 열성으로 유전되는 질환으로 부신피질에서 나오는 코티솔, 염분축적호르몬, 남성호르몬의 생합성에 관여하는 효소가 없는 경우 나타난다. 21-수산화효소(21-hydroxylase)가 결핍되어 생기는 경우가 대부분이다.

선천성부신과형성증의 증상은 다양하다. 우선 염분이 소실되는 예도 있다. 이때는 저나트륨혈증으로 체액량이 감소해 탈수에 빠지고, 혈액량 또한 줄어들어 저혈압과 순환장애가 발생한다. 심한 탈수 증상은 없으나 남성화를 보이는 경우도 있다. 여자아이의 경우 출생할 때 외부 성기가 남성화되어 형태가 불분명한 성기를 갖고 있으며, 남자아이의 경우 외부 성기의 형태에는 이상이 없지만 음모가 조기에 나타나기도 한다. 여자아이와 남자아이의 경우 모두 성장이 빨라진다. 염분 소실과 남성화가 같이 나타날 수도 있으며, 특별한 증상이 나타나지 않는 예도 있다.

부신피질에서 나오는 코티솔을 투여하고, 경우에 따라 염분축적호르몬을 함께 주면 증상이 회복된다. 따라서 평생을 꾸준히 치료하고 관리하면 정상적으로 성장하고 특별한 증상 없이 생활할 수 있다. 여자아이의 경우 남성화로 인해 외부 성기가 불분명한 형태를 가지고 있다면 생후 1년 전후에 수술을 통해서 치료할 수 있다.

(2) 연구방법

① 투여방법

㉠ 다낭방多囊方

【구성】 황기黃芪, 숙지熟地, 조각자皂角刺, 천궁川芎, 생지生地, 향부香附, 백개자白芥子, 육종용肉蓯蓉 등.

【효능】 보신양혈補腎養血, 화담통락化痰通絡.

【용법】 월경후기, 무월경 등에 적용. 월경이 끝난 후 혹은 기초체온 단상 시에 복용.

㉡ 육신배원방育腎培元方

【구성】 복령茯苓, 생지生地, 숙지熟地, 음양곽淫羊藿, 녹각상鹿角霜, 파극천巴戟天, 산유육山萸肉 등.

【효능】 육신배원育腎培元, 조양익정助陽益精.

【용법】 배란 후 기초체온의 쌍상雙相이 전형적이지 않을 때 적용.

㉢ 사물조충탕四物調衝湯

【구성】 당귀當歸, 생지生地, 숙지熟地, 백작白芍, 천궁川芎, 향부香附, 우슬牛膝 등.

【효능】 이기양혈理氣養血, 조리충임調理衝任.

【용법】 월경기에 복용.

㉣ 치료과정

3개월이 하나의 치료과정이고, 연속으로 1~2개의 치료과정 동안 약을 쓰며, 치료과정이 끝난 후에 최종 평가한다.

② 관찰지표

• 일반 정황: 연령, 월경력, 혼인·출산력, 약물복용내역, 증상유형분포 등을 초진 시 상세히 기록.

• 치료 전후의 체중분포를 관찰: BMI지수로 판정, BMI = 체중(kg) / 신장^2(m^2)

• 치료 전후 월경양상의 변화를 관찰.

• 기초체온(BBT) 측정: 이른 아침에 막 깨어나서 자리에서 일어나지 않거나 어떠한 활동도 하기 전 혹은 6~8시간 휴식을 취한 뒤 측정하고, 곡선을 만들어 치료 후의 기초체온 변화를 관찰한다. BBT는 마쓰모토 기요시 분류법에 근거한다[그림1].

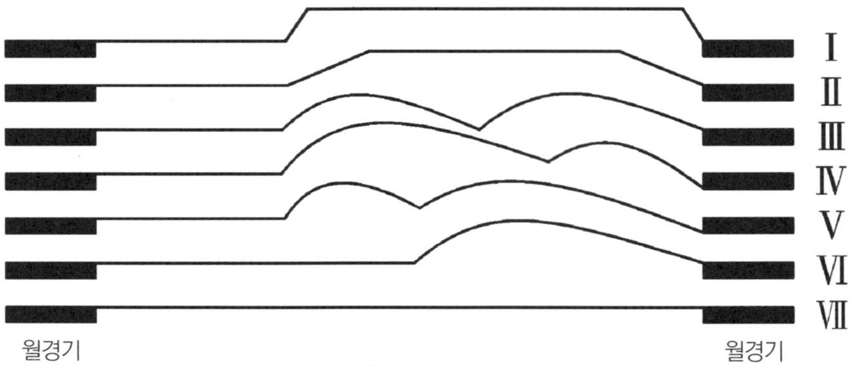

[그림1] BBT유형 설명도

그림 중 Ⅰ유형은 전형적인 쌍상 체온이고, Ⅶ유형은 무배란의 단상 체온이다.
Ⅲ~Ⅵ유형은 황체기능부전을 의심할 수 있고, 이 유형의 체온곡선은 모두 다음과 같은 특징이 있다. (1)BBT는 배란 시의 저온에서 황체기의 고온(이행기)으로 완만히 상승하고, 이 기간은 3일 이상이다. (2)고온과 저온의 차이는 0.2°C 미만이다. (3)고온기 내의 체온변동은 0.1°C 초과이고, 이 기간은 12일 미만이다

• 면역지표: 치료 전후의 성호르몬 측정: 치료 전후로 월경주기 제3~7일에 공복 시 정맥혈을 채취하여(무월경인 경우에는 시간제한이 없다) 화학발광법으로 검사한다.

• 혈류동태학: 치료 전후에 LBY-N6C 전자동 자가세척 혈류량계를 사용하여 추판법(cone and plate rheometer)으로 측정한다.

• 초음파: 기초체온 상황에 근거하여 월경주기 제10~16일에 자궁동맥과 난소동맥의 혈류와 저항력을 관찰하고(무월경인 경우에는 시간제한이 없다) 아울러 같은 시기에 난포의 발육상태를 관찰한다.

③ 치료효과 판정기준

《중의병증진단요효표준中醫病證診斷療效標准》과 기타 관련된 문헌을 참고해서 입안하였다.

• 완치: 임신 혹은 배란이 발생

• 유효: 월경이 규칙적, 간혹 배란 발생, 임상증상이 기본적으로 소실, 초음파상 난소 크기가 작아지고, 방사 면역측정법(radio immunoassay)으로 테스토스테론(testosterone)과 LH/FSH의 비율이 정상으로 회복.

• 무효: 치료 전후에 어떠한 변화도 없음.

④ 통계방법

SPSS18.0 통계 소프트웨어로 분석하고, 측정자료를 정규분포자료와 부합하여 평균의 ±표준오차 표시를 이용하여 치료 전후를 비교하는 짝비교 T검정(paired T-test)을 채용한다. 부합되지 않는 정규분포자료는 중앙값(분위수 범위)으로 표시하고, 순위 변환된 비모수적 검정(non-parametric test)으로 통계분석을 진행한다. 등급 자료는 비모수적 검정을 채택한다.

(3) 연구결과

① 일반 자료

포함시킨 병례의 기준과 배제된 병례의 기준에 따라 모두 수집된 유효병례는 48례이다. 연령은 23~36세로, 평균 연령은 27.4세이며, 그중 25세 미만이 5례(10.4%), 25~29세가 34례(70.8%), 30세 이상이 9례(18.8%)이다. 월경후기는 44례, 붕루는 4례가 있었다. 난임 판정을 받은 기간이 최단은 1년이고, 최장은 6년으로 평균 1.9년이고, 그중 원발성 난임은 35례, 속발성 난임은 13례로 원발성 난임이 72.9%를 차지했다. 이전에 達英-35(경구피임약 상품명)를 사용한 22례에서 마지막으로 복약한 지 3년 이상이 6례, 1년 이상이 11례, 반년 이상이 5례이다. 증상유형분포에서 신허간왕腎虛肝旺형, 신허담습腎虛痰濕형과 신허혈어腎虛血瘀형이 비교적 많았고, 그중 신허간왕腎虛肝旺형 16례(33.3%), 신허담습腎虛痰濕형 13례(27.1%), 신허혈어腎虛血瘀형 11례(22.9%), 혈어담결血瘀痰結형 4례(8.3%), 간신음허肝腎陰虛형 4례(8.3%)이다.

② 결과분석

• 전체 치료효과: 다낭방多囊方으로 치료한 48례의 PCOS 난임환자 중에 1차 치료과정을 거친 16례에서 완치는 7례로 모두 임신이 되었고, 유효는 9례였다. 두 번째 치료과정을 거친 환자는 모두 32례이고 그중 완치는 5례로 임신1례를 포함하였고, 유효19례, 무료8례였다. 치료 후 총 유효율은 83.33%이다. 8례의 임신환자 중 1차 복약에 임신된 경우는 7례, 2차 복용으로 임신된 경우는 1례로 총 임신율은 16.67%이다. 3개월 후의 임신환자 추적·조사에서 유산 발생은 없었다.

• 5종 증상유형의 치료효과 비교: 48례 환자 중 신허간왕腎虛肝旺형은 16례로, 완치

3례 중 1례의 임신을 포함하고, 유효는 12례이다. 신허담습腎虛痰濕형은 13례이고, 완치는 2례로 1례의 임신을 포함하고, 유효는 6례이다. 신허혈어腎虛血瘀형은 11례이고 완치는 5례이며 5례 모두 임신이 되었고, 유효는 6례이다. 혈어담결血瘀痰結형은 4례로 완치는 1례로 또한 임신이 되었고, 유효는 1례이다. 간신음허肝腎陰虛형은 4례로 완치는 1례이고 유효는 3례이다. 비모수적 검정으로 5종 증상유형 치료효과의 비교차이에 통계적 의의는 없었고(P>0.05), 이는 다낭방多囊方이 다양한 유형의 PCOS 난임 환자에 대해 치료효과가 엇비슷하다는 것을 설명해준다. 데이터 분석으로 알 수 있는 것은 상대적으로 신허혈어腎虛血瘀형의 치료효과가 가장 좋다는 것이다.

• 치료 전후의 체중 분포: BMI 판정기준에 따라서 치료 전 6례는 저체중, 25례는 정상, 5례는 과체중, 12례는 비만으로 정상체중은 52.1%이다. 치료 후, 6례는 저체중, 29례는 정상, 3례는 과체중, 10례는 비만으로 정상체중은 60.4%이다.

• 치료 후 월경의 변화와 난포발육의 상태: 48례 중 임신된 8례를 제외하고 나머지 40례에서 규칙적인 월경은 12례, 월경후기는 26례, 붕루는 2례이다. 치료 후 BBT를 측량한 44례 중 마쓰모토 기요시 분류법에 의거하여 Ⅶ형(무배란 단상체온)은 8례이고, 3개월 이내에 1번 혹은 3~6개월 이내에 2번 이상 BBT가 상승한 경우는 36례이고, 그중 Ⅰ형(전형적인 쌍상체온)이 14례, Ⅲ－Ⅵ형(황체기능부전이 의심)이 22례이다. 초음파로 난포발육을 검사한 25례의 환자 중, 치료 전에 19례의 소난포, 5례의 우성난포, 1례의 성숙난포였다가, 치료 후에 소난포 14례, 우성난포 7례, 성숙난포 4례가 되었고, 통계분석을 통해 치료 전후의 난포발육에는 현저한 차이가 있고(P〈0.01), 치료 후가 치료 전보다 분명히 우세했다.

• 치료 전후 T, FSH, LH, LH/FSH 비율 비교: 8례의 환자는 임신으로 인해 치료 후의 검사를 할 수 없었고, 나머지 40례의 환자는 [표1](59쪽)에서 알 수 있듯이 T(테스토스테론), FSH(난포자극호르몬), LH(황체형성호르몬), LH/FSH 비율은 모두 다른 정도의 감소가 있었고, 그중 치료 전후의 T, LH, LH/FSH의 비율을 비교했을 때 매우 뚜렷한 차이가 있었다(P〈0.01). 이는 다낭방多囊方이 환자의 내분비 교란 상태를 분명히 개선할 수 있음을 말해준다.

[표1] T, FSH, LH, LH/FSH 비율의 비교

	case	치료 전	치료 후	Z치	P치
T(nmol/L)	40	2.39(1.57)	1.37(0.72)*	-3.938	0.000
FSH(IU/L)	40	5.90(2.08)	5.75(1.50)	-1.081	0.280
LH(IU/L)	40	14.54(8.40)	8.75(8.07)*	-3.448	0.001
LH/FSH비	40	2.51(1.40)	1.59(1.13)*	-3.280	0.001

주: "*"는 치료 전후의 비교에서 P<0.01를 가리킨다

• 치료 전후의 자궁동맥 혈류와 저항의 비교

[표2]에서 보이는 것처럼 치료 전후를 비교하면 자궁동맥의 최대유속과 저항 지수에 비록 현저한 차이는 없지만(P〉0.05), 치료 후 최대 유속이 치료 전보다 뚜렷이 증가하였고, 저항 지수 또한 치료 전에 비해 떨어졌다.

[표2] 자궁동맥 혈류와 저항의 비교

자궁동맥	case	치료 전	치료 후	P치
최대유속(cm/s)	24	36.32±14.56	43.59±12.53	0.089
저항지수	24	0.77±0.06	0.76±0.07	0.370

• 치료 전후의 난소 동맥 혈류와 저항의 비교

[표3]의 결과에서 보여주듯이 치료 후에 좌측난소 동맥의 최대 유속이 분명하게 빨라졌고, 저항 지수의 하강이 뚜렷하여, 치료 전후를 비교하면 양자에는 모두 현저한 차이가 있었다(P〈0.05). 우측 난소 동맥의 최대 유속과 저항 지수는 비록 통계학적인 의의는 없지만, 치료 후에 저항 지수가 다소 하강하였고, 우측 유속은 분명이 빨라졌다.

[표3] 난소동맥 혈류와 저항의 비교

난소	case	치료 전	치료 후	Z치	P치
좌측최대유속(cm/s)	20	23.27±6.40	27.06±8.06*		0.028
좌측저항지수	20	0.70(0.13)	0.61(0.25)*	-2.017	0.044
우측최대유속(cm/s)	21	20.60(11.55)	27.00(14.34)	-1.616	0.106
우측저항지수	21	0.68±0.09	0.62±0.14		0.077

주: "*"는 치료 전후의 비교에서 P<0.05를 가리킨다

• 치료 전후 혈류동태학 지표의 비교

[표4]의 결과에 따르면 치료 전후의 혈류동태학의 지표인 전혈全血 하한점도, 전혈 상한점도, 혈장 점도, 응집지수가 뚜렷이 하강하는 추세였고, 적혈구 변형지수는 상승하는 추세이며, 그중 응집지수는 치료 전보다 치료 후에 뚜렷이 하강하였고, 그 차이가 매우 컸다(P〈0.01). 전혈 하한점도, 전혈 상한점도, 혈장 점도는 하강세이고 적혈구 변형지수는 상승세였지만, 통계학적으로는 모두 차이가 없었다(P〉0.05).

[표4] 혈류동태학의 지표 비교

지표	case	치료 전	치료 후	Z치	P치
전혈하한점도(mPa·s)	25	7.82(1.30)	7.45(1.64)	-0.511	0.609
전혈상한점도(mPa·s)	25	3.93(0.66)	3.92(0.42)	-0.242	0.809
혈장점도(mPa·s)	25	1.27(0.12)	1.25(0.21)	-0.215	0.829
응집지수	25	2.01(0.17)	1.87(0.25)*	-2.687	0.007
적혈구변형지수	25	0.59(0.03)	0.61(0.08)	-1.160	0.246

주: "*"는 치료 전후의 비교에서 P<0.01을 가리킨다

【역자 보충】

혈액류변학血液流變學 **검사**

혈류(동태)학은 혈액과 혈액성분의 흐름, 변형, 점체, 응고와 그것들 상호 간의 인과 역학관계와 질병발생이동을 연구하는 새로운 비주류 과학이다. 혈류(동태)학은 구체적인 연구대상이 다른 임상연구와 기초연구의 두 갈래로 크게 나뉜다. 전자(임상연구)는 주로 질병의 발생, 발전, 진단, 치료와 예후판단을 탐구한다. 혈류(동태)학의 시각에서 질병의 발병기전, 발전 정도 모니터링, 약효 평가 등을 연구한다. 기초부분은 주로 혈액과 혈관의 분자구조, 교질膠質의 구조, 구성성분의 흐름과 변형 규칙을 연구한다.

(4) 토론

① 치료효과의 평가

• 임상치료효과: 임상에서 관찰한 48례의 PCOS 난임환자 중에서 총 유효율은

83.3%이고 총 임신율은 16.7%이다. 상술한 5종 유형의 치료효과 비교에서 통계학적 차이는 없었다는 것(P〉0.05)은 다낭방多囊方이 다양한 유형에 대해 치료효과가 엇비슷하다는 것을 말해주고, 자료 분석에서 알 수 있는 것은 상대적으로 신허혈어腎虛血瘀 유형에 대한 치료효과가 더 좋았다는 것이다. 그러나 병례의 수가 비교적 적기 때문에 병례의 수를 더욱 확대하여 발전된 연구를 할 필요가 있다.

• 체중분포: 비만한 여성의 월경이상의 발생률은 체중이 정상인 여성의 4배이고, 속발성 무월경인 여성의 45%가 비만이라는 보고가 있다. 동시에 비만한 PCOS 여성은 대부분 무배란성 난임을 동반한다고 말하는 일부 학자들도 있다. 이것으로 비만은 PCOS의 월경문란, 난임과 밀접한 관계가 있다는 것을 알 수 있다. 본 연구가 보여주듯 다낭방多囊方으로 치료한 48례의 PCOS 난임환자는 치료 후에 정상 체중자가 늘어났고, 과체중과 비만자는 줄어들었다. 채소손 선생은 보신화담補腎化痰하여 신양腎陽을 풍성하게 하고 기화氣化작용을 순조롭게 하여 신체의 진액 배분이 적절하게 끔 하고, 동시에 적당한 운동, 일과 휴식, 건강한 음식 등을 배합하여 체중을 감소시켰다. 체중이 감소하면 월경주기와 배란이 정상으로 회복되는 데 유리하다.

• 혈청 성호르몬인 T, FSH, LH와 LH/FSH의 비율: 본 연구에서 다낭방多囊方으로 치료한 PCOS 난임환자는 치료 후 T, FSH, LH와 LH/FSH의 비율이 다양한 수준으로 모두 떨어졌고, 그중 T, LH와 LH/FSH의 비율은 뚜렷이 하강하였으며, 전후비교에 있어 매우 분명한 차이(P〈0.01)가 있음을 보여줬다. 이는 다낭방多囊方이 높은 LH, 높은 T와 LH/FSH비율의 증가에 대해 분명한 개선작용이 있음을 설명한다. 현대의 약효연구에서는 보신활혈법補腎活血法이 생식축을 조정하고 남성호르몬의 레벨을 낮추며 난포발육·성숙과 배란 등을 촉진하는 작용이 있다고 밝혔다. 이것으로 알 수 있는 것은 보신양혈補腎養血, 화담통락化痰通絡하는 다낭방多囊方은 근본적으로 시상하부–뇌하수체–난소 생식축의 기능을 조절하고, 뇌하수체의 LH분비에 대한 민감성을 정상으로 회복하여 LH분비량을 감소시키고, 남성호르몬의 레벨을 낮추게 한다. 이에 따라 난포발육과 성숙에 대한 억제작용을 해소시킨다. 동시에 높은 남성호르몬으로 인한 지속적인 무배란의 악순환을 깨버려서, 체내 성호르몬의 수준을 점차 회복하여 주기변화가 정상이 되고, 난포가 정상적으로 발육되며, 난자가 자연스럽게 배출될 수 있고 월경이 규칙적으로 되어 결국 임신에 성공할 수 있게 한다.

• 자궁과 난소동맥의 최대 유속과 저항지수: 정상상태에서 난소동맥의 혈류 주파수 스펙트럼은 난소의 주기적 변화에 따르는데, PCOS를 동반한 난임은 난소동맥에 주기적 변화가 결핍되어 있다. 연구에서 밝혀진 것은 난포의 성장에 따라 난소동맥의 저항지수(RI) 수치가 점차 하강하므로, 난포의 발육과 난소의 혈액공급에 어느 정도 연관성이 있고, 난소동맥의 혈액공급 부족은 난포의 성장에 장애를 줄 수 있다는 것이다. 동시에 자궁내막의 수용성은 임신 과정에서 또한 중요한 작용을 일으키는데 수정란이 정상적으로 착상할 수 있는지를 결정한다. 다수의 학자들은 자궁동맥의 혈류저항이 낮으면 내막의 수용성이 좋아진다고 보았다. 본 연구에서 보여준 48례의 PCOS 난임환자 중에 20례는 치료 후 좌측난소동맥의 최대유속이 뚜렷하게 증가했고, 저항지수의 하강도 분명하여 치료 전후를 비교했을 때 현저한 차이가 있었다($P<0.05$). 자궁동맥과 우측난소동맥의 최대유속과 저항지수는 비록 통계적으로 분명한 차이는 없었지만, 저항지수는 모두 뚜렷하게 하강세였고, 최대유속 또한 치료 전에 비해 뚜렷하게 빨라졌다. 이로 인해 전반적인 추세로 보면 다낭방多囊方은 자궁동맥과 양측 난소동맥의 혈류 유속을 증가시키고 저항력을 낮추며 자궁과 난소의 혈류량을 늘려, 이에 따라 난포의 생장발육과 수정란의 착상을 촉진하여 임신율을 높인다. 현대 약리연구에서도 활혈화어약活血化瘀藥은 난소 등 내분비선의 혈액공급을 증가시키고 성숙된 난포의 배출을 촉진하며, 동시에 자궁의 혈액공급을 개선하고 탈락막의 생장발육을 촉진하여, 수정란의 착상에 유리하다고 증명되었다.

• 난포발육상태: 체내 호르몬 수준과 난소의 혈액관류는 난포의 생장발육에 영향을 줄 수 있다. PCOS 난임환자 체내의 높은 T, 높은 LH와 높은 인슐린은 모두 난포의 정상발육과 성숙을 방해하며, 동시에 난소혈액관류의 이상 또한 난포의 생장과 발육에 영향을 준다. 따라서 본 연구 중에 있어 치료 전 25례 환자 중에 19례는 소난포와 겨우 5례의 우성 난포와 1례의 성숙난포가 있었으나, 치료 후에는 소난포가 14례, 우성난포가 7례, 성숙난포가 4례로, 통계 분석으로는 치료 전후의 난포발육에는 매우 현저한 차이($P<0.01$)가 있었고, 치료 후가 치료 전에 비해 월등히 우세했다. 이는 다낭방多囊方이 명백하게 난포의 생장발육을 촉진시킨다는 것을 설명하며, 중요한 것은 다낭방多囊方으로 환자의 내분비 이상을 교정할 수 있고, 난소 혈류량을 증가시킨 수 있다는 것이다.

• 월경의 변화와 기초체온(BBT)상황: 월경 문란은 PCOS의 주요한 임상표현 중 하나인데, 그중 가장 많이 보이는 것은 월경후기, 무월경과 붕루이다. 본 연구 중 치료 전 월경후기가 44례, 붕루가 4례였다. 치료 후 월경증상이 뚜렷이 개선되었는데, 48례 중 8례가 임신하였고, 월경이 규칙적으로 된 경우가 12례, 월경후기는 26례, 붕루는 2례였다. 이는 다낭방多囊方이 난포의 생장발육과 배란을 촉진하여 PCOS로 인한 월경문란을 비교적 잘 개선하여, 월경을 고르게 하고 임신되도록 하였다는 것을 입증한다. 이 외에 치료 후의 기초체온 상태도 다낭방多囊方이 비교적 훌륭한 배란 촉진작용이 있다는 걸 말해주는데, 44례의 BBT 측정 환자 중에 3개월 이내 1차 이상 혹은 3~6개월 내에 2차 이상 BBT가 상승한 경우가 36례, Ⅶ형이 8례, 다만 그 중 Ⅲ－Ⅵ형의 비율이 가장 높다. 이는 PCOS 난임환자의 배란 후 황체기능부족 또한 임신에 영향을 주는 중요 요소가 될 수 있다는 걸 말해주는데, 체온상승 후에 채소손 선생은 육신배원育腎培元, 조양익정助陽益精하는 육신배원방育腎培元方을 사용하여 황체기능을 유지하고, 임신과 월경이 정상적으로 되도록 계획한다.

• 혈류동태학: 현대연구에서는 혈액의 이화학적 성질(濃, 黏, 凝, 聚)의 변화가 혈어증血瘀證 발생의 주요한 생화학적 기초라는 것을 증명했다. 왕샤오빙王曉冰 등은 PCOS 환자에게는 혈류동태학의 이상이 존재하는데, 혈액지질의 이상과 섬유소 용해기능의 감퇴 등의 요소가 혈류 동태의 성질을 바꾼다고 보았다. 양홍보楊洪波 등은 연구를 통해 혈류동태학의 지표 변화가 PCOS 환자의 치료효과에 대한 참고자료가 될 수 있다고 밝혔다. 본 연구에서 48례의 PCOS 난임환자 중 25례를 혈류동태학으로 측정하여 알게 된 결과는 다음과 같다. PCOS 환자는 혈류동태학 지표에 변화가 있으며, 치료 전후의 응집지수는 뚜렷이 떨어졌고($P<0.01$), 전혈하한점도全血低切黏度, 전혈상한점도全血高切黏度, 혈장 점도 또한 치료 전에 비해 뚜렷이 하강하였으며, 적혈구변형지수는 상승하는 추세였으나 통계학으로 눈에 띄는 차이는 없어($P>0.05$) 더 많은 자료의 축적이 필요하다.

이로부터 알 수 있는 것은 다낭방多囊方은 PCOS 난임환자의 혈류동태학과 국소의 미세순환을 개선하는 작용이 있다는 것이다. 자궁과 난소의 미세순환 경로를 개선함으로써 자궁과 난소의 혈류량을 증가시키고, 난포발육을 촉진하는 작용을 일으킨다. 이것은 아마도 다낭방多囊方 중 활혈통락活血通絡하는 우슬牛膝, 조각자皂角刺 등과 관련이 있다.

② 안전성 검사

20례의 환자에게 치료 후 진행한 일반혈액검사, 간기능검사, 신기능검사, 일반소변검사와 심전도 검사 모두 치료약물과 관련된 뚜렷한 독성 부작용은 발견되지 않았다. 모든 환자의 용약기간에 치료약물과 관련된 이상이나 불량반응은 없었다.

(5) 대표 임상례

① 임상례1

쑨孫 씨, 여성, 33세.

【초진】 2010년 11월 4일

결혼 후 임신하지 못한 지 5년이다. 초경은 14세에 하였고, 6년 전 뚜렷한 원인 없이 월경후기가 나타났다. 항상 2~3개월에 1번 월경을 하고 길게는 5개월에 1번 월경을 하기도 하였다. 월경색은 어둡고, 월경량은 중등도이며, 비교적 혈괴가 많으며, 통증은 매우 심했고, 7일이면 그쳤다. 결혼 후 5년간 피임하지 않았지만 임신되지 않았다. 이전에 다른 병원에서 PCOS 진단을 받고, 한약을 처방받았지만 치료를 중단하여 효과는 분명하지 않았다. 현재 월경한 지 2개월쯤 되었고, 마지막 월경(LMP)이 9월 1일이며, 기초체온은 단상이다. 체형은 마른 편이고, 때때로 허리가 시큰거리고, 설담암舌淡黯 태박백苔薄白하며, 혀 주변에 치흔이 있고, 맥세脈細하다. 변증辨證은 신허혈어腎虛血瘀에 속한다. 보신양혈補腎養血, 화담통락化痰通絡한다.

> 황기黃芪 15g, 조각자皂角刺 20g, 운복령雲茯苓 12g, 대생지大生地 10g, 천궁川芎 6g, 천석곡川石斛 10g, 노로통路路通 10g, 백개자白芥子 5g, 강향편降香片 3g, 맥동麥冬 12g, 청피靑皮 5g, 진피陳皮 5g, 육종용肉蓯蓉 10g, 음양곽淫羊藿 12g ×10제

【재진】 11월 16일

월경예정일이 지났는데 월경을 아직 하지 않았다. 기초체온이 상승한 지 4일째이고 약간 덜 전형적이며, 다른 불편함은 없었다. 설담홍舌淡紅, 첨눈홍尖嫩紅, 태박苔薄,

맥평脈平하다.

육신배원育腎培元한다.

운복령雲茯苓 12g, 생지生地 10g, 숙지熟地 10g, 선모仙茅 10g, 음양곽淫羊藿 12g, 파극천巴戟天 10g, 육종용肉蓯蓉 10g, 자구판炙龜板 10g, 녹각상鹿角霜 10g, 여정자女貞子 10g, 청피靑皮 5g, 진피陳皮 5g, 백개자白芥子 3g ×7제

【3진】 11월 23일

기초체온이 상승한 지 11일째이며, 덜 안정적이고, 월경을 할 듯한 느낌이 있으며, 정신은 더 좋아졌다. 태박苔薄, 질눈홍質嫩紅, 맥평脈平하다.

충임衝任을 조절하는 것을 치법으로 삼고 월경이 오면 아래 처방을 복용한다.

당귀當歸 10g, 생지生地 10g, 숙지熟地 10g, 백작白芍 10g, 천궁川芎 10g, 회우슬懷牛膝 10g, 제향부制香附 10g, 여정자女貞子 10g, 천속단川續斷 10g, 단삼丹蔘 10g, 택란澤蘭 10g ×7제

【4진】 11월 25일

월경을 시작하였고, 소량의 혈괴가 있었으며, 월경통은 호전되었고, 6일간 하였다. 월경이 끝난 후 계속 주기치료법調周法으로 치료하였고, 주기는 여전히 규칙적이었다.

【5진】 3월 1일 국가산모 재검사에서의 여성호르몬은 다음과 같다.

FSH 7.08mIU/ml, LH 4.47mIU/ml, T 0.31ng/ml.

계속 상술한 주기치료법으로 2개월을 조리하였고, 소변검사에서 hCG 양성으로 판정되어 보신안화補腎安和하는 방법으로 태원胎元을 공고히 하였다. 1년 후 방문조사에서 남아 한 명을 키우고 있었고, 엄마와 아이는 건강하였다.

【부연설명】 다낭성 난소증후군에서는 무배란성 월경문란과 난임이 종종 나타나는데, 가장 많이 보이는 것은 월경후기와 무월경이다. 위 임상례의 환자는 월경후기

와 난임이 주로 나타났는데, 나이가 비교적 많지만 임신을 원하기 때문에 채소손 선생의 진료소를 찾아 진료를 받았다. 본 임상례의 환자는 평소 월경후기이고, 월경 시 혈괴가 있고, 월경통이 비교적 심하며, 설담암舌淡黯, 요산腰酸하여 신허혈어腎虛血瘀의 형태였다. 초진 시 이미 2개월 남짓 월경이 오지 않았고, 기초체온도 단상인 무배란이므로 채소손 선생은 보신양혈補腎養血, 화담통락化痰通絡의 다낭방多囊方을 주며 노로통路路通 등을 더하여 가감 치료하였고, 난포의 생장발육과 배란이 원활하도록 하였다. 두 번째 진료에서 환자의 기초체온은 상승하였으나 전형적인 쌍상은 아니어서, 육신배원방育腎培元方을 처방하여 육신배원育腎培元, 조양익정助陽益精함으로써 황체기능이 유지되도록 하였고, 임신과 다음 월경을 준비하도록 하였다. 세 번째 진료에서는 월경이 곧 시작될 듯하여, 이기양혈理氣養血, 조리충임調理衝任함으로써 월경이 순조롭고 내막의 박탈이 온전히 되도록 하였다. 반년의 치료를 통해 환자는 마침내 배란기능을 회복하여 임신에 성공하였다.

② 임상례2

왕王 씨, 여성, 30세.

【초진】 2010년 5월 24일

피임하지 않은 1년여 동안 임신되지 않았다. 환자는 13세에 초경을 하였고, 1998년에 헌혈한 뒤에 월경후기가 나타났고 항상 2~3개월에 1번씩 월경을 하였다. 2000년에 학업 스트레스로 인해 월경후기가 더 심해졌고, 때로는 반년에 한 번 월경하기도 했다. 2005년에 국가 산모 건강검진에서 PCOS로 진단받고, 達英-35(경구피임약)를 반년 동안 복용했다. 복용 당시에는 월경이 규칙적이었으나 약을 끊은 후에 다시 월경후기가 되었다. 3년 전 결혼 후에 한약으로 조리하여 2009년에 한 명의 자식을 출산하였고, 출산 후 3개월 동안은 규칙적이었으나 다시 월경이 밀리게 되었다.

【검사】

(1) 2010년 4월 22일 혈액 성호르몬 검사: T 2.48nmol/L, E_2 807.3pmol/L, FSH 4.0IU/L, LH 14.1IU/L, P(황체호르몬)1.2nmol/l, PRL(프로락틴)199.3mIU/L.

(2) 2010년 3월 24일 초음파

자궁 크기: 43mm×3mm×1mm, 자궁내막은 5mm, 우측난소크기 39mm×30mm,

좌측난소크기 37mm×31mm, 양측난소에서 5mm×5mm 크기의 12개의 저음영이 나타난다.

(3) 남자 정액검사 정상

황기黃芪 15g, 조각자皂角刺 20g, 운복령雲茯苓 12g, 대생지大生地 10g, 천궁川芎 6g, 천석곡川石斛 10g, 노로통路路通 10g, 백개자白芥子 5g, 육종용肉蓯蓉 10g, 맥동麥冬 12g, 청피靑皮 5g, 진피陳皮 5g, 음양곽淫羊藿 12g, 곽향藿香 9g, 황금黃芩 9g ×4제

• LMP: 5월 13일. 월경색은 붉고紅 양은 적고 혈괴는 없으며, 가벼운 월경통이 있었고, 4일간 하였다. 여드름이 반복되었고 입주변 턱과 머리카락에 주로 발생하였다. 요산腰酸하고, 마음이 답답하고 짜증이 잘 나며, 갈증이 나서 자주 물을 마시려 하였다. 설홍舌紅, 태박니苔薄膩 색미황色微黃, 맥세소현脈細小弦하다. 신허간왕腎虛肝旺에 속하므로 보신양혈補腎養血, 화담통락化痰通絡하여 치료한다.

【재진】 6월 7일

기초체온은 단상이고, 안면 여드름은 호전되었다. 마음이 답답한 증상이 때때로 발생하며, 다른 불편한 것은 없었다. 태박황苔薄黃 질편홍質偏紅하고, 맥세脈細하다. 다시 전과 같은 치법에 가감하였다.

황기黃芪 15g, 조각자皂角刺 20g, 운복령雲茯苓 12g, 대생지大生地 10g, 천궁川芎 6g, 천석곡川石斛 10g, 노로통路路通 10g, 백개자白芥子 5g, 육종용肉蓯蓉 10g, 맥동麥冬 12g, 청피靑皮 5g, 진피陳皮 5g, 음양곽淫羊藿 12g, 곽향藿香 9g, 황금黃芩 9g, 시호柴胡 4.5g ×10제

【3진】 6월 21일

기초체온이 상승한 지 2일이 되었고, 정신은 비교적 좋아졌고, 증상은 개선되었다. 태박苔薄, 질홍質紅, 맥세脈細하다. 육신배원育腎培元을 치법으로 한다.

운복령雲茯苓 12g, 생지生地 10g, 숙지熟地 10g, 선모仙茅 10g, 음양곽淫羊藿 12g, 파극천巴戟天 10g, 육종용肉蓯蓉 10g, 자구판炙龜板 10g, 녹각상鹿角霜 10g, 여정자女貞子 10g, 청피靑皮 5g, 진피陳皮 5g, 백개자白芥子 3g ×10제

【4진】 7월 4일

월경이 왔는데, 월경량은 비교적 많았고, 월경통은 없었으며, 6일간 하였다. 월경이 끝난 후 주기치료를 하였고, 기초체온이 양호하게 올라갔으며, 주기가 규칙적으로 되었다.

【5진】 11월 8일

- 성호르몬 재검사: FSH 4.7IU/L, LH 9.2IU/L, T 2.24nmol/L.

계속 위와 같은 치료법을 써서 3개월 후에 임신에 성공했다. 9월 후 추적·조사에서 한 명의 여아를 출산하였고 건강하였다.

【부연설명】 다낭성 난소증후군은 가임기 여성에게 자주 나타나는 일종의 내분비문란 증후군으로, 월경문란, 다모증, 여드름과 난임이 주된 임상증상이다. 본 의안의 환자는 임상증상이 비교적 전형적인데, 평소 월경후기이고, 월경색이 홍紅하고 양이 적고, 모발이 많고, 여드름이 자주 발생하며, 허리가 시큰거리고, 짜증을 잘 내며, 태박니미황苔薄膩微黃, 질홍質紅하므로 이는 신허간왕腎虛肝旺의 모습이다. 초진 시에 환자는 마침 월경이 끝난 후여서 채소손 선생은 보신양혈補腎養血, 화담통락化痰通絡하는 다낭방多囊方을 주어 난포의 생장발육을 촉진하고 배란이 순조롭게 되도록 하였고, 별도로 곽향藿香, 황금黃芩, 시호柴胡를 가하여 소간청열疏肝淸熱로 증상을 완화하였다. 두 번째 진료에 환자의 기초체온은 단상單相이었고, 안면 여드름은 비록 줄어들었으나 가슴이 답답한 건 비슷하여 계속 전방에 가감하였다. 세 번째 진료에서 기초체온은 상승하였고, 드디어 육신배원방育腎培元方에 가감 치료하여, 황체기능을 유지함으로써 임신과 다음 월경이 오는 것을 준비하였다. 앞선 치료법으로 수개월 후에 마침내 환자의 배란기능이 회복되어 자연히 임신이 되었다.

제3장
난관 염증성 난임의 임상경험

01 병인병기

채소손 선생은 본병을 형성하는 주요 원인은 습열濕熱·어혈瘀血의 조체阻滯, 혹은 신허腎虛로 인하여 낙도불통絡道不通하기 때문이라 보았다. 서로 뒤섞여 허실이 종종 혼합된다.

(1) 습열어조濕熱瘀阻

채소손 선생은 정지소상情志所傷 혹은 열독熱毒, 습탁濕濁의 사기邪氣가 포궁胞宮·포맥胞脈을 침범하거나 혹은 인공유산 시 소파술로 포궁胞宮·포맥胞脈을 직접 손상하거나 혹은 월경기, 산후에 섭생을 잘못하여 습열濕熱의 사기가 허함을 타고 들어오는 등 모두 기혈氣血 운행에 영향을 주어 포맥胞脈이 막히게 되므로 정精을 받아들이지 못해 임신할 수 없게 된다고 하였다. 난관폐색은 대부분 염증 때문이며, 염증의 병리과정으로 국소 염증성 삼출과 염증성 조직의 증식이 담습痰濕과 어혈瘀血 등의 병리산물의 생성을 촉진한다. 습濕은 음사陰邪이고, 그 성질은 끈적이고 무겁고 탁하여 기기氣機를 막음으로써 혈血의 순조로운 운행에 영향을 주어 지체시키므로 어瘀가 만들어진다. 그리고 어혈瘀血 또한 기기氣機의 승강升降에 영향을 줄 수 있는데, 수습水濕이 운행되지 못하게 되면 양자 간에 서로 인과가 되어 습조濕阻하여 혈어血瘀에 이른다. 혈어血瘀 또한 습조濕阻를 가중시켜 습어호결濕瘀互結하여 열이 발생하면 하복통과 요천골의 산통酸痛 등 반복적인 습열어조濕熱瘀阻의 증상이 쉽게 나타난다. 바로 이러한 병리산물의 응집은 온행溫行으로 소산消散할 수 없어 포맥胞脈이 장애를 받아 낙도絡道가 불통하고 양정兩精이

상박相搏할 수 없게 되어 난임을 일으킨다. 《의종금감醫宗金鑒·부과심법요결婦科心法要訣》에서 말한 "혹 묵은 혈이 포중에 쌓였기 때문에 새로운 혈로 임신할 수 없게 된다[或因宿血積於胞中, 新血不能成孕]"와 같다.

(2) 신허낙도불통腎虛絡道不通

채소손 선생은 또한 본병이 정기부족正氣不足과도 매우 큰 관계가 있다고 보았다. 《소문素問·기병론奇病論》 편에 "포락은 신에 귀속된다[胞絡者系於腎]"라고 하였고, 《난경難經》에서는 "명문은……여자는 포에 매여 있다[命門者……女子以系胞]"라고 하여 포맥胞脈과 신腎은 서로 관계가 있다. 신腎은 선천지본先天之本이 되고, 일신지기一身之氣이며, 기혈의 뿌리[氣血之根]가 된다. 그리고 기氣는 또한 유기체의 역량과 동력이고, 음혈陰血과 진액津液은 유기체를 영양하는 물질인데, 기허氣虛하여 운행할 힘이 없으면 진액을 퍼뜨릴 수 없어 습탁濕濁이 쉽게 머물게 되고, 혈血이 운행하지 못하면 전신을 돌며 영양할 수 없어 어瘀가 머무르게 되므로 습어호결濕瘀互結하여 적積이 된다. 바로 《소문素問·경맥별론經脈別論》에서 말한 "용자는 기운이 움직여서 낫게 되고, 겁자는 들러붙어 병이 된다[勇者氣行則已, 怯者則著而病也]"와 명明의 이중재李中梓가 《의종필독醫宗必讀·적취積聚》에서 말한 "적이 생기는 것은 정기가 부족한 뒤에 사기가 머물러서 그렇다[積之成也, 正氣不足, 而後邪氣踞之]"와 같다. 만약 신허腎虛로 온후溫煦작용을 잃으면 쉽게 기혈불창氣血不暢하게 되어 어혈瘀血이 머물고 이에 따라 낙도絡道가 장애받게 된다. 현대의학의 연구에서 보면 난자는 난관의 섬모운동과 근육 수축의 합동작용을 통해 운송되는 것인데, 채소손 선생은 신허腎虛가 난관의 연동기능 혹은 난관내 섬모운동의 기능이상을 일으켜 이에 따라 임신에 영향을 준다고 여겼다.

02 치법의 특징

(1) 활혈청열活血淸熱, 육신통락育腎通絡으로 통하게 하여 임신되도록 한다

채소손 선생은 섭생에 부주의하여 습열濕熱의 사기邪氣가 허함을 타고 들어와서 습열어조濕熱瘀阻가 서로 뒤섞이거나, 혹은 신허腎虛로 정혈精血이 부족해져 충임衝任과 포맥胞脈이 영양받지 못하고 기혈氣血이 느려져 원활하지 못하면, 모두 낙도絡道의 흐름에 영향을 주어 포맥胞脈이 막혀 통하지 않게 되므로 정을 받아들이지 못해 임신할 수 없게 된다고 하였다. 현대의학에서는 난관폐색은 대부분 골반의 만성 염증 때문에 난관강卵管腔에 다양한 정도의 유착과 폐쇄를 일으키는데, 폐색된 부위의 병리로는 대부분 염증성 세포가 침윤되고, 혈관이 확장·충혈되어 조직이 붓고, 염증성 삼출물이 나오며, 섬유조직이 증식되는 등 병리변화가 동반된다. 채소손 선생은 이에 대해 열독熱毒이 원인이며, 습열어조濕熱瘀阻의 병기에 부합된다고 보았다. 따라서 활혈청열活血淸熱하고 어결瘀結을 풀어 난관을 통하게 하는 데 중점을 둔다.

신腎은 정精을 저장하고 생식生殖을 주관하는데, 만약 신양腎陽이 부족해지면 기혈氣血 운행이 순조롭지 않게 되어 쉽게 어혈瘀血로 막히게 된다. 만약 신음腎陰이 부족해지면 음액이 소모되고 열이 많아지면서 또한 어혈瘀血로 인해 막히게 된다. 어혈瘀血, 담습痰濕 등의 병리산물은 서로 얽혀 낙도絡道를 막아 정자와 난자의 결합에 영향을 주어 난임이 되게 한다. 채소손 선생은 신허腎虛가 난관연동기능 혹은 난관내 섬모의 저어주는 기능에 이상을 초래하고, 이에 따라 임신에 영향을 준다고 보았다. 이 때문에 채소손 선생은 활혈통락活血通絡과 동시에 신腎을 함께 고려하여 난관기능을 회복함으로써 난관의 연동을 촉진하고, 난자를 채집하는 기능을 증강시키며, 아울러 수정란이 난관강 내에서 원활히 움직일 수 있도록 하였다. 채소손 선생은 난관폐색 난임증은 신허腎虛, 기혈허약氣血虛弱, 기체혈어氣滯血瘀, 간기울결肝氣鬱結, 담습내조痰濕內阻의 모든 원인을 막론하고 궁극적으로 그 병의 기전은 모두 포맥胞脈이 막혀 통하지 않는 것이라 여겼으며, 이로 인해 그는 활혈통락活血通絡을 중시하여 통하지 않으면 다다를 수 없으니 통하게 하여 임신을 도왔다.

(2) 활혈조경活血調經하고 신장을 길러 원천을 늘려서 공법과 보법을 함께한다

채소손 선생은 여자는 혈血이 근본이고, 정혈精血의 저장은 신기腎氣의 충성充盛에 따르므로, 신기腎氣가 채워지면 혈해血海의 차고 기움에 기약이 있어 월경을 때맞춰서 하게 되어 비로소 임신의 조건을 갖추게 된다고 여겼다. 이는 《부과요지婦科要旨》에서 말한 "아이를 갖는 법은 월경을 고르게 하는 것에 있다[種子之法, 即在於調經之中]"와 같다. 따라서 월경의 정상 여부는 임신기능에 직접 영향을 주므로, 월경이 고르면 자식을 가질 수 있다. 또한 신腎은 선천의 근본이고 월경은 신腎에서 비롯되므로, 조경調經하려면 육신育腎을 중요하게 여겨야 한다. 육신배원育腎培元은 양기陽氣를 고무시키고 혈행血行을 돕고 기화氣化를 도와 진액을 발산시키므로, 소적산결消積散結할 수 있을 뿐 아니라 또한 어혈瘀血·담탁痰濁이 다시 포락胞絡을 막는 것을 방지할 수 있다.

난관폐색의 난임증에서 포궁胞宮의 양측 난관을 막는 것은 대부분 어혈瘀血, 담응痰凝, 습열濕熱, 기체氣滯 때문이며, 활혈청열活血清熱, 이기통락理氣通絡하는 약물로 난관강이 막힌 것을 개선하고 통리소변通利小便으로 난관의 염증으로 고인 물을 제거하며, 통리대변通利大便으로 위와 장의 연동을 개선시켜 이에 따라 골반의 유착상태를 개선한다. 겸하여 보신배원補腎培元으로 정기를 돕는 것은, 신체의 음양 평형을 조절하고 신체의 생식기능을 개선하여 난관 자체적으로 연동기능을 회복하고 증강시키는 역할을 하는 데 중요한 의의가 있다. 난포기에 보신활혈補腎活血하는 한약을 사용하면 뇌하수체의 시상하부에 대한 반응을 높이고, 내분비기능과 여성호르몬이 저하된 환경을 개선하고 자궁내막의 성장을 촉진하며, 자궁내막의 수용성 관련인자의 발현을 높인다는 보고가 있다. 어혈瘀血을 제거하면 혈맥이 잘 흘러가고, 정혈精血이 충족되어 충임衝任이 영양을 받으면 이에 따라 자궁내막의 수용성이 개선되므로, 배아가 쉽게 착상되어 임신율을 높일 수 있다. 따라서 채소손 선생은 적당한 시기에 자신전정滋腎填精, 육신배원育腎培元하는 약물을 사용하였는데, 난포기에는 음양을 모두 보충하여 난포의 발육을 촉진하고 자궁내막의 수용성을 개선하며, 배란 후에는 신체의 양기陽氣를 생발시켜 황체를 건강하게 만들어 임신을 돕는다. 그는 본병은 절대 단순한 공법攻法 하나로 감당할 수 없고, 치료 중 몸 전체의 조절과 생식기능의 개선으로 난관 자체의 연동기능 등을 회복하고 증강하는 것이 국소적으로 폐쇄된 병변에 대해 매우 중요한 의의가 있다고 보았다.

(3) 상세히 관찰하고 세밀하게 변증하며 주기에 따라 약을 쓰고 병과 증을 결합한다

채소손 선생은 원인을 찾기 위해 사진四診을 결합하는 것을 중요시하였고, 상세히 살피고 자세히 변증辨證하여 일찍이 1970년대 초에 월경주기의 네 가지 시기의 생리 특징을 근거로 난임증의 "육신조잉주기조치법育腎助孕周期調治法"을 만들어냈다. 그 취지는 배란을 촉진시키고 황체를 건강하게 하여 임신을 돕는 것이었다.

그는 난관폐색성 난임에 대해 월경기에는 활혈화어活血化瘀, 이기통체청열법理氣通滯清

熱法을 써서 국소 병소의 혈액 흐름을 원활히 하고, 국소의 어체瘀滯를 제거하여 어혈瘀血·습열濕熱의 병사病邪가 월경혈을 따라 체외로 배출되도록 하여 난관강의 개통이 촉진되도록 하였는데, 용약에는 대부분 사물탕四物湯 가加 패장초敗醬草, 노로통路路通 등을 선택하였다.

월경이 끝난 시기에는 포궁胞宮의 기혈氣血이 비었다가 채워지게 되고 신기腎氣가 점차 회복되므로, 조경調經, 종자種子, 소징消癥하는 기초단계이고 본병을 치료하는 주요 시기이다. 그러므로 활혈청열活血清熱, 이기통락理氣通絡의 치료법을 쓰고, 육신育腎, 활혈통락活血通絡하는 약재를 겸하여 난관 유착을 분해하고 배란이 촉진되도록 하였으며, 보신양혈補腎養血하여 난포의 생장발육과 성숙을 촉진시킬 수 있으므로 통락방通絡方 가감을 쓴다.

월경 전기前期가 되면 신기腎氣가 채워지고 균형이 잡히며 기혈氣血이 충성充盛되므로, 채소손 선생은 이 시기에는 무턱대고 청열활혈통락清熱活血通絡하면 안 되고, 익신온후益腎溫煦를 위주로 해야 신양腎陽의 온후溫煦로 황체기능에 유리하며, 기초체온이 높은 상태로 유지할 수 있다고 보았다. 따라서 익신배원방益腎培元方**04** 가감을 선택하면 자궁을 데우고 정精을 받아들여 임신하는 데 도움이 된다. 만약 적당한 시기에 관계를 맺으면 적은 노력으로 많은 성과를 올릴 수 있게 된다.

본병은 만성 골반염에 의해 유발되기 때문에 하복통, 요천골의 창통脹痛, 백대하가 늘어나는 등의 임상증상이 자주 나타난다. 채소손 선생은 항상 임상의 다양한 증상에 따라 변증논치辨證論治를 하였고, 만약 뚜렷하게 증상유형을 나눌 수 없다면 변병辨病을 위주로 하여 청열활혈清熱活血, 이기통락理氣通絡하는 자의방自擬方인 통락방通絡方으로 주기치료를 하였다.

임상에서 겸증兼症이 뚜렷하면 병病과 증症을 결합해야 하는데, 백대하가 비교적 많다면 종종 춘근피椿根皮, 압척초鴨蹠草, 의이인薏苡仁 등을 더하여 청열거습清熱祛濕한다. 허리가 시큰하고 피곤하다면 천속단川續斷, 두충杜仲을 더하고, 심하면 구척狗脊으로 강요슬強腰膝한다. 신물이 올라와 불편하면 항상 오수유吳茱萸, 황련黃連 등을 더하여 청열清熱, 조습燥濕, 화중和中한다. 겸증兼症이 비교적 많아 병정病情이 복잡한 환자는 변증辨證과 변병辨病을 서로 고려하여 경중완급輕重緩急을 분명히 살핌으로써 일법일방一法一方에 구애

---

04 익신배원방은 육신배원방과 같은 처방으로 보인다—역자 주.

받지 말고 상법常法을 이해하고 변법變法을 능숙하게 해야 한다.

(4) 난관결핵卵管結核으로 인한 난임에 대한 독특한 견해

결핵성 난관폐색으로 기인한 난임은 그 임상증상이 뚜렷하지 않아 가볍게 지나치기 쉬운데, 난임 치료의 각종 검사 중에 종종 발견된다. 그 병리의 본질은 본허표실本虛標實이며, 본허本虛는 신기부족腎氣不足으로 정혈精血이 부족해진 것이고, 표실標實은 결핵균瘵蟲으로 인한 어열瘀熱과 담습痰濕이 결합한 것인데 양측 난관이 통하지 않는 이유이다. 채소손 선생은 난관결핵으로 인한 각종 병리변화는 진작에 끝났고 난관폐색은 이미 이루어진 것이므로, 치료에선 부정거사扶正祛邪에 주의해야 하며, 배보신기培補腎氣, 충양정혈充養精血에 중점을 둬야 한다고 여겼다.

채소손의 처방용약에는 크게 두 가지 큰 특징이 있다. 첫 번째는 "포맥이 따뜻하면 생물을 받아들이고, 차가우면 생물을 죽인다[胞脈暖則受物, 冷則殺物]"는 가르침이다. 비록 신정부족腎精不足의 증상이라도 무턱대고 자신滋腎, 양혈養血, 전정塡精의 약재만 써서는 안 되고, 생지生地, 숙지熟地, 여정자女貞子, 한련초旱蓮草, 우슬牛膝, 황정黃精 등에 음양곽淫羊藿, 선모仙茅, 파극천巴戟天, 육종용肉蓯蓉 등의 온신조양溫腎助陽 약물을 배합하여 양중구음陽中求陰의 치료법을 세움으로써 음陰이 양陽을 얻어 상승하여 원천이 끊이지 않게 해야 한다. 또한 녹각상鹿角霜, 자하거紫河車, 구판龜板, 별갑鱉甲 등 혈육유정지품血肉有情之品을 사용하여 정혈精血을 보충하는 것을 중시하였는데, 채소손 선생은 이런 류의 약물이 아니면 장기간의 허손된 정精을 자양할 수 없다고 여겼다. 거사祛邪 방면에 있어서 채소손 선생은 다년간의 임상경험에 따라 두 가지 약물군으로 총괄하였는데, 결핵균瘵蟲으로 발생한 어瘀, 열熱, 담痰의 결합에 초점을 두고, 국소의 병변을 억제, 제거, 개선하는 목적을 달성하려 하였다. 어성초魚腥草, 산해라山海螺, 백부百部, 공노엽功勞葉 등으로 이뤄진 한 약물군은 모두 항결핵·살충 작용이 매우 뛰어나다. 두 번째 군은 구체적인 병정病情에 따라 이기활혈理氣活血, 청열이습淸熱利濕, 화담배탁化痰排濁의 치법을 선택적으로 사용하여 양측 난관을 통하게 하는 약물로써 단삼丹參, 지룡地龍, 조각자皂角刺, 공정향公丁香, 노로통路路通, 왕불류행王不留行, 구맥瞿麥, 천산갑穿山甲 등의 약물을 주로 사용하였다.

03 변증사유

현대의학에서는 난관폐색성 난임은 대부분 만성 골반 감염과 관련이 있고, 또한 자궁내막증, 인공유산, 약물유산 등도 원인에 포함시키는데, 결과적으로 난관강의 유착·폐색을 일으키거나 수종水腫을 형성하여 난관기능을 심각하게 손상시키고 정자와 난자의 결합을 막는다고 밝혔다. 현재 대량의 연구에서는 난관폐색 혹은 수종이 자궁내막의 수용성에 영향을 줄 수 있고, 대부분 그중 사이토카인(cytokine: IL-28, IL-12, IL-1 등)의 농도가 비교적 높은 것과 관련이 있으며, 이러한 물질은 직접 혹은 혈액과 림프관을 통해 자궁내막에 작용할 수 있어 배아의 착상에 영향을 준다. 이 외에 난관폐색 혹 수종 내의 미생물, 내독소內毒素, 사이토카인 등의 배아독성물질이 자궁강으로 유입되어, 자궁강의 배아에게 이동하여 독성작용을 발휘하므로 발육과 착상에 영향을 주고 이에 임신율이 저하되며 유산율은 증가된다. 폐색된 부위의 병리에는 대부분 염증성 세포침윤과 혈관의 확장·충혈, 조직부종, 염증성 삼출물, 섬유조직의 증식 등의 병리변화가 수반된다. 채소손 선생이 이를 열독어결熱毒瘀結 때문이라고 생각한 것은 《침구갑을경針灸甲乙經·부인잡병婦人雜病》에서 말한 "여자가 임신을 못 하는 것은 어혈이 안에 있어 내려가지 못해서인데, 관원혈이 그것을 다스린다[女子絕子, 衃血在內不下, 關元主之]"와 《석실비록石室秘錄》에서 말한 "임맥과 독맥의 사이에 징하가 있다면 정이 퍼트려질 수 없는데 외부장애로 인한 것이다[任督之間倘有癥瘕之症, 則精不能施, 因外有所障也]"와 같다. 따라서 활혈청열活血清熱, 이기통락理氣通絡의 치료법을 세워 어결瘀結을 흩어버리고 난관을 통하게 해야 하고, 조각자皂角刺, 천산갑穿山甲, 천궁川芎, 패장초敗醬草, 적작赤芍 등의 약을 주로 쓴다.

신腎은 선천의 근본이고 생식을 주관한다. 채소손 선생은 부정거사扶正祛邪를 매우 중시하여 신허腎虛가 본병에 대해 매우 중요한 의의가 있다고 여겼다. 자궁, 난소는 때때로 저장하고 쏟아내는 변화 특징이 있어서, 그는 통通과 보補를 같이 시행하는 것을 강조하였고 단순히 보補만 하거나 단순히 통通만 하는 것을 절대로 금기하였다. 월경기에는 활혈화어活血化瘀, 이기통체청열법理氣通滯清熱法을 채용하여, 병소의 국부 혈류를 통창通暢시키는 데 유리하게 함으로써 국부의 어혈瘀血·습열濕熱의 막힘을 제거하며, 난관폐색 혹은 수종 내의 미생물, 내독소, 사이토카인 등 배아 독성물질로 하여금 월경혈을 따라 체외로 배출시켜 난관강이 통창通暢되게 한다. 월경 후부터 배란 전까지 채소손 선생은 활혈통락약活血通絡藥이 거어산결祛瘀散結하여 난관의 유착을 분해하는 작용을 일으키고, 또한 배란을 촉진할 수 있다고 보았는데 주로 노로통路路通, 조각자皂角刺, 천산갑穿山甲 등의 약을 사용한다. 월경 전에 황체기능이 왕성해지므로 채소손 선생은 주로 육신배원育腎培元하는 보법補法을 채용하여 황체를 튼튼히 함으로써 임신을 촉진시키는데, 음양곽淫羊藿, 선모仙茅, 파극천巴戟天, 여정자女貞子, 녹각상鹿角霜 등의 약을 쓴다.

현대 약리연구에서는 보신활혈補腎活血 약물은 기체機體의 면역기능을 올리고, 내분비환경을 개선하고, 병소 중의 혈액순환을 개선하고, 염증과 증식조직의 흡수를 촉진할 수 있으며, 이에 따라 골반 유착과 만성 염증성 증식을 개선시킬 수 있다고 밝혔다. 활혈통락活血通絡하면 국소에 이미 발생한 응어리를 소통시킬 수 있다. 신양腎陽을 보충하는 것은 신체 전체를 조섭調攝하고 보익補益하여 양기陽氣를 진작시키고, 혈행血行을 원활하게 하며, 기화氣化를 도와 진액을 퍼뜨리는 것으로, 소적산결消積散結할 뿐 아니라 어혈瘀血·담탁痰濁이 재차 포락胞絡을 막는 것을 방지할 수 있다. 이와 같이 일부와 전체를 같이 치료하고 공보攻補를 같이하는 것은, 난관의 혈액순환을 촉진하고 염증성 삼출을 되도록 빨리 흡수시켜 난관의 섬모운동을 촉진하고, 나아가 난관의 연동기능을 강화하고 유착을 완화하여 막힌 것을 뚫어줄 수 있다. 채소손 선생이 말한 바와 같이 난관폐색은 절대로 단순한 공법攻法 하나로 감당할 수 없다. 치료 중에 신체를 전반적으로 조절하고, 생식기능의 개선과 난관 자체의 연동기능 등을 회복·증강시키는 일련의 처치는 국소 폐색성 병변을 개선하는 데 모두 매우 중요한 의의가 있다.

04 진료방안

(1) 처방 구성과 분석

채소손 선생은 본병의 치료에서 담탁혈어痰濁血瘀는 표標이고, 정허기약正虛氣弱은 본本이라는 병인병기病因病機에서 출발하여, 본병의 병리요인에 대한 현대의학의 인식을 결합해야 한다고 보았다. 아울러 약물의 전통적인 치료효과와 현대 실험연구를 긴밀하게 결합하여, 활혈活血, 이기利氣, 통락通絡의 약물과 청열화습淸熱化濕의 약물을 합하고 동시에 신腎을 함께 돌보아 난관기능을 회복하는 것이 치료의 관건이 되므로, 청열활혈淸熱活血, 이기통락理氣通絡하는 통락방通絡方을 만들게 되었다. 임상에서 매우 좋은 치료효과로 이어졌다.

① 통락방通絡方(기초방)

【구성】 운복령雲茯苓, 생지황生地黃, 천우슬川牛膝, 노로통路路通, 자갑편炙甲片, 왕불류행王不留行, 조각자皂角刺, 천궁川芎, 구맥瞿麥, 월계화月季花, 계지桂枝, 패장초敗醬草, 육종용肉蓯蓉.

【효능】 활혈청열活血淸熱, 이기통락理氣通絡.

【용법】 월경이 끝나고 1주일 복용.

전체 처방은 포락胞絡을 통리通利하고 음양陰陽을 함께 조절하는 기능을 가지고 있으며, 양시음화陽施陰化하여 음정陰精을 가득 채워서 밖으로 배출하는 데 유리하게 한다. 처방 중 조각자皂角刺·자갑편炙甲片은 온통신산溫通辛散·활혈천투活血穿透하고, 노로통路路通·왕불류행王不留行·구맥瞿麥은 파혈통락破血通絡·축어산결逐瘀散結하고, 천궁川芎·월계화月季花는 활혈행기活血行氣·화어통유化瘀通幽하고, 패장초敗醬草는 청열해독淸熱解毒·소종산결消腫散結하고, 천우슬川牛膝은 인혈하행引血下行·보신익정補腎益精하고, 육종용肉蓯蓉은 보신조양익정補腎助陽益精하고, 계지桂枝는 신온통양辛溫通陽·온운혈맥溫運血脈한다.

② 육신배원방育腎培元方

【구성】 운복령雲茯苓, 생지生地, 숙지熟地, 음양곽淫羊藿, 선모仙茅, 녹각상鹿角霜, 여정자女貞子, 자석영紫石英, 맥동麥冬, 자구판炙龜板, 파극천巴戟天, 산유육山萸肉.

【효능】 육신배원育腎培元, 조양익정助陽益精.

【용법】 배란 후부터 월경 전까지 때에 맞춰 복용.

전체 처방은 온신조양溫腎助陽하여 신체의 양기陽氣를 생발시켜 황체를 튼튼하게 하고 임신을 돕는 효과가 있다. 선모仙茅·음양곽淫羊藿은 보간신補肝腎·조양익정助陽益精하고, 녹각상鹿角霜은 보신익기補腎益氣·생정조양生精助陽하고, 자구판炙龜板은 자음잠양滋陰潛陽하여 귀녹이선교龜鹿二仙膠(처방명)의 의미를 취했고, 여정자女貞子는 간신의 음肝腎之陰을 보하고 강요슬强腰膝하므로 음양陰陽을 모두 보하고 음중구양陰中求陽한다.

③ **사물조충탕**四物調衝湯

【구성】 당귀當歸, 생지生地, 숙지熟地, 백작白芍, 천궁川芎, 향부香附, 우슬牛膝, 패장초敗醬草, 노로통路路通.

【효능】 활혈화어活血化瘀, 이기청열理氣淸熱.

【용법】 월경기에 복용.

본 처방은 사물탕四物湯의 보혈활혈補血活血하는 기초 위에 향부香附·우슬牛膝·패장초敗醬草·노로통路路通 등을 가한 것으로 청열이기통락淸熱理氣通絡하여 병소의 국소 혈액순환을 원활하게 하고, 국소의 어혈瘀血·습열濕熱의 정체停滯를 제거한다.

05 변증요점

난관폐색성 난임의 병인병기病因病機와 관련하여 채소손 선생은 임상진료 시 주의해야 할 몇 가지 변증辨證 요점을 제시했다.

• 활혈청열活血淸熱을 우선하고, 통리소변通利小便으로 보조하여 난관 염증성 수종을 제거하고 통리대변通利大便하여 위장연동을 개선함으로써 골반 유착상태를 개선하여, 어결瘀結을 풀고 난관을 통하게 하는 효과에 도달한다.

• 활혈통락活血通絡하는 동시에 배보신기培補腎氣를 중시하여, 난관의 연동을 촉진함으로써 난자를 옮기는 작용을 강화하고, 아울러 난관강 내에서 수정란이 원활히 운행되도록 한다.

• 조경육신調經育腎하여 적시에 임신을 돕는데, 채소손 선생은 월경의 정상 여부가 착상과 배양 기능에 직접적인 영향을 주므로 월경이 고르면 임신될 수 있다고 보았다. 또한 신腎은 선천의 근본이므로, 조경調經하려면 육신育腎이 필요하다. 월경주기가 고르게 된 후에 때에 맞게 배란이 되고 황체기능이 정상이 되면, 환자에게 배란기에 관계를 하라고 당부하는 것도 본병을 치료하는 요점 중 하나다.

• 겸증兼症에 근거하여 융통성 있게 변증가감辨證加減한다. 본병은 임상에서 종종 허실虛實이 섞인 증세가 많고, 다양한 증상에 따라 변증논치가 필요하다. 만약 뚜렷한 증상유형을 판별할 수 없다면 변병辨病을 위주로 하고, 겸증兼症이 뚜렷한 환자는 병증病症과 결합해야 하며, 병정病情이 복잡한 환자는 또한 변증변병辨證辨病을 서로 참고

하여 경중완급輕重緩急을 자세히 살핌으로써 지상달변知常達變(상常을 알고 변變에 통달하다) 하게 한다.

06 용약규율

채소손의 용약은 잘 다듬어져 있는데, 채씨부인과의 근 백 년의 임상경험에서 근원한다. 가전 계승된 용약은 간簡, 경輕, 험驗을 준칙으로 삼는데, 명석하게 요점을 파악하고, 약의 배오가 엄밀하고 지극히 적합하며 매우 독특하다. 소위 "簡, 輕, 驗"은 약재의 배오가 정교하고, 약량藥量이 가벼우며, 치료효과가 탁월한 것을 말한다. 그는 용약用藥은 용병用兵과 같다고 종종 말하였고, 양보다는 질이 중요하고, 거듭 고려하여 용약해야 하며, 한 가지 약이라도 쉽게 남용하지 않아야 하고, 약효가 적당하도록 온갖 노력을 다하며, 병소에 바로 도달하여 병에 적중되면 바로 용약을 중지하였다. 따라서 매 진료 시에 겨우 10~12가지 약재로, 적게는 1~3g, 많게는 12~15g, 정도의 약량을 취한다. 난관폐색성 난임의 처방선택과 용약에 대해 그는 더욱 자기만의 독특한 임상경험과 특색이 있는데, 쓸모없는 것을 버리고 유용한 것만을 취하여 아주 까다롭게 골라 자유자재로 사용하는 "걸출한" 약재가 백 가지 이내이고, 변증辨證은 더욱 정확하고 세밀하게 하여 효과가 매번 뛰어나다.

(1) 화어산결化瘀散結하여 난관을 통하게 하고 배란을 촉진한다: 조각자皂角刺, 천산갑穿山甲, 노로통路路通, 왕불류행王不留行

조각자皂角刺는 이명이 조각침皂角針으로 성미性味가 신온辛溫하고 간위肝胃로 귀경歸經하며 소종배농消腫排膿, 거풍살충祛風殺蟲, 온경통락溫經通絡, 활혈거어活血祛瘀할 수 있고, 《본초강목本草綱目》에 처음으로 기재되었다. 현대약리학에서는 조각자皂角刺의 활혈화어活血化瘀하는 작용기제는 혈소판 응집을 억제하고 트롬빈(thrombin) 형성을 억제하고, 항트롬빈(thrombin) 활성을 높이며, 항트롬빈의 작용과 관련이 있다고 입증하였다. 난임환자에서 난자의 성숙과 배란은 치료의 관건이며, 낙도絡道가 통하면 양정兩精이 상박相搏하여 임신이 될 수 있다. 채 선생은 조각자皂角刺가 공교롭게 성숙난자의 배출을 촉진할 수도 있고 또한 활혈통락活血通絡할 수 있다고 보았다. 일반적으로 비교적 대량

(20~30g)을 써야 화어산결化瘀散結하여 난관을 통하게 하고 배란을 촉진하는 두 가지 작용에 뛰어나게 된다. 이 외에 채소손 선생은 조각자皂角刺와 황기黃芪를 자주 배오해서 사용하여 골반강의 유착을 제거하였다.

《의학충중참서록醫學衷中參西錄》에서는 "천산갑은 맛이 심심하고 성질은 평온하며 비리고 쫓아내는 기운이 있어 그 달아나는 성질이 미치지 않는 곳이 없다. 따라서 능히 장부를 선통하고 경락을 뚫어주며 오관을 통하게 한다[穿山甲, 味淡性平, 氣腥而竄, 其走竄之性, 無微不至, 故能宣通臟腑, 貫徹經絡, 透達關竅]"라고 하였다. 채소손 선생은 난관폐색환자에 대해 천산갑穿山甲의 화담化痰, 소어消瘀, 행기行氣의 효능으로 국부의 유착과 폐색을 제거해야 한다고 보았다. 병정病程이 오래된 환자는 병이 오래되어 낙맥絡脈으로 들어가 포맥胞脈을 막는데, 견고하여 깨뜨릴 수 없으므로 평범한 활혈화어活血化瘀 약으로는 효과를 낼 수 없고, 마땅히 천산갑穿山甲 부류의 날쌔고 맹렬한 약재의 파혈통락破血通絡하는 효능을 사용하여 국소의 유착과 폐색을 제거해야 한다. 따라서 천산갑穿山甲은 최선의 선택이며, 조각자皂角刺와 배오하면 활혈통락活血通絡하는 효능이 더 좋아진다.

노로통路路通은 거풍활락祛風活絡, 이수통경利水通經한다. 《본초강목습유本草綱目拾遺》에서 노로통路路通은 "그 성질은 십이경혈을 크게 통행할 수 있다[其性大能通行十二經穴]"라고 총괄하였고, 이수통락利水通絡하는 효과가 매우 좋다. 왕불류행王不留行은 성질이 고평苦平하고 주이불수走而不守하여, 활혈통경活血通經, 하유소옹下乳消癰, 이뇨통림利尿通淋 할 수 있다. 채소손 선생은 바로 이 두 약이 동일하게 통리혈맥通利血脈하는 효능을 취하여 막힌 것을 열고, 어조瘀阻를 제거하여 패혈敗血을 없애고 신혈新血을 만들도록 하였다.

(2) 기혈을 순환시키고 모든 약을 이끌고 하행한다: 천궁川芎, 천우슬川牛膝

천궁川芎은 위로는 전정巓頂으로 가고, 아래로는 혈해血海로 통하는데 이기활혈理氣活血하는 효능이 뛰어나 혈중지기약血中之氣藥이라 한다. 또한 습어濕瘀의 사기邪氣는 대부분 간울肝鬱로 인하는데, 천궁川芎은 또한 간경肝經으로 들어가 행기해울行氣解鬱, 통조기혈通調氣血할 수 있다. 채소손 선생은 "천궁川芎은 위로 머리 꼭대기에 다다르고 사지로 통하는데, 주이불수走而不守하는 특징이 있으니 출혈량이 많은 자는 사용해서는 안 된다"라고 하였다.

천우슬川牛膝은 감甘, 미고微苦, 평平하고, 간신肝腎으로 귀경歸經하며, 축어통경逐瘀通經, 통리관절通利關節, 인혈하행引血下行하는 데 뛰어나다. 《중약지中藥志》에서는 "파혈하행破血下降"한다고 하였다. 채소손 선생은 천우슬川牛膝의 공하攻下하는 힘이 골반강의 국소 어체瘀滯와 유착을 제거하고, 통하게 하여 월경을 조절하는 데 도움이 된다고 보았다. 또한 천우슬川牛膝은 족궐음足厥陰·소음경약少陰經藥으로 모든 약을 끌고 하행하여 약력을 병소에 바로 보내어 활혈통관活血通管하는 효능이 있다. 현대약리연구에서는 활혈화어류活血化瘀類 한약이 혈관을 확장시키고 혈소판 응집을 낮추며 미세순환을 개선하여, 국소 병소조직을 연하게 하고 염증의 흡수를 촉진하여 난관의 유착을 해소하는 데 유리하고, 난관강 점막 상피의 회복을 촉진하여 난자의 채집과 운송 및 수정란의 착상과 발육을 유리하게 한다고 밝혔다.

(3) 윤장통변潤腸通便하여 유착을 분해하는 데 도움이 된다: 육종용肉蓯蓉, 월계화月季花

육종용肉蓯蓉은 맛이 감함甘鹹하고, 성온性溫하며 보신장양補腎壯陽, 익정혈益精血, 윤장통변潤腸通便한다. 《본초강목本草綱目》에서는 "……따뜻한 성질로 윤택하게 하고, 매끄럽게 하지만 사하시키진 않으며, 보하되 강하지 않게 하고, 정혈을 보하여 양사를 돕는다……[……以其溫而能潤, 滑而不瀉, 常補不峻, 峻而精血, 興陽助人……]"라고 하였다. 채소손 선생은 육종용肉蓯蓉의 통변通便작용을 십분 중요시하였는데, 부기腑氣를 통하게 하는 것이 본병의 치료에서 매우 중요하다고 여겼다. 임상관찰에서 보이듯 허다한 난관폐색 환자들은 대부분 변비나 골반강의 유착을 동반하는데, 위와 장의 연동의 약화는 난관의 연동에 영향을 주고, 이에 따라 난관의 난자채집능력에 영향을 주며 심지어 난관강의 폐색을 가중시킨다. 채소손 선생은 통변通便이 장도腸道의 연동을 촉진시키고 골반강의 유착증상을 개선시켜 이에 따라 난관연동기능을 증가시킬 수 있다고 여겼고, 육종용肉蓯蓉은 윤장통변潤腸通便뿐만 아니라 겸하여 온신조양溫腎助陽할 수 있다. 이 외에 그는 월계화月季花를 즐겨 썼는데, 이기통유理氣通幽하고 기혈氣血을 조화시켜 매번 좋은 효과를 얻었다. 만약 장腸이 건조하고 진액이 말라 부기腑氣가 통하지 않는 대변비결大便秘結 환자라면, 행인杏仁, 화마인火麻仁, 작약芍藥 등의 약을 배오하여 윤장통변潤腸通便함으로써 "제호게개提壺揭蓋(치료법의 일종으로 선폐宣肺 혹은 승제升提하여 대변과 소변을 통리시키는 것)"한다.

이 외에 《신농본초경神農本草經》에서는 육종용肉蓯蓉이 "오장을 기르고 음을 보하며, 정기를 더한다[養五髒, 強陰, 益精氣]"라고 하였는데, 육종용肉蓯蓉은 온신익정溫腎益精하여 황체를 건강하게 하고 임신되도록 한다. 일부 연구에서는 육종용肉蓯蓉이 뇌하수체의 LRH(황체형성호르몬 방출호르몬)에 대한 반응성과 난소의 LH에 대한 반응성을 높이는 작용을 통해 시상하부-뇌하수체-난소축의 황체기능을 증가시키고, 난임환자의 생식기능을 개선할 수 있다고 밝혔다.

(4) 청열해독清熱解毒하고 산결소종散結消腫하며 항염증한다: 패장초敗醬草

패장초敗醬草의 성미性味는 신고辛苦, 미한微寒하고, 청열해독清熱解毒, 소옹배농消癰排膿, 거어지통祛瘀止痛에 뛰어나며, 청열활혈화어清熱活血化瘀하는 적작赤芍과 배합하여 활혈活血하되 정기正氣를 상하지 않게 하고, 또한 간경肝經으로 들어가 혈분血分의 울열鬱熱을 맑힌다. 현대의학에서는 난관폐색성 난임은 대부분 골반강의 만성 염증 때문이며, 병리상으로 폐색된 부위의 대부분은 염증성 세포침윤과 혈관의 확장·충혈, 조직수종, 염증성 삼출물, 섬유조직증식 등의 병리변화를 동반하고 있다고 보았다. 채소손 선생은 이를 열독熱毒이 원인이라고 여겼기 때문에 활혈화어活血化瘀하는 동시에 청열해독清熱解毒, 거습열祛濕熱하는 것을 더 중요시하였다. 그리하여 난관폐색 혹은 수종 내의 미생물, 내독소, 사이토카인 등의 배태胚胎독성물질이 월경혈을 따라 체외로 배출시켜 병소의 국부 혈액순환이 원활하도록 하였고, 국부 어혈瘀血·습열濕熱의 정체를 제거함으로써 난관강이 통창通暢되도록 하였다. 현대약리연구에서는 패장초敗醬草가 망상세포와 백혈구의 탐식능력을 증강시키고 신체의 항감염력을 올리며, 항체형성을 촉진하고 혈청 중의 리소자임(Lysozyme)의 레벨을 끌어올릴 수 있으며, 이에 따라 항균·소염의 목적에 이를 수 있음을 증명하였다.

(5) 화어이수化瘀利水하여 난관의 통창通暢을 촉진한다: 구맥瞿麥

《신농본초경神農本草經》에서 이르길 "구맥은 맛이 쓰고 차다. 관격을 주로 치료하고, 여러 가지 융폐와 소변이 불통한 것을 치료하며, 가시를 나오게 한다. 옹종을 삭이고 눈을 밝게 하여 예막을 없애고 유산시키며, 경폐를 해소한다[瞿麥, 味苦, 寒. 主治關格諸癃結, 小便不通, 出刺, 決癰腫, 明目去翳, 破胎墮子, 下閉血]"라고 하였다.

채소손 선생은 이뇨利尿하여 월경을 통하게 할 수 있고, 이에 따라 난관을 소통시키는 작용을 하는 데 구맥瞿麥이 적합하며, 난관폐색 혹 수종의 환자에게 구맥瞿麥이 적수積水 혹은 염증성 삼출물 등의 고인 액체를 이뇨利尿로 배출시키는 데 적합하다고 보았다. 노로통路路通과 왕불류행王不留行 또한 어느 정도의 이수利水·통경通經 작용이 있다. 그는 바로 이러한 몇 가지 약물의 통리소변通利小便하는 효능을 이용하여 난관 섬모의 파동을 돕고, 또한 염증과 수종을 제거할 수 있다고 하였다.

(6) 혈맥血脈을 운행하고 혈행血行과 이수利水를 돕는다: 계지桂枝의 묘한 쓰임

채소손 선생은 계지桂枝를 매우 즐겨 쓰는데, 신온辛溫한 성질로 통양通陽하고 혈맥血脈을 부드럽게 운행하며, 또한 화기행수化氣行水할 수 있고, 어혈瘀血을 제거하고 담습痰濕을 변화시키며, 겸하여 이수통경利水通經으로 난관을 소통시켜 여러모로 그 효능이 뛰어나고 신통하다. 계지桂枝는 신감辛甘, 온溫하고 심心, 폐肺, 방광경膀胱經으로 귀경歸經하며, 발한해기發汗解肌, 온경통맥溫經通脈, 조양화기助陽化氣할 수 있고, 현대약리학에서는 계지桂枝에 항균작용이 있음을 발견하였다. 화어축담化瘀逐痰하는 것은 국소에 이미 형성된 결結을 소통시키는 것이고, 부정扶正은 신체 전체를 조섭하고 보익하는 것으로, 계지桂枝는 양기陽氣를 고무시키고 혈행血行을 원활히 하며 기화氣化를 도와 진액을 증등蒸騰하여 이미 형성된 적취積聚의 소산消散을 돕고 또한 혈어血瘀, 담습痰濕이 재차 포락胞絡을 막는 것을 예방·치료한다. 이처럼 국소와 전체를 함께 치료하고 공보攻補를 같이 하여 난관의 국소 혈액순환을 촉진하고, 염증성 삼출이 빠르게 흡수되도록 하고 난관의 연동을 증강하며, 나아가 유착을 풀고 폐색이 소통되도록 한다.

(7) 신장의 음을 자양하여 난포卵泡 발육을 촉진한다: 생지황生地黃, 숙지황熟地黃

생지황生地黃은 미감味甘, 미한微寒하고, 자음양혈滋陰養血, 청열생진淸熱生津한다. 《본초연의本草衍義》에서 "양혈하고 지혈하며, 신수의 진음부족을 보충한다[涼血止血, 補益腎水眞陰不足]"라고 하였다. 제황정制黃精과 배오하면 익신전정益腎塡精의 효과가 배가 된다. 채소손 선생은 "월경 후에는 마땅히 생지生地를 써서 생혈보정生血補精해야 한다"고 하였다. 또한 생지황生地黃은 혈맥血脈을 통하게 하는 효과가 있어, 우슬牛膝과 배오하면 자음보신滋陰補腎, 인혈하행引血下行하여, 국부의 어체瘀滯를 제거하고 월경을 고르게 할 수 있다. 숙지황熟地黃은 평보간신平補肝腎, 양혈자음養血滋陰하며, 감이미온甘而微溫하고, 수족소음궐음경手足少陰厥陰經으로 들어가며, 자신수滋腎水, 보진음補眞陰, 전골수塡骨髓, 생정혈生精血, 총이명목聰耳明目하는 보혈補血의 상품약上劑이다. 근래에 지황地黃의 화학성분연구에서 비교적 큰 진전이 있었는데, 배당체 외에도 8가지 종류의 탄수화물 성분과 20종류 이상의 아미노산, 무기이온과 미량원소가 분리·식별되었다. 현대약리연구에서 이미 밝혀진바, 지황地黃은 조혈계통, 내분비계통, 면역계통, 항종류抗腫瘤와 심혈관 계통 등에서 광범위한 생물활성을 가지고 있다. 또한 숙지熟地의 보혈補血기능은 쌍방향 조절기능을 가지고 있고, 보혈補血작용의 유효한 성분은 숙지황의 다당체이다(지황 추출 다당류: RGP). 채 선생은 육신배원방育腎培元方 중에서 생지生地, 숙지熟地를 서로 배오하여 종종 사용하였고, 두 약을 같이 쓰면 일한일온一寒一溫하며 함께 양혈자음養血滋陰한다. 현재 대량의 연구에서 난관폐색 혹 수종은 자궁내막의 수용성에 영향을 주고, 배아의 착상에 영향을 준다고 밝혔고, 그 밖에 난포기에 보신활혈補腎活血하는 한약을 사용하면 시상하부에 대한 뇌하수체의 반응을 높이고, 내분비기능과 낮은 에스트로겐 환경을 개선하며, 자궁내막의 생장을 촉진하고, 자궁내막 수용체 관련 인자의 발현을 향상시킨다고 보고하였다. 어혈瘀血이 제거되면 혈맥이 막힘이 없고, 정혈精血이 충족되고 충임衝任이 영양營養을 받으면 이에 따라 자궁내막의 수용성이 개선되고, 배아의 착상이 쉬워지고, 임신율이 향상된다. 《본초강목本草綱目》에서는 "지황은 정혈을 만드는데, 천문동이 생하는 부위로 끌어당기고, 숙지황은 정혈을 보할 수 있는데 맥문동을 사용하여 보하는 부위로 끌어당긴다[地黃能生精血, 天門冬引入所生之處, 熟地黃能補精血, 用麥門冬引入所補之處]"라고 하였다. 따라서 그는 숙지熟地를 사용할 때 항상 맥문동麥門冬과 배오하여 사용하였다. 이 밖에 당삼黨參과 황기黃芪를 배오하여 함께 자음양혈滋陰養血, 익기부정益氣扶正하는 작용으로, 난포의 발육과 성숙을 촉진시키고, 아울러 난관에서 난포의 원활한 운행을 촉진시킬 수 있다.

(8) 온양익정溫陽益精하여 황체黃體를 건강하게 하고 임신을 촉진한다: 음양곽淫羊藿, 선모仙茅, 녹각상鹿角霜, 자구판炙龜板

채소손 선생은 활혈통락活血通絡하는 동시에 때에 맞춰 육신배원育腎培元하여 황체를 건강하게 하고, 임신을 촉진하는 데 중점을 두었는데, 만약 적절한 때에 관계한다면 쉽게 임신에 성공하게 된다. 선모仙茅, 음양곽淫羊藿은 보신양補腎陽, 강근골強筋骨, 거풍습祛風濕하고 모두 온보신양溫補腎陽하는 효능이 있다. 채소손 선생은 음양곽淫羊藿, 선모仙茅, 육종용肉蓯蓉을 상용하여 온신배원溫腎培元, 전정난궁塡精暖宮함으로써 신체의 양기陽氣를 승발시켜 기초체온의 상승 상태를 유지하고, 황체를 튼튼하게 하여 임신되도록 하였다. 많은 활혈이기약活血理氣藥과 배합하여 보補하되 체滯하지 않게 하고, 또한 육신育腎하여 난관의 연동을 촉진시킨다. 자구판炙龜板은 음중지음陰中之陰이고, 녹각상鹿角霜은 양중지양陽中之陽이다. 《본초강목本草綱目》에서 말하길 "거북과 사슴은 모두 신령스러우며 장수하는데, 거북의 머리는 자주 배를 향해 숨기고 있어 임맥을 통할 수 있기 때문에 그 등껍질을 사용하여 심과 신을 보하고 보혈하여, 모두 이것으로써 음을 기른다. 사슴의 코는 자주 꼬리를 향해 돌아보고 있어 독맥을 통할 수 있으므로 그 뿔을 사용하여 명문을 보하고, 정을 보하고, 기를 보하여, 모두 이것으로써 양을 기른다. 이는 사물의 이치 중 심오한 것이니, 뛰어난 의사라야 알 수 있는 것이다[龜鹿皆靈而有壽, 龜首常藏向腹, 能通任脈, 故取其甲, 以補心, 補腎, 補血, 皆以養陰也. 鹿鼻常返向尾, 能通督脈, 故取其角, 以補命, 補精, 補氣, 皆以養陽也. 乃物理之玄微, 神工之能事也]!"라고 하였다. 그는 귀녹이선교龜鹿二仙膠의 의미를 취하여 기혈氣血을 보충하고 정수精髓를 만들어내는 데 사용하였고, 배보신양培補腎陽하는 동시에 익신전정益腎塡精하여 이에 음중구양陰中求陽, 양중구음陽中求陰하고, 양陽은 음陰의 도움을 얻어 생화生化가 무궁해지고, 음陰은 양陽의 상승을 얻어 원천이 끊이지 않게 하였다. 그래서 환자의 음양기혈陰陽氣血의 평형을 조절하고, 섬유세포의 증식을 억제하고, 염증세포의 침윤을 감소시키고, 점막상피의 C변성 괴사에 대항할 수 있다.

07 임상치료효과의 평가

상하이중의약대학부속 룽화龍華의원 부인과외래진료소, 상하이시 중의의원 명의진료소와 상하이시 제일인민의원第一人民醫院은 채 선생의 주기치료요법을 사용하여 난관폐색성 난임 29례를 치료하였고, 현재 필자는 그 치료효과에 대해 아래와 같이 분석하였다.

(1) 연구대상

① 임상자료

병례 선택은 상하이중의약대학부속 롱화龍華의원 부인과외래진료소와 상하이시 중의의원 명의진료소, 상하이시 제일인민의원이다. 진단기준의 근거는《중약신약치료 여성불임증의 임상연구지도원칙中藥新藥治療女性不孕症的臨床硏究指導原則》중 관련된 난관폐색의 진단기준을 참조하였다.

• 자궁 난관조영술로 난관의 부분 통창, 폐색 혹 수종 등의 확인.

• 복강경 검사에서 난관통수卵管通液를 시행하여 난관의 부분 통창 혹 폐색 또는 골반강내 유착의 확인.

• 2차례의 통수법通液(hydrotubation) 혹은 통기법通氣(Rubin s test)에서 모두 폐색(이상의 3항목 중 1항목이 부합되면 진단 가능) 및 위생부 "십오"계획 교재 제7판《부산과학婦産科學》난임증 진단기준.

선천적 생리 결함 혹은 기형으로 인한 난임, 혹은 유전적 원인으로 인한 난임, 혹 이전의 검사에서 부인과 악성 종양을 배제할 수 없는 자, 혹 남성 생식기능이상, 혹 심혈관·간·신과 조혈계통 등의 위중한 원발성 질환과 합병된 자, 정신병 환자 등은 모두 배제해야 하고 관찰대상이 아니다.

(2) 연구방법

① 투여방법

㉠ **통락방**通絡方

【구성】 운복령雲茯苓, 생지황生地黃, 천우슬川牛膝, 노로통路路通, 자갑편炙甲片, 왕불류행王不留行, 조각자皂角刺, 천궁川芎, 구맥瞿麥, 월계화月季花, 계지桂枝, 패장초敗醬草, 육종용肉蓯蓉.

【효능】 활혈청열活血淸熱, 이기통락理氣通絡.

【용법】 월경이 끝나고 1주일간 복용.

㉡ **육신배원방**育腎培元方

【구성】 운복령雲茯苓, 생지生地, 숙지熟地, 음양곽淫羊藿, 선모仙茅, 녹각상鹿角霜, 여정자女貞子, 자석영紫石英, 맥동麥冬, 자구판炙龜板, 파극천巴戟天, 산유육山萸肉.

【효능】 육신배원育腎培元, 조양익정助陽益精.

【용법】 배란 후부터 월경 전까지 때에 맞춰 복용.

ⓒ **사물조충탕**四物調衝湯

【구성】 당귀當歸, 생지生地, 숙지熟地, 백작白芍, 천궁川芎, 향부香附, 우슬牛膝, 패장초敗醬草 등.

【효능】 활혈화어活血化瘀, 이기청열理氣淸熱.

【용법】 월경기에 복용.

ⓔ **변증가감**辨證加減

• 기허氣虛: 월경량이 적고, 월경색이 옅으며, 주기가 밀리고, 설질담舌質淡, 태박백苔薄白, 맥침세脈沈細하다. 당삼黨參, 황기黃芪를 더해 쓴다.

• 담습痰濕: 환자의 체형이 비만하고, 얼굴에 화색이 없고 푸석하며虛浮, 가슴이 답답하고 담痰이 많고, 설담반舌淡胖, 태백니苔白膩, 맥활脈滑하다. 황정黃精, 숙지熟地 등의 자니지품滋膩之品을 빼고, 석창포石菖蒲, 제남성制南星, 백개자白芥子를 더한다.

• 어혈조체瘀血阻滯: 자주 월경후기가 되고, 월경통이 있고, 월경색이 어둡거나 아랫배가 아프고, 설질자암舌質紫暗, 어반瘀斑이 있고, 태박백苔薄白, 맥침삽脈沈澁하다. 단피丹皮, 적작赤芍, 도인桃仁, 홍화紅花를 더해 쓴다.

• 간기울체肝鬱氣滯: 정신적인 억울감이 있고, 월경이 앞뒤로 불규칙하며, 월경량이 적고 색은 자암紫暗하고, 화를 자주 내고, 월경 전이나 월경기에 유방창통乳房脹痛이 있다. 설질암舌質暗, 태박백苔薄白, 맥현활脈弦滑하다. 향부香附, 불수佛手를 더해 쓴다.

ⓜ **치료과정**

3개월이 1번의 치료과정이 되고, 연속으로 1~2번의 치료과정을 거치며, 치료과정이 끝난 뒤에 최종 평가한다.

② 관찰지표

• 연령, 월경력月經史, 혼인과 출산력, 투약력用藥史, 증상유형 분포 등을 포함하여 일반적인 정황을 초진 시에 상세히 기록한다.

• 치료 전후 환자의 임상증상과 월경 상황, 하복통 상황, 수반 증상과 설진, 맥진 등을 포괄하여 상세히 기록한다.

• 치료 전후 부인과 검사를 시행하고, 환자의 증상과 자궁·부속기·골반저인대의

상황을 포함하여 상세히 기록한다.

- 치료 전후 자궁난관조영술 혹은 통수 검사를 하여 결과를 낸다.
- 기초체온(BBT)을 측정한다.

③ 치료효과 판정기준

《중약신약임상연구지도원칙中藥新藥臨床研究指導原則》을 참고하여 기준을 만들었다.

- 완치: 양측 난관의 통창, 혹은 환자의 임신, 혹은 증상 완화의 누적률 ≥ 90%
- 유효: 편측 난관의 통창, 혹은 유착, 수종의 정도가 뚜렷이 개선. 증상 완화의 누적률 ≥ 30%
- 무효: 3개월 치료 후 조영술에서 뚜렷한 변화가 없거나 통수검사에서 완전폐색인 경우, 혹은 증상 완화의 누적률 〈 30%

④ 통계방법

SPSS18.0 통계 소프트웨어를 이용하여 분석하고, 정규 분포와 일치하는 측정 데이터를 평균±표준편차를 사용하여 나타낸다. 치료 전후의 비교에는 두 표본에 T-test를 사용한다.

(3) 연구결과

① 일반자료

29례 중에 최소 24세, 최대 39세로 평균연령은 31.5세이고, 그중 25세 이하는 1명(3.5%), 26~29세는 10명(34.5%), 30세 이상은 18명(62.1%)으로 연령의 주요 분포는 30세 이상이었다. 병정은 짧게는 1년, 길게는 8년으로 평균 4.5년이었다. 그중에 원발성 난임은 17례, 속발성 난임은 12례로 원발성 난임이 58.6%를 차지하였다. 그중 1례는 출산력이 있고, 다시 임신하길 원했다. 유산력이 없는 경우가 17례(58.6%)이고, 유산을 1~2차례 한 경우는 11례(37.9%)이고, 3차례 이상 유산은 1례(3.5%)이다. 29례 중, 수술 기왕력이 없는 경우는 19명, 골반강 수술을 받은 경우는 10명(34.5%)이다. 그중 난관임신한 경우는 3례이고, 1례는 복강경으로 난관의 배아를 수술하였고, 2례는 복강경으로 편측 난관을 절제하였다. 자궁내막증과 합병된 환자는 8례(27.6%),

그중 3례는 복강경으로 난소낭종 박리술을 받았다. 6례의 환자는 자궁근종을 동반하였고(20.7%), 그중 1례는 개복하여 자궁근종 제거수술을 하였다.

② 결과분석

• 임신 상황: 연속 1~2차의 치료과정 후에 29례의 난관폐색성 난임증 환자 중 13례는 임신하였고, 그중 1례는 자궁외임신이었다. 1차 치료과정 내에 임신은 8례, 2차 치료과정 내 임신은 4례이고, 복약을 중단 후 반년 내 임신은 1례로 총 임신율은 44.8%이다.

• 난관 통창 상황: 치료 전의 56개의 난관에서 2개는 통창, 14개는 약간 좁아져 있고, 28개는 많이 막힌 상태이고, 12개는 완전히 막혔거나 수종이 있었다. 치료 후에 13례의 임신에서는 자궁난관조영술 혹은 통수 검사를 하지 못하였고, 나머지 16례 환자 중 9례는 재검하였는데, 모두 18개의 난관에서 완치는 13개, 유효는 3개, 무효는 2개로 치료율은 72.2%, 총 유효율은 88.9%이다.

• 증상 점수의 변화: 연속 1~2차의 치료과정 후에 완치는 3례, 유효는 24례, 무효는 2례로 총 유효율은 93.1%이다. 치료 전후의 증상 및 징후 점수와 하복통, 요천골의 창통脹痛의 점수 변화에는 통계적으로 뚜렷한 차이가 있었다(P〈0.01).

• 기타: 29례의 환자 중, 18례의 기초체온을 측정하고 마쓰모토 기요시 분류에 근거하였을 때, 29례의 환자 중 Ⅰ형(전형적인 쌍상체온)은 7례, Ⅲ－Ⅵ형(황체기능부전을 의심)이 17례, Ⅶ형(무배란의 단상체온) 5례였다. 치료 후의 BBT에서는 Ⅰ형(전형적인 쌍상체온) 18례, Ⅲ－Ⅵ형(황체기능부전을 의심) 10례, Ⅶ형(무배란의 단상체온) 1례였다.

(4) 토론

① 임상 치료효과

관찰한 29례 환자 중 13례는 임신하였는데, 그중 1례는 난관임신으로 총 임신율은 44.8%이다. 치료 후 재검사한 16개의 난관 중 완치는 13개, 유효는 1개, 무효는 2개로 치료율은 81.3%이고 총 유효율은 87.5%이다. 활혈청열活血清熱, 이기통락理氣通絡하는 채씨통락방蔡氏通絡方의 치료를 통해 알 수 있는 것은 난관의 폐색과 유착을 개선하고, 난관강의 변화를 촉진하는 이점이 있다는 것이다. 적당한 시기에 육신배원방

育腎培元方과 배합하면 정자와 난자의 결합에 양호한 조건을 만들어 임신율을 높이고, 자궁외임신의 발생률을 낮추는 등의 치료효과가 뚜렷해진다. 그러나 병례수가 비교적 적기 때문에 개체수를 늘려 발전된 연구를 할 필요가 있다.

② 증상의 개선에 대해

감염은 난관 폐색성 난임증의 가장 주된 원인이며, 골반강의 각종 화농균, 혐기성균군群과 마이코플라즈마(mycoplasma), 클라미디아(chlamydia)는 종종 난관에 진행성 손상, 유착, 폐색과 적수積水를 일으켜 정자와 난자의 결합을 막는다. 따라서 매우 많은 환자에서 난임과 동시에 다양한 정도의 골반강 염증상태를 동반하고, 종종 편측 혹은 양측의 하복통, 요천골의 창통脹痛, 피로감 혹은 질분비물의 증가 등이 나타나는데, 한의학의 습열어조濕熱瘀阻와 신허腎虛로 낙도絡道가 막히는 병기와 부합된다. 치료 후 환자의 증상 및 징후의 점수는 모두 다양한 정도로 감소되었고, 통계학 처리 후 현저한 차이가 있었다. 이에 따라 활혈청열活血清熱, 이기통락理氣通絡하는 채씨통락방이라는 한약을 통해 난관의 국소 혈액순환을 촉진하고, 염증성 삼출물을 빠르게 흡수할 수 있음을 증명하였다. 뿐만 아니라 폐색된 난관강을 완화시키고, 골반강의 유착을 소통하며, 이에 따라 골반강의 염증성 통증 등의 증상을 완화할 수 있다.

③ 기초체온의 변화에 대해

채소손 선생은 난관폐색 난임증의 치료는 절대로 단순하게 난관을 통하게 해서 되는 것이 아니고, 기초체온관찰을 결합하여 배란상황을 이해할 필요가 있으며, 이에 따라 때에 맞춰 약을 쓰고 부부관계를 하도록 지시해야 한다고 하였다. 따라서 본 연구는 기초체온이 관찰대상 중 하나이다. 치료 전에 기초체온을 관찰한 29례의 환자 중, 17례의 환자는 배란 후 완만한 체온상승, 불안정한 고온기, 고온기와 저온기의 온도차가 0.3℃ 미만, 고은기 지속시간이 12일 미만 등의 황체기능부전의 현상이 있었는데, 발생률이 비교적 높은 편이고, 난관폐색도 난소기능에 영향을 주므로 황체기능부전에 이를 가능성이 있다고 보았다. 연속적으로 1~2차 치료과정을 거친 후에 황체기능부전이 의심되는 17례의 환자 중, 유효는 11례, 무효는 6례로 유효율은 64.7%였다. 이 외에 치료 전 5례의 단상형單相型 기초체온 환자는 치료 후에 4례는 비전형적 쌍상형雙相型으로 바뀌었고, 1례는 효과가 없었고, 유효율은 80%이다. 이로써 알 수 있듯이 채씨 주기치료법은 배란을 촉진하고 황체를 건강하게 하는 측면에서 뚜렷한 효과가 있다. 통락방通絡方은 활혈청열活血清熱, 이기통락理氣通絡으로 소적산결消積散結하여 낙도絡道의 통창을 촉진하고 배란되도록 한다. 육신배원방育腎培元方은 익신온후益腎溫煦하여 신체의 양기陽氣를 승발시키고, 신양腎陽을 온후溫煦하여 황체의 생장을 유리하게 하고, 기초체온의 고온기 레벨을 유지하며, 황체를 건강하게 만들어 임신을 촉진시키는 효과를 발휘한다.

④ 약물 작용기전의 분석

난관폐색은 대부분 만성 골반염이 원인으로, 염증의 병리과정에서 형성된 병리산물이 난관을 막아 정자와 난자의 결합에 영향을 준다. 이 외에 난관폐색 혹은 수종 내의 미생물, 내독소, 사이토카인 등 배태胚胎독성물질이 자궁강으로 유입되어 자궁강의 배태胚胎에 들어가 독성작용을 일으키고, 발육과 착상에 영향을 주며, 이에 따라 임신율이 낮아지고, 유산율이 증가된다. 폐색된 부위의 병리에는 대부분 염증성 세포침윤, 혈관확장과 충혈, 조직수종, 염증성 삼출물, 섬유조직증식 등의 병리변화가 동반되는데, 채소손 선생은 이를 열독어결熱毒瘀結 때문이라고 보았고, 활혈청열活血清熱, 이기통락理氣通絡하는 약물을 사용하여 산어결散瘀結, 통난관通卵管하였다. 현대약리연구에서는, 활혈화어活血化瘀 류의 한약은 혈관을 확장시키고, 혈소판 응집을 낮추며, 아울러 미세순환을 개선하여 국부 병소조직을 연하게 하고, 염증의 흡수를 촉진하여 난관의 유착 해소에 유리하고, 난관강의 점막상피의 회복을 촉진하여 난자의 채취, 전달 및 수정란의 착상과 발육에 도움이 된다고 밝혔다.

채소손 선생은 포락胞絡을 통리通利하는 동시에, 적절하게 육신배원育腎培元하는 것을 중요시하였는데, 육종용肉蓯蓉, 음양곽淫羊藿, 선모仙茅, 파극천巴戟天, 녹각상鹿角霜 등의 약을 써서 온신양溫腎陽, 익정혈益精血하였다. 신양腎陽을 온후溫煦하는 것은 황체의 생장에 도움이 되고, 신체 양기陽氣를 발생시키고, 기초체온의 고온기를 유지시켜, 황체를 건강하게 하여 임신을 촉진시키므로 적당한 시기에 관계를 가지면 쉽게 임신할 수 있다. 채소손 선생은 육종용肉蓯蓉, 음양곽淫羊藿, 선모仙茅 등을 생지生地, 숙지熟地, 제황정

制黃精과 자주 배오하여 사용하였는데, 배보신양培補腎陽하는 동시에 익신전정益腎塡精하였다. 음중구양陰中求陽하고 양중구음陽中求陰하여, 양陽이 음陰의 도움을 얻으면 생화生化가 무궁해지고, 음陰이 양陽을 얻어 상승하면 원천이 마르지 않게 된다. 이와 같이 환자의 음양기혈陰陽氣血 평형을 조정하여, 섬유세포의 증식을 억제하고, 염증세포의 침윤을 감소시킬 수 있다. 이 외의 연구에서는 육종용肉蓯蓉이 뇌하수체의 LRH에 대한 반응성과 난소의 LH에 대한 반응성을 높여, 시상하부-뇌하수체-난소 축의 황체를 촉진하는 기능을 강화시키고 난임환자의 생식기능을 개선한다고 밝혔다.

(5) 대표 임상례

① 임상례1

천陳 씨, 33세.

【초진】 2011년 9월 29일

2년 넘게 피임하지 않았는데 임신되지 않았다. 환자의 평소 월경은 좋은 편으로 초경은 13세, 기간은 4~5일, 주기는 30~35일, 월경량은 적고, 혈괴가 있다. LMP는 9월 2일이고, 백대하의 양이 많다. 산과력은 0-0-1-0이고, 2009년 3월 태아발육정지로 소파술을 하였고, 2011년 8월 7일 HSG(난관조영술)에서 양측 난관이 원활하게 통하지 않음을 확인하였다. 환자 스스로 BBT를 측정하였고, 오늘 BBT 상승 8일째인데 쌍상이 전형적이지 않았다. 평소에 가끔 하복부의 은은한 통증과 요통이 동반되었고, 백대白帶의 양이 많고 묽으며, 피로하고 힘이 없고, 대변이 개운치 않다. 혀뿌리의 태苔가 황후黃厚하고, 설변과 설첨은 눈홍嫩紅하고, 맥세脈細하다. 습어교조濕瘀交阻하고 신허腎虛하여 낙도絡道가 순조롭지 못한 것이다. 활혈화어活血化瘀, 육신통락育腎通絡하는 치법으로 월경이 끝난 후에 아래 처방을 복용시켰다.

운복령雲茯苓 12g, 생지生地 10g, 회우슬懷牛膝 10g, 노로통路路通 10g, 천궁川芎 6g, 조각자皂角刺 20g, 왕불류행王不留行 10g, 공정향公丁香 2.5g, 맥동麥冬 12g, 음양곽淫羊藿 12g, 육종용肉蓯蓉 10g ×7제

【재진】 10월 13일

LMP는 10월 4일이고, 현재 월경중기에 이르렀고, BBT는 아직 상승하지 않았고, 다른 불편한 점은 없다. 설질눈홍舌質嫩紅, 태박苔薄, 맥약세脈略細하다. 육신배원育腎培元을 치법으로 하여 아래 처방을 복용시켰다.

운복령雲茯苓 12g, 생지生地, 숙지熟地 각10g, 자구판炙龜板 10g, 녹각상鹿角霜 10g, 선모仙茅 10g, 음양곽淫羊藿 12g, 파극천巴戟天 10g, 육종용肉蓯蓉 10g, 마인麻仁 10g, 여정자女貞子 10g, 길경桔梗 4.5g ×14제

【3진】 10월 27일

월경이 곧 올 것 같고, BBT가 불안정하여 전형적인 쌍상雙相은 아니며, 오늘 약간의 요산腰酸과 피로감을 느꼈고, 다른 불편함은 없다. 화양조리和養調理를 치법으로 하고, 월경이 오면 아래 처방을 복용한다.

초로당삼炒路黨蔘 12g, 초당귀炒當歸 10g, 생지生地, 숙지熟地 각10g, 운복령雲茯苓 12g, 천궁川芎 10g, 백작白芍 10g, 초회슬炒懷膝 10g, 초두충炒杜仲 12g, 천속단川續斷 10g, 여정자女貞子 10g, 제향부制香附 10g ×7제

【4진】 월경이 지나갔고, 11월 10일에 월경을 하였고, 양은 적당하고 5일 동안 하였으며, 월경이 끝난 후에 거듭 2개월을 주기치료법으로 치료하였다. BBT의 상승은 양호해졌고, 주기는 규칙적이고, 하복부의 은은한 통증과 요산腰酸은 많이 좋아졌다. 2012년 1월 14일 재검사에서 소변 hCG(융모성 생식선 자극호르몬)가 양성반응이었고, 혈중 hCG는 48.89mIU/ml였다. 1월 17일 혈중 hCG는 306.49mIU/ml이었고, 2월 7일 초음파 검사에서 자궁내 임신이 확인되었고, 임신낭의 크기는 22mm ×1mm×8mm, 배아의 길이는 7mm이며, 심박동이 관찰되었다. 현재 상태는 양호하다.

【부연설명】 난관폐색 난임증의 대부분은 습열어조濕熱瘀阻 혹은 신허腎虛로 낙도絡道가

통하지 못한 것이 원인으르, 임상에서는 종종 서로 섞여 원인과 결과가 되어 본허표실本虛標實이 된다. 낙도絡道의 폐색불통 같은 이러한 국소병변은 전체 병기의 반응이다. 채소손 선생은 전반적으로 변증辨證을 중요하게 여겼고, 구체적으로 시기를 나눠 치료하였다. 본 의안의 환자는 하복부에 때때로 은은한 통증과 요산腰酸, 정신적 피로, 무기력, 대변이 시원치 않은 등 완연한 신허腎虛의 증상에 설태황후舌苔黃厚, 백대하의 양이 많았고, 질質은 묽은 등 습열濕熱의 증상이 섞여 있었다. 초진 시에 월경이 곧 올 때가 되었고 치료에서 중요한 시기라 통락방通絡方을 주어 월경이 끝난 후에 복용시켰고, 음양곽淫羊藿, 육종용肉蓯蓉 등을 더하여 익신전정益腎填精함으로써 난포발육을 촉진하였으며, 유산력流產史을 고려하여 자궁강에 유착이 있을까 염려하여 노로통路路通, 조각자皂角刺 등 활혈통락活血通絡 약물로 유착을 해소하였다. 두 번째 진료에는 월경중기에 가까워 환자의 BBT가 상승하는 데 비전형적이었기 때문에, 채소손 선생은 활혈통락活血通絡의 기초 위에 육신배원育腎培元하는 파극천巴戟天, 선모仙茅, 음양곽淫羊藿, 녹각상鹿角霜 등을 더하여 온후신양溫煦腎陽으로 황체를 튼튼하게 하여 임신을 도왔다. 세 번째 진료 시 환자가 월경기에 가까워져 사물조충탕四物調衝湯으로 활혈보혈活血補血함으로써 월경이 원활하게 배출되어 난관의 어조瘀阻가 통하도록 하였다. 이처럼 3개월 이상의 주기치료를 하여 환자는 임신에 성공하였다.

② 임상례2

리李 씨, 30세.

【초진】 2011년 10월 13일

속발성 난임이 2년 되었다. 환자는 평소 월경이 쉽게 당겨지며[先期], 초경은 14세에 하였고, 기간은 5~6일, 주기는 25~28일, 월경량은 중간 정도, 혈괴가 있고, 월경통이 있으며, LMP는 10월 10일이다. 결혼한 지 3년이 지났고, 2년 동안 피임하지 않았으나 임신되지 않았으며, 남편의 정자검사는 정상이었다. 산과력은 0-0-1-0이다. 2009년에 자연유산으로 소파술을 하였고, 2010년 난관조영술(HSG)에서 양측 난관이 통하긴 하나 좁아진 소견이 보였다. 백대하는 괜찮은 편이고, 야뇨가 잦고, 소복부에 가끔 통증이 있고, 이 외에 불편한 증상은 없다. 맥약세脈略細하고, 설태박苔薄하며, 설변과 설첨이 붉고, 치흔이 있다.

이는 신기부족腎氣不足으로 낙도絡道가 원활하지 않은 것이다. 육신통락育腎通絡을 치법으로 월경이 끝난 후 아래 처방을 복용한다.

운복령雲茯苓 12g, 생지生地 10g, 초회우슬炒懷牛膝 10g, 노로통路路通 10g, 왕불류행王不留行 10g, 맥동麥冬 10g, 공정향公丁香 2.5g, 청피靑皮, 진피陳皮 각4.5g, 음양곽淫羊藿 12g, 파극천巴戟天 10g, 육종용肉蓯蓉 10g ×6제

【재진】 10월 27일

월경중기를 지났는데 BBT는 아직 상승하지 않았다. 2일에 1번 대변을 보며, 다른 불편한 점은 없었다. 설질눈홍舌質嫩紅, 태박苔薄, 맥약세脈略細하였다.

육신배원育腎培元을 치법으로 하여 아래와 같이 처방하였다.

운복령雲茯苓 12g, 생지生地, 숙지熟地 각10g, 선모仙茅 10g, 음양곽淫羊藿 12g, 자구판炙龜板 10g, 녹각상鹿角霜 10g, 파극천巴戟天 10g, 육종용肉蓯蓉 10g, 마인麻仁 10g, 여정자女貞子 10g ×14제

【3진】 11월 10일

LMP는 10월 8일이고, 월경량은 적었고, 월경혈색은 어두웠으며, 요산腰酸, 유창乳脹하였다. 지난달의 BBT는 쌍상雙相이 전형적이지 않고 완만하였으며, 맥세脈細하고 태박苔薄하고 가운데 뿌리 부분이 약간 두터웠고, 설질홍舌質紅하였다.

육신통락育腎通絡을 치법으로 하고, 아래와 같이 처방하였다.

생황기生黃芪 12g, 운복령雲茯苓 12g, 생지生地 10g, 회우슬懷牛膝 10g, 노로통路路通 10g, 왕불류행王不留行 10g, 조각자皂角刺 20g, 천궁川芎 6g, 맥동麥冬 12g, 계지桂枝 2.5g, 음양곽淫羊藿 12g, 석남엽石楠葉 10g ×6제

【4진】 11월 23일

월경중기에 이르렀고 BBT는 상승하였으나 불안정하였고, 요산腰酸하고 많이 피곤

하며, 태약황후苔略黃厚, 맥세脈細하다.

육신배원育腎培元을 치법으로 아래와 같이 처방하였다.

> 초당삼炒黨蔘 12g, 초백출炒白朮 10g, 운복령雲茯苓 12g, 생지生地, 숙지熟地 각10g, 사인砂仁 3g, 선모仙茅 10g, 음양곽淫羊藿 12g, 파극천巴戟天 10g, 육종용肉蓯蓉 10g, 녹각상鹿角霜 10g, 생의이인生薏苡仁 12g ×14제

【5진】 12월 8일

월경기가 지났는데 월경이 오지 않았고, 소변검사에서 hCG, 양성반응이 나왔다. 소복에 가끔 통증이 있고, 맥현활脈弦滑, 태박苔薄하다. 재차 안정하도록 하고, 검사를 기다리면서 아래와 같이 처방하였다.

> 운복령雲茯苓 12g, 강죽여薑竹茹 6g, 강천련薑川連 2.5g, 상기생桑寄生 12g, 초두충炒杜仲 12g, 천속단川續斷 12g, 사인砂仁 3g, 담자금淡子芩 10g, 진피陳皮 4.5g, 백작白芍 10g, 자소경紫蘇梗 10g, 저마근苧麻根 12g ×7제

【부연설명】 옛사람이 이르길 "남자의 정이 건강하고 여자의 월경이 고른 것이 자식을 갖는 방법이다[男精壯而女經調, 有子之道也]"라고 하였다. 남녀의 신기腎氣가 성盛하여, 천계天癸가 이르면, 임충맥任衝脈이 풍성하게 되어 임신의 기본 조건이 된다. 채소손 선생은 난임 치료에 육신育腎을 매우 중요하게 여겼고, 아울러 월경주기의 음양소장陰陽消長, 기혈영휴氣血盈虧의 변화에 근거하여 주기치료를 앞장서 제창하였다. 본 의안은 속발성 난임환자로 일찍이 자연유산한 적이 있고, 유산 후 양측 난관이 완전히 통하지 않고, 때때로 소복에 은은한 통증과 요슬산연腰膝酸軟하고, 야간소변이 잦고, 맥침세脈沈細, 태담백苔淡白의 신기부족腎氣不足 증상이 있었다. 초진 시에는 곧 월경기에 이르렀기에, 기초방인 통락방通絡方에 가감하여 치료하였는데, 노로통路路通, 왕불류행王不留行, 공정향公丁香 등으로 이기통락理氣通絡 겸 배란을 촉진하였고, 음양곽淫羊藿, 파극천巴戟天, 육종용肉蓯蓉으로 육신배원育腎培元하여 난관의 연동촉진을 도왔고, 맥동麥冬의 보좌로 화중익음和中益陰하여 양약陽藥의 치우친 성질을 억제하였다. 두 번째 진료는 월

경 전이므로 육신배원방育腎培元方을 가감하였고, 처방 중 운복령雲茯苓, 생지生地, 숙지熟地는 건비익신健脾益腎하고, 음양곽淫羊藿, 선모仙茅, 녹각상鹿角霜, 파극천巴戟天은 보간신補肝腎, 조양익정助陽益精하여 난포발육을 촉진하고 황체를 온전하게 할 수 있다. 이는 음중구양陰中求陽, 양중구음陽中求陰하는 것으로 양陽이 음陰의 도움을 얻어 생화生化가 무궁해지고, 음陰이 양陽의 승발升發을 얻어 원천이 끊이지 않는다는 의미를 내포한다. 이와 같이 2번의 주기 동안 주기치료를 하여 다섯 번째 진료 시에 환자는 임신에 성공하였고, 건신안화健腎安和하는 치료를 하여 태원胎元을 견고하게 하였다.

③ 임상례3

우吳 씨, 27세.

【초진】 2011년 8월 11일

원발성 난임이 2년 되었다. 환자는 평소 월경이 규칙적이고, 14세에 초경을 하였고, 월경기간은 7일이고, 주기는 32일이며, 월경량은 중간 정도이고, 혈괴가 있으며, 월경통이 있다. LMP는 8월 6일이고, 산과력은 0-0-0-0이다. 결혼한 지 3년 되었고, 2년 동안 피임하지 않았으나 임신되지 않았으며, 남편의 정액검사는 정상이었다. 2011년 7월 19일에 난관조영술을 하였고, 양측 난관이 통하긴 하나 원활하지 않았고, 골반강에 유착이 있었다. 초음파 상으로 자궁 크기는 49mm×50mm×7mm이고, 내막의 두께는 13mm이며, 자궁과 양측 부속기에는 별다른 이상은 없었고, 15mm의 골반강 수종이 있다. 백대하가 비교적 많고, 노란색이며, 아랫배에 가끔 통증이 있고, 다른 불편함은 없었다. 맥약세脈略細, 태황미니苔黃微膩하며, 설변과 설첨은 붉고, 치흔이 있다.

습열어조濕熱瘀阻, 신허낙어腎虛絡瘀하므로 활혈청열活血淸熱, 육신통락育腎通絡을 치법으로 하였다. 통락방通絡方 가감을 주고, 월경이 끝난 뒤에 복용시켰다.

운복령雲茯苓 12g, 생지황生地黃 10g, 초회슬炒懷膝 10g, 천석곡川石斛 10g, 노로통路路通 10g, 왕불류행王不留行 10g, 조각자皂角刺 20g, 맥동麥冬 12g, 공정향公丁香 2.5g, 패장초敗醬草 10g, 육종용肉蓯蓉 10g ×7제

【재진】 9월 1일

8월 21일부터 소량의 커피색 출혈이 있어, 스스로 익모초를 복용한 후에 출혈량이 약간 많아지면서 색홍色紅한데 이제야 멈췄고, BBT는 단상單相이며, 입이 마르다. 맥평脈平, 설근에 태미황苔微黃하고, 설변과 설첨은 편홍偏紅하다. 조충임調衝任을 치법으로 한다.

초당귀炒當歸 10g, 적작赤芍, 백작白芍 각10g, 운복령雲茯苓 12g, 생지황生地黃 10g, 회산약懷山藥 10g, 산유육山萸肉 10g, 택사澤瀉 10g, 단피丹皮 12g, 여정자女貞子 12g, 시호柴胡 6g, 생감초生甘草 3g ×7제

【3진】 9월 8일

지난달의 중기에 출혈이 있었고, 5일째부터 스스로 익모초를 복용하고 11일간 출혈이 약간씩 비치다가 점차 그쳤고, 별다른 불편은 없다. BBT는 단상으로 꽤 낮은 편이고, 요사이 대하帶下에 견사성이 있었고, 맥평脈平, 설질편홍舌質偏紅하다. 육신育腎으로 조리하는 것을 치법으로 하고, 처방은 아래와 같다.

초당귀炒當歸 10g, 생지生地, 숙지熟地 각10g, 운복령雲茯苓 10g, 선모仙茅 10g, 음양곽淫羊藿 12g, 녹각상鹿角霜 10g, 파극천巴戟天 10g, 육종용肉蓯蓉 10g, 여정자女貞子 10g ×14제

【4진】 10월 13일

LMP는 10월 9일이고, 월경량은 여전히 정상이고, 맥평脈平, 태황니苔黃膩하다. 육신통락育腎通絡을 치법으로 월경이 끝난 후 아래 처방을 복용한다.

운복령雲茯苓 12g, 생지황生地黃 10g, 초회슬炒懷膝 10g, 노로통路路通 10g, 왕불류행王不留行 10g, 조각자皂角刺 20g, 천궁川芎 10g, 공정향公丁香 2.5g, 맥동麥冬 12g, 음양곽淫羊藿 12g, 파극천巴戟天 10g, 육종용肉蓯蓉 10g, 광지룡廣地龍 10g, 패장초敗醬草 12g ×7제

【5진】 10월 20일

곧 월경중기에 이르고, 다른 불편한 점은 없다. 설근태舌根苔가 비교적 두텁고, 질편홍質偏紅, 맥약세脈略細하다. 육신배원育腎培元을 치법으로 하여 바로 약을 복용한다.

> 운복령雲茯苓 12g, 생지生地, 숙지熟地 각10g, 사인砂仁 3g, 초의이인焦薏苡仁 12g, 선모仙茅 10g, 음양곽淫羊藿 12g, 자구판炙龜板 10g, 녹각상鹿角霜 10g, 파극천巴戟天 10g, 육종용肉蓯蓉 10g, 여정자女貞子 10g ×14제

이러한 주기치료를 1번 더 시행하였고, 2012년 2월 22일 다시 검사하였다. 월경을 할 때가 지났고, 혈중 hCG가 181.38mIU/ml이었다. 2월 23일 재검에서 혈중 hCG는 334.04mIU/ml이고, 일주일 후 다시 초음파검사에서 자궁내 임신으로 임신낭의 크기가 14mm×12mm×7mm이었고, 난황낭 반사가 보였다. 현재 안정된 상태이다.

【부연설명】 난관 폐색성 난임은 대부분 골반강의 만성 염증이 원인이다. 본 의안은 원발성 난임으로 환자는 양측 난관이 뚫려 있긴 하나 원활하지 않았고, 골반강의 유착이 있으며, 초진 시에 백대의 양이 많고 황색이며, 소복에 가끔 통증이 있음을 호소하였다. 습열濕熱의 사기가 하초下焦에 온결蘊結하여, 습열어조濕熱瘀阻 때문에 골반강의 유착과 난관의 불완전 통창이 되었다고 보았고, 게다가 환자의 태苔가 황미니黃微膩, 변첨적邊尖赤하고 치흔이 있어 이는 완연한 습열어조濕熱瘀阻의 형상이었다. 환자는 마침 월경이 끝날 시기여서 채소손 선생은 활혈청열活血淸熱, 육신통락育腎通絡을 선택하고 통락방通絡方 가감을 사용하였다. 두 번째 진료 시 월경중기가 지났고, 환자는 중기에 소량의 출혈이 있었기에 비록 습열온결濕熱蘊結하여 혈락血絡을 작상灼傷하였지만, 충임衝任을 조절하고 간신지음肝腎之陰을 보충해야 하고 맹목적으로 청열淸熱만 해서는 안 된다. 따라서 회산약懷山藥, 여정자女貞子, 산유육山萸肉을 사용하여 보익간신補益肝腎하는데, 산유육山萸肉은 섭혈攝血도 겸할 수 있다. 세 번째 진료에서 지난번 환자 스스로 익모초를 복용하였기 때문에 월경중기의 점적출혈이 11일간 있었다. 따라서 이때에는 월경중기의 상태가 시작되고, 더하여 환자의 BBT가 단상으로 꽤나 낮은 편이라

는 것을 근거하여 육신배원방育腎培元方을 사용하였고, 황체를 튼튼하게 하고 신체의 양기陽氣를 생성함으로써 신腎을 강하게 하여 임신을 도왔다. 네 번째, 다섯 번째 진료에서 환자의 상태가 안정되었고, 월경중기의 출혈도 없었다. 이러한 주기치료를 3개월 넘게 하였고, 환자에게 때에 맞춰 관계를 맺도록 하여 2월 22일 진료 시에 임신을 확인하였다.

④ 임상례4

천陳 씨, 29세.

【초진】 2011년 11월 8일

원발성 난임인지 2년 반이 되었다. 환자는 평소에 월경이 늦어지고, 12세에 초경을 하였고, 월경기간은 5~6일, 주기는 30~50일이며, 월경량은 중등도이고, 혈괴가 있고, 월경통이 있다. LMP는 9월 21일이고, 산과력은 0-0-0-0이다. 결혼 후 2년 반 동안 피임하지 않았는데 임신되지 않았고, 남편의 정액검사는 정상이었다. 2011년 6월에 HSG에서 양측 난관의 불완전 통창 소견을 보였고, 환자 말로는 초음파에서 이상이 없었다고 하였다(노고서 없음). 백대하는 정상이고, 평소 자주 요산腰酸하고 기력이 없음을 느꼈고, 다른 불편함은 없었다. 설질암홍舌質暗紅, 태박백苔薄白, 맥약세脈略細하였다.

신허혈어腎虛血瘀로 낙도絡道가 원활하지 않은 것이다. 활혈조경活血調經, 육신배원育腎培元을 치법으로 하고, 처방은 아래와 같다.

운복령雲茯苓 12g, 도인桃仁, 홍화紅花 각9g, 생지生地, 숙지熟地 각10g, 여정자女貞子 10g, 선모仙茅 10g, 음양곽淫羊藿 12g, 자구판炙龜板 10g, 녹각상鹿角霜 10g, 파극천巴戟天 10g, 육종용肉蓯蓉 10g ×7제

【재진】 11월 15일

LMP는 11월 10일이었고, 월경량은 적당하고, 혈괴는 많았으며, 월경통이 있었고, 요산腰酸하고 피로감이 심했고, 이제 막 월경이 끝났다. 설질홍舌質紅, 태박백苔薄白, 맥세脉細하다. 육신통락育腎通絡해야 하므로 통락방通絡方에 가감하였고, 월경이 끝난 후에 아래 처방을 복용한다.

초로당炒路黨 12g, 생황기生黃芪 15g, 초회슬炒懷膝 10g, 광지룡廣地龍 12g, 노로통路路通 10g, 왕불류행王不留行 10g, 조각자皂角刺 20g, 계지桂枝 3g, 공정향公丁香 2.5g, 패장초敗醬草 10g, 육종용肉蓯蓉 10g ×14제

【3진】 11월 29일

월경중기가 지났는데 BBT가 아직 상승하지 않았고, 다른 불편한 점은 없었다. 설질홍舌質紅 태백니苔白膩, 맥세脈細하다. 통락방通絡方에 재차 가감하여 아래와 같이 처방하였다.

초로당炒路黨 12g, 생황기生黃芪 15g, 초회우슬炒懷牛膝 10g, 광지룡廣地龍 12g, 노로통路路通 10g, 왕불류행王不留行 10g, 조각자皂角刺 20g, 계지桂枝 3g, 공정향公丁香 2.5g, 패장초敗醬草 10g, 육종용肉蓯蓉 10g, 창출蒼朮 9g, 후박厚朴 9g ×14제

【4진】 12월 27일

LMP는 12월 16일이었고, 3일 만에 끝났고, 월경통은 완화되었으며, 설질홍舌質紅 태박苔薄, 맥세脈細하다. 육신통락育腎通絡을 치법으로 처방은 아래와 같다.

초로당炒路黨 12g, 생황기生黃芪 15g, 초회우슬炒懷牛膝 10g, 노로통路路通 10g, 왕불류행王不留行 10g, 조각자皂角刺 20g, 천궁川芎 10g, 공정향公丁香 2.5g, 음양곽淫羊藿 12g, 파극천巴戟天 10g, 육종용肉蓯蓉 10g, 광지룡廣地龍 10g, 패장초敗醬草 12g ×7제

【5진】 2012년 1월 10일

월경중기에 가까워졌고, BBT는 완만하게 오르고 있고, 다른 불편함은 없으며, 설질홍舌質紅 태박苔薄, 맥세脈細하다. 육신배원育腎培元을 치법으로 하고, 아래와 같이 처방한다.

운복령雲茯苓 12g, 생지生地, 숙지熟地 각10g, 선모仙茅 10g, 음양곽淫羊藿 12g, 자구판炙龜板 10g, 녹각상鹿角霜 10g, 파극천巴戟天 10g, 육종용肉蓯蓉 10g, 계지桂枝 3g, 여정자女貞子 10g ×14제

【6진】 LMP는 1월 18일이고, 월경량은 순조롭게 5일 동안 하였고, 양상은 안정적이다. 주기치료법으로 계속 치료함으로써 BBT의 상승은 양호해졌고, 월경주기는 규칙적으로 되었다. 2012년 4월 10일 진료에서 월경 날짜가 지났고, 소변 hCG는 양성 반응이었다. 일주일 후에 초음파 검사에서 자궁내 임신을 확인하고 즉시 보태保胎 치료를 하였고, 현재 상태는 양호하다.

【부연설명】 난관의 정상적, 규칙적인 연동은 정자와 난자를 운행·결합하여 임신되도록 하는 필요조건이다. 기허氣虛하면 자궁과 난관의 연동이 무력해져, 난관의 불완전 통창을 조성하고, 심지어 폐색에 이르기도 한다. 본 의안의 환자는 양측 난관에 불완전 통창이 있고, 자주 월경후기가 되는데, 초진 시에 월경기간이 지났으나 아직 하지 않았고, 요산腰酸하고 기운이 없으며, 월경에 혈괴가 있고, 설질암홍舌質暗紅했다. 신허腎虛로 낙도絡道가 어혈로 막힌 증후로 보고 활혈조경活血調經, 육신배원育腎培元의 치법을 선택하였고, 음양곽淫羊藿, 선모仙茅, 녹각상鹿角霜 류의 온보신양溫補腎陽하는 약재를 선택하였으며, 도인桃仁, 홍화紅花 등을 더하여 활혈조경活血調經하였다. 두 번째 진료에는 때마침 월경이 끝났고, 환자의 양측 난관의 불완전 통창, 설질자암舌質紫暗, 월경통, 혈괴 등의 증상이 있어 어조瘀阻가 비교적 심하다고 여겼다. 따라서 두 번째, 세 번째 진료에서는 통락방通絡方에 당삼黨參, 황기黃芪를 가하여 청열활혈清熱活血, 이기통락理氣通絡하는 동시에 익기부정益氣扶正하여 난관의 섬모운동을 촉진하였다. 네 번째, 다섯 번째 진료에서는 환자의 상태가 안정되어, 통락방通絡方과 육신배원방育腎培元方을 가감하여 나눠 사용하였다. 이와 같은 치료를 2차례 진행하고, 환자의 월경은 규칙적으로 되었고, 요산腰酸과 핍력乏力은 모두 완화되었으며, 임신에 성공하였다.

제4장
자궁내막증성 난임의 임상경험

01 병인병기

채소손 선생은 이 병의 형성 원인을 세 가지로 보았다. 첫째는 월경기와 출산 후의 무절제한 성생활로 패정敗精과 탁혈濁血이 섞여 한 덩어리가 되는 것이고, 둘째는 인공유산, 제왕절개 수술 뒤에 충임衝任과 포궁胞宮이 손상되는 것이고, 셋째는 사독邪毒이 침입하여 제거되지 않은 까닭에 한열습어寒熱濕瘀로 막히는 것이다. 어떤 종류의 병인이든지 결론적으로 내막증을 형성하는 병리 본질은 "혈어血瘀"이다. 기氣는 혈血을 지휘하고, 혈어血瘀는 오래되면 반드시 기氣의 작용에 영향을 주어 기체氣滯에 이르게 되고, 기체氣滯하면 또한 도리어 혈어血瘀를 가중시키게 되어, 기氣가 통하지 않고 혈血이 행하지 않아 이처럼 반복적으로 순환하여 기氣와 혈血이 서로 엉키게 된다. 또한 한寒, 열熱, 습濕 등 여러 종류의 병리기전이 서로 영향을 주면서, 서로 전환되어 병이 뒤엉켜서 낫기 힘들게 된다. 이로 인해 그는 "묵은 어혈이 안에 쌓인 것宿瘀內結"이 본병의 기본병기病機이며, 어혈瘀血이 체내에 오래 쌓이면 장부경락의 기혈氣血이 통하지 않아 낙도絡道가 원활하게 통하지 않고, 포궁胞宮이 영양營養을 잃어 결론적으로 난임을 유발한다고 보았다.

가장 먼저 어혈瘀血이 충임衝任을 막고, 오래되면 신음腎陰, 신양腎陽의 실조에 이르게 된다. 난자는 신음腎陰의 자윤滋潤과 신양腎陽의 온후溫煦가 없으면 발생할 수 없으므로 우성난포를 만들 수 없게 된다. 어혈瘀血이 기기氣機의 흐름을 막으면 신기腎氣의 부족을 초래하여 배란을 일으킬 힘이 없게 되고, 난포의 발생이 막히고 황체화되므로 임신할 수 없게 되는데, 참으로 《의종금감醫宗金鑒》에서 "여자가 임신을 못 하는 까닭은 충임이 손상을 입었기 때문이다……. 혹은 묵은 혈이 자궁에 쌓여 새로운 혈로 임신될 수 없기 때문이다[女子不孕之故, 由傷其衝任也……或因宿血積於胞中, 新血不能成孕]"라고 말한 바와 같다. 현대연구에서도 혈류동태학의 이상, 혈액 점조도의 증가는 난임을 일으키는 원인의 하나일 수 있다고 밝혔다. 여성 골반강은 정맥 수량이 많고 구조가 취약하므로, 혈액 점조도의 증가는 국부의 미세순환에 장애를 일으켜 난소 등 생식기관의 영양공급을 불량하게 만들어, 이에 따라 스테로이드 호르몬의 합성과 난포발육의 성숙에 영향을 주어 난임에 이르게 된다. 그다음으로 난관은 양정兩精이 상박相搏하는 장소이고, 수정란을 수송하는 중요 통로이므로, 난관의 통창通暢은 임신의 필요조건이다. 습열濕熱과 어혈瘀血의 방해로 난관이 장애를 받아 양정兩精이 상박相搏할 수 없으면 정자를 받아들여 임신할 수 없게 된다. 현대약리학의 연구에서 보여준 어혈瘀血 표현 중 하나는 미세순환의 장애가 혈액삼출의 증가를 일으키고, 국소조직의 유착을 발생할 수 있다는 것이다. 유착은 난관의 폐색을 일으켜 난임을 유발할 수 있다. 일부 학자들은 난소 내막종(자궁내막종: 초콜릿 낭포)이 있는 난임 여성의 임신은 결국 낭종의 크기 혹은 부위와 무관하고, 난소와 난관 주위에 유착의 유무와 유착의 정도와 상관이 있다고 증명하였다. 또한 일부 학자들은 내막증 환자의 난관 주위 유착은 난관에서 난자를 채집하는 작용 혹은 난관에서 정자를 수송하는 작용에 장애를 받아 난임이 유발된다고 보고하였다.

02 치법의 특징

(1) 통인통용通因通用법으로 통하게 하여 임신을 돕는다

통인통용通因通用은 《소문素問·지진요대론至眞要大論》에서 가장 처음 보이는데, "황제 왈: 무엇을 일러 역종逆從이라 합니까? 기백 왈: 역逆이란 정치正治를 이르는 것이고, 종從이란 반치反治를 이르는 것인데, (약물의) 적음을 종從하고 많음을 종從함은 그 사事를 관찰하여 정합니다. 황제 왈: 반치反治란 무엇을 말합니까? 기백 왈: ……색인塞因에는 색塞을 용用하고, 통인通因에는 통通을 용用합니다[帝曰, 何謂逆從? 岐伯曰: 逆者正治, 從者反治, 從少從多, 觀其事也. 帝曰: 反治何謂? 岐伯曰: ……塞因塞用, 通因通用]"라고 하였다. 이는 통리通利하고 설하泄下하는 치료법으로 통사通瀉하는 병증을 치료하는 것을 가리킨다. 내막증 환자는 월경의 대량출혈 혹은 점적출혈이 계속되거나 혹은 월경 전에 소량 출혈이 있거나 혹은 월경중기에 출혈이 있는 등 통通과 유사한 병증이 자주 보이는데, 이는 어혈瘀血과 징하癥瘕가 자궁을 막아 월경이 때에 맞게 채워지고 비워질 수 없게 하여, 아무 때나 출혈하는 것이다. 이런 환자는 종종 출혈이 그치지 않아 임신 시기를 놓치고, 이에 따라 난임이 된다. 채소손 선생은 이런 정황에 대해 지혈약으로 지혈의 목적을 달성할 수 없고, 지혈약을 쓰면 어혈瘀血이 제거되지 않고 새로운 혈이 안착하기 힘들게 된다고 보았다. 활혈화어하면 어혈瘀血이 제거되고 새로운 혈이 안정되어 혈이 정상적으로 순환되고, 충임衝任이 조화를 이루어 비로소 월경이 고르게 되고 임신할 수 있다. 내이內異 Ⅰ, Ⅱ방 중의 적작赤芍, 단삼丹蔘, 포황蒲黃, 우슬牛膝 등의 약을 월경기간에 사용하는 것은 월경혈을 따라 어혈瘀血을 내보내려는 취지이다. 월경이 끝난 후에 다시 내이Ⅲ방內異三方을 사용하여 활혈소징活血消癥하고 통법通法으로 임신을 돕는데, 처방 중 계지복령환桂枝茯苓丸으로 소징화어消癥化瘀하고 석견천石見穿, 수질水蛭, 자충䗪蟲으로 파혈통경破血通經, 소종산결消腫散結하고 조각자皂角刺로 맥락脈絡을 통창시켜 혈血이 경맥經脈에서 벗어나지 않도록 하여 월경중기의 출혈과 월경 전의 점적출혈 등의 병증을 낫게 하고, 또한 임신 시기를 놓치지 않도록 하였다.

(2) 월경주기를 나누고 병을 변별하여 중의와 서의를 절충한다

채소손 선생은 신腎–천계天癸–충임衝任 생식축의 이론을 근거로 대자연의 음양소장陰陽消長 규율과 결합하여 월경주기치료법을 만들었다. 부녀의 생리를 월경기月經期, 경후기經後期, 경간기經間期, 경전기經前期의 4기로 나눈 후 4기의 다른 특징에 근거하여 각종 부인과 질병을 치료하였고, 임상에서 매우 좋은 치료효과를 얻었다. 내막증의 전형적인 증상은 월경 시 복통이 점점 가중되는 것이고, 때로는 초음파 검사에서 미세한 광점으로 가득 찬 걸쭉한 액체의 초콜릿 낭종이 발견되지만, 여전히 매우 많은 환자에게선 어떠한 임상증상도 없이 난임이 될 뿐이다. 채소손 선생은 본병을 치료하는 데 증상과 징후에 근거할 뿐 아니라 내막증의 본질인 어혈瘀血을 더욱 제어하려고 하였다. 무릇 어혈瘀血의 형상이란, 자암紫暗한 출혈을 보이거나 설진 시 어반瘀斑이 있거나 진맥 시 맥세삽脈細澁, 결대結代가 나타나는 등으로, 모두 활혈화어活血化瘀의 치법을 주기치료법과 결합하여 치료한다. 월경기간에 증상이 심한 경우에는 마땅히 증상의 제어를 위주로 하여 월경통을 완화시키거나 월경량이 줄어들게 해야 한다. 월경기가 아닐 때는 증상을 막론하고 모두 활혈화어活血化瘀하는 것을 주요한 목적으로 하여, 계지복령방의 기초 위에 아출莪朮, 수질水蛭 등의 약을 가미하여 소종산결消腫散結, 축어파혈逐瘀破血의 의미를 둔다.

이 외에 채소손 선생은 진료할 때 환자의 증상과 징후 및 이전의 치료와 재발 상태에 따라 약간의 편중을 두고 치료하였다. 내막증의 징후가 뚜렷하다면, 즉 편측 혹은 양측에 초콜릿 낭종이 있고 질원개 후부에 뚜렷한 압통과 결절이 있는 환자는, 내이Ⅲ방內異三方으로 전적으로 어혈瘀血을 공격하는 치료방안을 세우고 파혈소징破血消癥을 위주로 한다. 1~2번의 치료과정 후에 혹 생화학지표가 정상이면 비록 낭종이 축소되지 않았더라도 적당한 시기에 위 처방에 보신조주補腎調周하는 잉Ⅰ방孕一方, 잉Ⅱ방孕二方을 더하여, 환자가 빨리 임신되도록 한다. 만약 난관이 원활히 통하지 않는데 기타 징후가 없는 환자라면, 채소손 선생은 유착을 제거하고 난관을 통창시키는 것을 치료원칙으로 하며 보통 내이Ⅲ방內異三方에 육신통락育腎通絡하는 잉Ⅰ방孕一方 가감을 합방하는데, 기초체온 상태에 따라 황체기일 때는 잉Ⅱ방孕二方으로 바꿔 사용함으로써 황체기능을 유지하여 임신을 돕는다.

환자가 어떠한 증상과 징후도 없고, 다만 고프로락틴혈증이나 낮은 LH로 인한 비파열성 난포황체화 증후군(luteinized unruptured follicle syndrome: LUFS)과 같이 내분비기능이 실조되었다면, 채소손 선생은 치료에서 활혈화어活血化瘀 외에도 보신조주법補腎調周法을 사용하여 실조된 내분비기능을 바로잡아 배란을 촉진시키는 것을 중요시하였고, 잉Ⅰ방孕一方, 잉Ⅱ방孕二方을 단독으로 사용하여 주기치료를 하거나 내이Ⅲ방內異三方을 합용하여서 임신율을 올린다. 월경기간에는 나타나는 증상에 따라 월경통이 심하면 내이Ⅰ방內異一方으로 조경지통調經止痛하고, 월경량이 많으면 내이Ⅱ방內異二方으로 조경지붕調經止崩한다. 수술을 금방 끝낸 몇몇 환자에 대하여 채소손 선생은 이 시기에는 기혈氣血이 회복되지 않았으니 마땅히 기혈氣血의 조양調養을 위주로 하고, 기혈氣血이 회복되길 기다려 다시 임신을 계획하고, 또한 적극적으로 내막증의 재발을 방지해야 한다고 보았다.

(3) 융통성 있게 약을 쓰고 약량의 경중을 자유자재로 한다

채소손 선생은 용약에 있어 매우 융통성이 있고, 적당한 약량을 파악하는 데 능하였다. 소제小劑는 보통 3~5g을 사용하고, 대제大劑는 많게는 30g까지 사용하는데, 모두 환자 병정의 경중과 완급을 근거로 전력으로 변증辨證하고, 재차, 삼차 심사숙고하였다. 예를 들어 채소손 선생은 포황蒲黃을 자주 사용하는데, 용법에 따라 약량 또한 차이가 컸다. 월경복통에서 월경색이 자암紫暗하고 혈괴가 있다면 보통 10~12g을 사용하여 거어지통祛瘀止痛하였고, 월경량이 쏟아지는 것처럼 많고 혈괴가 매우 크고 많다면 보통 포황蒲黃 30g을 사용하여 화어지붕化瘀止崩하였다. 또한 조각자皂角刺의 경우 월경이 끝난 후 노로통路路通과 배오하여 난관을 통하게 하는 용도일 때는 보통 10~12g을 사용하고, 낭종이 비교적 크거나 압통과 결절이 뚜렷한 환자에게는 조각자皂角刺를 30g 사용하는데, 그 신온辛溫하고 예리한 성질로 병소에 직접 도달하기 때문에 대제량大劑量을 사용하면 연결산결軟堅散結의 효과가 뚜렷해진다. 계지桂枝 등과 같은 몇몇 약물에 대해서 채소손 선생은 대부분 3g 정도로 약량을 매우 가볍게 썼는데, 신온辛溫하여 열을 조장하기 때문에 쉽게 상음傷陰하고 동혈動血하므로, 약량을 적게 해야만 조양화기助陽化氣, 온경통맥溫經通脈의 작용에 도달할 수 있다. 육신통락育腎通絡하는 잉 I 방孕一方 중 공정향公丁香, 강향편降香片도 3g을 쓰는데, 그 방향성과 흩어버리는 특징을 주로 취하여 통락通絡 약물을 돕는 데에 목적을 두고, "경청한 약으로 실한 것을 제거할 수 있다[輕可祛實]"라는 효과를 달성하였다.

(4) 정서를 중요시하고 비위脾胃를 보살핀다

내막증 환자는 참을 수 없는 월경 복통이 있거나 장기간 임신되지 않아 흔히 정서 이상이 나타나고, 혹은 억울감이 있거나 초조하거나 의욕이 없으므로 정서에 영향을 주어 간주소설肝主疏泄의 기능에 이상을 일으키고, 소설기능이 원활하지 않게 되어 기기氣機가 막히고 혈의 흐름이 느려져서 어혈瘀血이 더욱 심해지는 악순환이 쉽게 형성되므로 병이 오래되어 낫기 어렵게 된다. 채소손 선생은 이러한 질환을 다루는 데 언제나 정서를 소통하여 환자의 마음을 위로하고, 약을 쓰는 과정에서도 제향부制香附, 시호柴胡, 울금鬱金 등과 같은 약간의 소간해울疏肝解鬱 약재를 더하여 기기氣機를 원활하게 하고 감정의 소통을 도왔다. 채소손 선생은 초진일 때 약물의 작용을 중요하게 여겼는데, 한 제(한국의 1일분)로 증상을 개선하기 위해 최선을 다하여 환자로 하여금 치료에 믿음이 생기게 하였다. 환자는 종종 첫 번째 처방에서 증상이 완화되어야 치료에 대한 믿음이 크게 증가하기 때문에 이런 부분은 치료에서 매우 중요한 것이다.

비脾는 후천의 근본이고 기혈생화氣血生化의 원천으로 수곡의 운화를 주관하고, 비기脾氣는 상승해야 한다. 위胃는 "수곡지해水穀之海"로 수곡水穀을 받아들여 부숙腐熟시키는 것을 주관하고, 위기胃氣는 하강해야 한다. 《경악전서景岳全書》에서 "무릇 사람이 생겨나는 것은 정혈의 원천에 기초하고, 사람이 이미 태어나면 수곡의 자양에 말미암는다. 정혈이 아니면 형체의 토대를 세울 수 없고, 수곡이 아니면 형체의 성장을 이룰 수 없다[蓋人之始生, 本乎精血之源, 人之既生, 由乎水穀之養. 非精血, 無以立形體之基, 非水穀, 無以成形體之壯]"라고 하여, 수곡정미水穀精微 물질의 수납受納·부숙腐熟과 운화運化는 전적으로 정상적인 비위脾胃기능에 의존한다. 비위脾胃가 정상이면 기혈氣血이 충족해지고 신체가 건강해져 외사를 방어하는 능력도 강해지지만, 비위脾胃가 약해지면 기혈氣血이 충분치 못하여 사기邪氣가 쉽게 인체에 침입하므로 병이 발생한다. 내막증 환자는 대부분 활혈화어活血化瘀류의 약물로 치료하는데, 이런 약물들은 공사약攻邪藥에 속하여 오래 쓰면 쉽게 비위脾胃를 손상시키고 비위脾胃기능의 실조에 이르게 되므로, 기기승강氣機升降의 임무를 다하지 못하게 된다. 한편으로는 약물의 흡수에 직접 영향을 주고, 다른 한편으로는 비위脾胃에 손상을 입혀 기혈氣血을 생화生化하는 원천이 부족해져 정기正氣가 더욱 약해지고 사기邪氣가 더욱 왕성해져 질병이 가중되고, 적취積聚가 더 심해지게 된다. 이로 인해 채소손 선생은 "큰 적취는 공법을 쓰되 크기가 절반이 되면 그친다[大積大聚, 其可犯也, 衰其大半而止]"라는 《내경內經》의 법을 따라 치료 시에 공벌攻伐을 함부로 하지 않고, 더욱이 적취積聚가 오래되어 징하癥瘕를 없애기 힘든 환자에게는 항상 당삼黨參, 황기黃芪, 백출白朮, 복령茯苓 등의 부정扶正하는 약물을 더하여, 건비익기健脾益氣를 도와 후천後天으로 선천先天을 영양하도록 하였다.

03 변증사유

채소손 선생은 병기病機를 엄수하였다. 어혈瘀血이 내막증 환자의 난임 유발에 중요한 병리 실질이며, 어혈瘀血의 존재는 인체의 정상적인 기혈氣血운행규칙을 깨버려서 장부조직의 구조 혹은 기능의 변화를 유발시키고, 신腎-천계天癸-충임衝任-포궁胞宮의 생식축을 어지럽혀 난임에 이르게 한다고 보았다. 이 외에 어혈瘀血은 다른 병으로 변형될 수 있어 오래되면 장기臟氣를 허손시키므로, 오직 활혈화어活血化瘀하여 기혈氣血을 통창시키고 장기臟氣를 충실하게 하며, 음양이 조화되도록 하여 신腎-천계天癸-충임衝任-포궁胞宮의 생식축 기능이 정상화되면 비로소 임신할 수 있다.

자궁은 월경을 만들고, 태아를 임신하고 키우는 장소인데, 장臟의 "정기를 거두어 내보내지 않는다[藏精氣而不瀉]"는 특징과 유사하고, 또한 부腑의 "음식물을 전화하되 저장하지 않는다[傳化物而不藏]"는 특징과도 유사하며, 생리 기능은 신腎, 천계天癸, 기혈氣血, 충임衝任의 조절을 받는다. 어혈瘀血이 안에 머물면 기혈氣血, 충임衝任의 실조를 일으키고 자궁의 정상 생리기능에 영향을 주어 난임에 이르게 된다. 《장씨의통張氏醫通》에서 "어혈이 포문에 쌓여 자궁이 정결하지 못하므로……임신되지 않는다[因瘀積胞門, 子宮不淨……而不孕]"라고 말한 바와 같다. 또한 명대明代 설기薛己는 《교주부인양방校注婦人良方》에서 "임신하지 못하는 것은 정서의 울결로 인해 기혈이 막히거나 안에 묵은 어혈이 있어 자궁을 막기 때문이다[不孕尙可因情志不暢, 氣滯血瘀或內有宿血, 阻滯胞中所致]"라고 하였고, 현대의학에서는 내막증 환자의 자궁내막이 있는 위치가 배아가 착상하는 데 많은 불리한 요소로 작용하며, 자궁내막의 수용성 저하는 그중의 하나다. 자궁내막증(EMs) 환자는 착상창(implantation window: 착상이 가능한 짧은 시기)의 음세포작용(pinocytosis: 세포막이 액체를 싸다시피 하여 섭취하기)이 감소하고, Integrin의 발현이상, 에스트로겐과 프로게스테론 수치의 불균형, 자궁내막의 발육불량, 자궁내막의 수용성 저하, 배아 착상의 장애 발생, 이에 따른 난임을 유발한다. 활혈화어법活血化瘀法은 혈액 역학과 미세순환을 개선시킬 수 있고, 혈관을 확장하고, 완만한 흐름의 혈류를 가속시키고, 이에 따라 자궁의 혈류공급을 개선한다. 자궁의 혈액공급이 풍부해지고, 영양이 충분해지면 자궁내막의 충분한 발육에 유리하고 자궁내막 수용성이 높아져 배아를 키울 준비가 된다. 이 때문에 채소손 선생은 활혈화어

活血化瘀를 치료의 대법大法으로 삼고, 어혈瘀血을 화化하고 징하癥瘕를 제거하여 자궁내 환경을 개선시키고, 배아의 이식 성공률을 높여, 이에 따라 임신 목적을 달성하였다.

이 외에 어혈瘀血이 머물면 기혈氣血운행도 정상적이지 못하게 되고, 오래되면 장부臟腑의 허손을 유발한다. 신腎은 선천지본先天之本이고 장부음양臟腑陰陽의 근원인데, 장부臟腑의 허손은 먼저 신腎의 부족으로 나타난다. 신기腎氣가 부족하면 배란에 신기腎氣의 추동推動이 부족하여 난자를 배출할 수 없게 되고, 폐쇄되어 황체화를 유발하며, 비파열성 난포황체화 증후군(LUFS)이 되어 난임을 유발한다. 신양腎陽이 부족해져 명문화命門火가 줄어들면 난자의 생성에 온후溫煦작용이 결핍되어 성장이 느려지고, 우성난포도 만들어지지 못하여 임신에 영향을 준다. 신음腎陰이 부족하여 정혈精血이 줄어들면 혈血이 태胎를 충분히 영양하지 못하기 때문에 난임이 된다. 송대宋代《성제총록聖濟總錄》에서 "부인에게 자식이 없는 이유는 충임이 부족하고, 신기가 허한하기 때문이다[婦人所以無子者, 衝任不足, 腎氣虛寒也]"라고 한 것처럼 신기부족腎氣不足이 자식이 없는 원인이라고 하였다. 다른 한편으로는 환자가 선천적으로 약하여 신허腎虛를 타고났거나, 무절제하게 방사房事하고 노동과 휴식이 지나치면 모두 신기腎氣를 손상시켜 신허腎虛에 이를 수 있는데, 신허腎虛가 오래되면 또한 혈어血瘀를 유발할 수 있어, 둘은 서로 인과가 되고 서로 영향을 준다. 《죽림부과증치竹林婦科證治》에서 "혈징과 기하가 있어 자궁이 정을 받아들이지 못하거나 월경을 하지 않는 것은 모두 진음이 병든 것이다. 진음이 병들어 음혈이 부족하면 태를 기를 수 없고, 음기가 부족하면 태를 받아들일 수 없다[有血癥氣瘕, 子臟不收, 月水不通者, 皆眞陰之病也. 夫眞陰既病, 則陰血不足者不能育胎. 陰氣不足者不能攝胎]"라고 말한 바와 같이, 신음腎陰의 부족이 어혈瘀血을 만들어 월경불순하게 되고, 또한 배아의 발육과 착상에 영향을 주어 난임을 일으킨다고 하였다. 따라서 보신補腎하는 대법大法은 자궁내막증 난임의 치료에서 매우 중요하다. 현대연구에서는 보신補腎 약물이 시상하부-뇌하수체-난소축의 기능실조를 조절하고 교정하여 난포의 발육과 배란을 촉진하고, LUFS(비파열성 난포황체화 증후군)의 합병 발생을 감소하는 등의 작용을 할 수 있고, 또한 신경내분비면역기능을 개선하고 향상시켜 내분비 실조를 개선하고, 환자의 면역력을 증강하여 임신이 가능하도록 한다고 하였다. 채소손 선생은 여성의 생리주기에 따라 치료를 하는데, 활혈화어活血化瘀가 일정한 단계에 이르면, 적당할 때 보신조주법補腎調周法을 더하여 체내의 신정腎精, 신기腎氣를 충족시켜 난자의 생성을 촉진하고 배란을 유도하는 데 도움을 주어 임신율을 높인다.

04 진료방안

채소손 선생은 본병의 병기病機 특징을 근거로 현대의학의 연구결과를 결합하여, 스스로 만든 내이內異 계열 처방을 본병을 치료하는 기본 방약으로 삼고, 난임을 치료하는 보신조주補腎調周 계열 처방을 배합하여 본병을 치료하였는데 임상에서 매우 좋은 치료효과를 얻었다.

(1) 처방의 구성과 분석

① 내이 I 방內異一方

【구성】 당귀當歸, 천궁川芎, 적작赤芍, 단삼丹參, 천우슬川牛膝, 제향부制香附, 현호색玄胡索, 제몰약制沒藥, 생포황生蒲黃, 오령지五靈脂, 혈갈血竭 등.

【효능】 활혈화어活血化瘀, 조경지통調經止痛.

【용법】 내막증에 월경통이 있는 환자에게 적용, 월경 3일 전부터 월경이 끝날 때까지 복용.

본 방은 사물탕四物湯 가감이다. 처방 중 당귀當歸, 천궁川芎은 양혈養血, 활혈조경活血調經하고, 적작赤芍, 단삼丹參은 활혈거어活血祛瘀, 지통생신止痛生新하고, 우슬牛膝은 인혈하행引血下行하고, 향부香附는 이기조경理氣調經, 행기지통行氣止痛한다. 현호색玄胡索, 몰약沒藥은 활혈산어活血散瘀하고, 이기지통理氣止痛하고, 생포황生蒲黃, 오령지五靈脂는 활혈거어活血祛瘀, 통리혈맥通利血脈하고, 혈갈血竭은 활혈지통活血止痛, 산어생신散瘀生新한다.

【가감】 추위를 싫어하고 사지가 차면 담오유淡吳萸, 소회향小茴香을 더하고, 요산腰酸이 있으면 천속단川續斷, 구척狗脊을 더하며, 항문이 빠지는 듯하면肛門墜脹 생황기生黃芪를 더한다.

② 내이II방內異二方

【구성】 당귀當歸, 생지生地, 단삼丹參, 백작白芍, 향부香附, 생포황生蒲黃, 화예석花蕊石, 숙군탄熟軍炭, 삼칠말三七末 등.

【효능】 활혈조경活血調經, 화어지붕化瘀止崩.

【용법】 내막증에 월경과다가 있는 환자에게 적용, 월경 3일 전부터 월경이 끝날 때까지 복용.

본 방은 사물탕四物湯을 기초로 하였다. 당귀當歸, 생지生地는 양혈조경養血調經, 활혈지혈活血止血하고, 단삼丹參은 활혈거어생신活血祛瘀生新하고, 향부香附는 이기조경理氣調經, 행기화어行氣化瘀하고, 백작白芍은 양혈렴음養血斂陰한다. 생포황生蒲黃, 화예석花蕊石은 화어지혈化瘀止血하고, 숙군탄熟軍炭은 량혈사화涼血瀉火, 거어지혈祛瘀止血하고, 삼칠三七은 화어지혈化瘀止血한다.

【가감】 두훈頭暈, 기단氣短이 있으면 초당삼炒黨參, 생황기生黃芪를 더하고, 월경 전 유창乳脹이 있으면 시호柴胡, 청피靑皮, 진피陳皮를 더한다.

③ 내이III방內異三方

【구성】 운복령雲茯苓, 계지桂枝, 적작赤芍, 단피丹皮, 도인桃仁, 조각자皂角刺, 석견천石見穿, 아출莪朮, 수질水蛭, 자충䗪蟲 등.

【효능】 화어산결化瘀散結, 수척[05]통락搜剔通絡.

【용법】 월경 끝난 후에 복약을 시작하고, 월경 3일 전에 복약을 중단한다.

본 방은 계지복령환桂枝茯苓丸 가미이다. 계지복령환桂枝茯苓丸은 화어소징化瘀消癥하고, 조각자皂角刺는 파궤소종破潰消腫, 산결배농散結排膿하고, 석견천石見穿은 활혈화어活血化瘀, 산결소종散結消腫한다. 자충䗪蟲은 산혈통락散血通絡, 소종배농消腫排膿하고, 아출莪朮은 행기파혈行氣破血, 소적산결消積散結하고, 수질水蛭은 파어산결破瘀散結한다.

【가감】 위완胃脘이 불편하면 사인砂仁, 광목향廣木香, 대복피大腹皮를 더하고, 대하의 색이 노랗고 특이한 냄새가 나면 춘근피椿根皮를 더하며, 두통이 있으면 백질려白蒺藜를 더하고, 입이 마르고 혀가 건조하면 천석곡川石斛, 맥동麥冬을 더한다.

---

05 수척(搜剔): 찾아서 제거하다.

④ 잉 I 방孕一方

【구성】 운복령雲茯苓, 생지生地, 노로통路路通, 회우슬懷牛膝, 제황정制黃精, 맥동麥冬, 음양곽淫羊藿, 석남엽石南葉, 공정향公丁香, 강향편降香片.

【효능】 익신전정益腎塡精, 조양통락助陽通絡.

【용법】 월경이 끝난 후에 시작해서 배란 전까지 복용한다. 보통 이전에 치료받은 뒤에 환자의 증상과 징후가 뚜렷하게 감소하였거나 혹은 생화학지표가 정상이 됐는데 기초체온 측정에서 단상單相일 때, 본 처방을 더하여 쓴다.

본 방은 채소손의 다년간의 경험을 총 결합한 자의방自擬方이다. 처방 중 복령茯苓은 담삼이수淡滲利水, 건비화중健脾和中하고, 생지生地, 맥동麥冬은 자음전정滋陰塡精한다. 제황정制黃精은 양음익신전정養陰益腎塡精하고, 회우슬懷牛膝은 보간신補肝腎, 인혈하행引血下行하고, 음양곽淫羊藿, 석남엽石楠葉, 공정향公丁香은 온보신양溫補腎陽한다. 노로통路路通은 활혈통락活血通絡하고, 강향편降香片은 신온주산辛溫走散하고 노로통路路通과 함께 통락通絡하여 임신을 돕는다.

【가감】 난관폐색이 있으면 왕불류행王不留行, 광지룡廣地龍을 더하고, 변비가 있으면 전과루全瓜蔞, 화마인火麻仁을 더한다.

⑤ 잉 II 방孕二方

【구성】 운복령雲茯苓, 생지生地, 숙지熟地, 여정자女貞子, 산유육山萸肉, 맥동麥冬, 녹각상鹿角霜, 선모仙茅, 음양곽淫羊藿, 파극육巴戟肉, 자석영紫石英.

【효능】 육신배원育腎培元, 온후조잉溫煦助孕.

【용법】 배란 후부터 월경 3일 전까지 복용한다. 잉 I 방孕一方을 사용한 상황에서 기초체온 상태를 근거로 황체기에 본 처방으로 바꿔 사용한다.

본 처방은 육미환六味丸의 가감 변방으로 복령茯苓, 생지生地, 숙지熟地는 건비익기전정健脾益氣塡精하고, 선모仙茅, 음양곽淫羊藿, 파극육巴戟肉, 녹각상鹿角霜은 장신양壯腎陽, 익정혈益精血, 조충임調衝任한다. 여정자女貞子, 산유육山萸肉은 자음보신滋陰補腎하고, 맥동麥冬은 강음익정強陰益精하고 여정자女貞子를 도와 양성약陽性藥의 과도한 조성燥性을 억제한다. 자석영紫石英은 온신난궁조양溫腎暖宮助陽한다.

【가감】 대변이 제대로 형성되지 않으면 초백출炒白朮, 회산약懷山藥을 더하고, 정신이

피곤하고 힘이 없으면 초당삼炒黨參, 생황기生黃芪를 더한다.

05 변증요점

내막증으로 인한 난임을 치료할 때, 채소손 선생은 변증辨證치료의 요점이 세 가지라고 보았다. 첫째, 어혈瘀血이 체내에 머무는 시간이 길면 "숙어宿瘀"가 되는데 단기간에 제거하기 어렵다. 둘째, 많은 종류의 병리적 요인이 서로 혼합되고 서로 영향을 준다. 셋째, 항상 신허腎虛의 증상을 겸한다.

숙어宿瘀가 내부에 결합하면 징癥이 되고 하瘕가 되는데 견고하여 치료하기 어렵고, 이로 인해 치료에 급공근리急功近利(조급한 성공과 눈앞의 이익에만 급급하다)해서는 안 된다. 그렇지 않으면 파혈破血로 기氣를 상하게 되고 치료도 효과를 낼 수 없으므로, 반드시 계획을 천천히 세우고 치료방법 또한 융통성 있게 변화에 대응해야만 한다. 징하癥瘕가 모두 사라질 때를 기다려 촉잉促孕하는 치법을 쓸 필요는 없고, 둘을 결합하여 동시에 진행한다. 만약 한寒, 열熱, 습濕 등의 사기邪氣가 신체에 침입하면 어혈瘀血과 서로 엉겨 붙고 영향을 주어, 병정病程이 뒤얽혀 복잡하게 되고 낫기 어려워지므로, 치료할 때 반드시 다른 증상들을 고려해야 한다. 이 외에 "부인이 오래된 하瘕와 묵은 비痞가 있다면 비신脾腎은 반드시 부족해져 있다[婦人久瘕宿痞, 脾腎必虧]"라고 하여, 본병의 환자는 대부분 신허腎虛를 동반하며, 신양허腎陽虛하면 데워주는 작용을 잃고 신음허腎陰虛하면 자양받지 못하므로, 음정陰精이 신양腎陽의 온후溫煦와 신음腎陰의 자양滋養을 받지 못하면 생발生發할 수 없기 때문에 난임이 된다. 보신補腎하고 원기元氣를 바로잡으면 신기腎氣가 채워지고 음정陰精이 채워져서 이에 따라 임신율이 올라간다. 또한 보신온양補腎溫陽하면 충임衝任에 어체瘀滯된 기혈氣血, 담연痰涎, 수습水濕이 운화되고 흩어지는 것을 도와서, 간접적으로 사기邪氣를 제거하여 내보낼 수 있다. 일부 실험에서는 보신화어補腎化瘀의 방법으로 자궁내막증이 유발된 쥐 모형의 임신기능을 높일 수 있다고 밝혔고, 또한 일부 학자들은 보신활혈補腎活血이 단순한 활혈화어活血化瘀보다 내막증 환자의 임신율을 높일 수 있다고 증명하였다. 따라서 채소손 선생은 항상 본인이 만든 육신통락방育腎通絡方과(잉 Ⅰ 방) 육신배원방育腎培元方(잉 Ⅱ 방)을 이용하여 주기치료함으로써 환자의 건강 상태를 개선하고, 임신의 목적을 달성하였다.

06 용약규율

채소손의 용약은 민첩하고 깔끔하며, 선택한 약은 일반적이지만 매우 적합하고, 배오配伍는 엄밀하여 얕지 않고, 약량 또한 매우 가볍고 명확하다. 그는 항상 말하길, 용약用藥은 용병用兵하는 것과 같아서 중요한 것은 용약의 정교함이지 약의 가짓수에 있지 않다고 하였다. 내막증의 치료에서 그는 자신의 독특한 용약 특색으로 모든 약이 최대한의 작용을 발휘할 수 있도록 하였다.

(1) 고방을 현재에 사용하는 데 간단하지만 평범하지 않다

① 대표 약물: 계지복령환桂枝茯苓丸

계지복령환은 장중경張仲景의 《금궤요략金匱要略》의 〈부인임신병맥증병치제이십婦人妊娠病脈證並治第二十〉에 "부인이 본래 징병이 있는데, 월경이 끊긴 지 석 달이 안 되어 출혈이 그치지 않고……그 징이 없어지지 않았기 때문이니 마땅히 그 징을 없애야 하며, 계지복령환으로 다스린다[婦人宿有癥病, 經斷未及三月, 而得漏下不止……其癥不去故也, 當下其癥, 桂枝茯苓丸主之]"라고 하여, 징하癥瘕로 유발된 누하부지漏下不止의 병증에 사용한다. 부인과 임상에서 이 처방은 자궁근종, 난소낭종 등을 치료하는 데 상용한다. 채소손 선생은 내막증의 병기와 기본적인 임상표현이 경전(금궤요략)에 서술된 병증과 서로 일치한다고 여겼고, 내막증으로 유발된 과다월경 혹은 점적출혈도 숙어宿瘀가 오랫동안 응결되어 "징고해癥痼害"가 되었고 최종적으로 혈이 귀경歸經하지 못하고 이탈하여 출혈했기 때문이라고 보았다. 징하癥瘕는 기기氣機의 운행을 막아 기체氣滯를 유발시켜 "통하지 않으면 아프다[不通則痛]"는 이론처럼 월경통을 일으킨다. 이 때문에 치료에서 병기病機가 같음을 근거하여 계지복령환桂枝茯苓丸을 기본방으로 하고, 변증辨證가감한 것이다. 처방 중 계지桂枝는 온경통양溫經通陽하고 혈맥의 운행을 촉진하여 군君이 되고, 적작赤芍은 활혈화어소징活血化瘀消癥으로 신臣이 되고, 도인桃仁, 단피丹皮는 활혈화어活血化瘀하므로 좌佐가 되고, 복령茯苓은 건비익기健脾益氣하고 계지桂枝와 더불어 온양개결溫陽開結하므로 사使가 된다. 전체 처방은 활혈화어活血化瘀, 소징산결消癥散結의 공효가 있다. 내막증 환자의 혈액은 농도, 점조도, 응집 등이 고점성의 상태인데, 계지복령환桂枝茯苓丸은 혈소판 응집을 억제하고, 전체 혈액의 점도를 낮추며, 자궁의 경련과 진통을 완화시키는 등의 작용이 있다. 또한 미세순환을 개선하고 신체의 면역력을 증가시키고, 만성 증식성 염증을 억제할 수 있으며 동시에 말초혈관을 확장하고, 혈압을 낮추고 항염抗炎, 이수利水 등의 효능을 가지고 있다. 이 때문에 이 처방을 기본방으로 삼고 본병을 치료하는데, 보기엔 평범하지만 실제로는 다양한 경로와 각도에서 내막증의 병리 특징에 적중하므로, 옛것[古方]을 지금에 사용한 매우 좋은 예이다.

(2) 강한 약으로 고질병을 치료하고 맵고 예리한 약으로 배란을 촉진한다

① 대표약물: 아출莪朮, 수질水蛭, 조각자皂角刺

아출莪朮은 신고辛苦, 온溫하고 간비肝脾로 귀경歸經하며, 파혈행기破血行氣, 소적지통消積止痛하는 효능이 있다. 혈어기체血瘀氣滯로 인한 징하적취癥瘕積聚 및 무월경, 복통, 식적食積, 타박종통 등에 자주 사용한다.

수질水蛭은 고苦, 성평性平, 유독有毒하고, 간경肝經과 방광경膀胱經으로 들어가며, 파혈축어破血逐瘀, 통경通經하는 효능이 있고, 축혈蓄血, 징하癥瘕, 적취積聚 등을 주로 치료한다.

조각자皂角刺는 성질이 신온辛溫하고 폐경肺經으로 들어가며, 옹저종독癰疽腫毒과 나력瘰癧 등을 주로 치료한다.

채소손 선생은 내이Ⅱ방內異三方에 이 세 가지 약재를 사용하는데, 이는 두 가지 의미가 있다. 첫째는 내막증의 어혈瘀血을 제거하는 것이고, 둘째는 배란을 촉진하는 것이다. 내막증의 어혈瘀血은 대부분 "숙어宿瘀"인데, 경과된 시간이 길고 완고하며 단단하여 쉽게 제거되지 않는 특징이 있으므로, 일반적인 활혈화어活血化瘀의 약으로는 대체로 효능이 미약하여 어혈瘀血을 없애기엔 부족하다. 아출莪朮의 파혈破血하는 작용은 그 힘이 매우 강하여 완고한 질환에 전적으로 쓰는데, 《본초정本草正》에서 말한 "성질이 강하고 기운이 준열하여, 완고한 질환이 아니면 써서는 안 된다[性剛氣峻, 非有堅頑之疾, 不宜用]"와 같다. 수질水蛭은 악혈惡血을 주로 몰아내는데, 장석순張錫純은 이 약을 칭송하며 말하길 "어혈이 있으면 신혈을 상하지 않게 하고, 순수한 물의 정화로 만들어져 기분氣分에 추호의 손상도 입히지 않고, 어혈을 조용히 형체 없이 사라지게 하는 정말 좋은 약이다[存瘀血而不傷新血, 純系水之精華生成, 於氣分絲毫無損, 而瘀血默消於無形, 眞良藥也]"라고 하였다. 두 가지 약재는 EMs(자궁내막증)의 어혈瘀血 혹은 난소의 내막종을 제거하여 단기간 내에 효과를 볼 수 있다. 조각자皂角

刺는 신온辛溫하고 예리하여 병소에 바로 도달하는데, 《본초회언本草彙言》에서는 "조각자는 독을 빼고 풍사를 제거하는데, 옹저가 아직 성숙되지 않았으면 그에 따라 소산시키고, 옹저가 터질 것 같으면 그에 따라 옹저의 머리가 나오게 하고, 이미 터졌으면 그에 따라 농을 배출시킨다[皂荚刺, 拔毒祛風, 凡癰疽未成者, 能引之以消散, 將破者, 能引之以出頭, 已潰者能引之以行膿]"라고 말하였다. EMs 환자는 비파열성 난포황체화 증후군(LUFS)이 자주 동반되는데, 어혈瘀血이 오래되어 장부기능이 실조되어 신허腎虛로 부족해지거나, 신허腎虛하게 타고나서 신기腎氣가 부족하여 기혈氣血을 추동할 힘이 없어 난자를 배출할 방법이 없기 때문이다. 채소손 선생은 조각자皂角刺가 현대의학의 난소 천공술(drilling technique)보다 나으며, 그 신예辛銳한 성질로 난포가 배란되도록 하는데, 그 힘이 강력하면서 또한 손상은 없다고 하였다. 몇 가지 약을 합용하고 활혈화어소징活血化瘀消癥의 토대 위에 배란이 순조롭게 되도록 하면 임신의 중요한 단계를 완성할 수 있게 된다.

(3) 증상에 따라 약을 선택하여 치료효과가 분명하다

① 대표 약물: 혈갈血竭, 포황蒲黃, 녹각상鹿角霜

내막증의 임상증상은 주로 월경통 혹은 과다월경, 난임 등으로 나타나는데, 채소손 선생은 다양한 증상에 초점을 맞춰 다양한 특색의 약물을 선택하였고, 종종 임상에서 매우 좋은 치료효과를 얻었다.

내막증으로 월경기간에 하복부 통증이 뚜렷한 환자에게 채소손 선생은 매번 활혈화어약活血化瘀藥 중에 유독 혈갈血竭을 사용하였는데, 이 약은 간경肝經으로 들어가 활혈산어정통活血散瘀定痛의 효능이 있다. 《강목綱目》에서는 "기린갈(혈갈)은 나무의 수지로 사람의 고혈과 같으며, 그 맛은 달고 짜며 혈로 들어가 수족궐음의 약이 된다. 간과 심포가 모두 혈을 주관하기 때문이다. 하간 유씨가 혈갈은 혈통을 제거하고, 화혈하는 성약이라고 하였는데 맞는 말이다[騏驎竭(血竭), 木之脂液, 如人之膏血, 其味甘鹹而走血, 蓋手足厥陰藥也. 肝與心包皆主血故爾. 河間劉氏云, 血竭除血痛, 爲和血之聖藥是矣]"라고 하였다. 《본초경소本草經疏》에서도 이 약을 어혈을 흩어버리고, 새로운 혈을 만드는 요약[散瘀血, 生新血之要藥]이라고 칭찬하였다. 유향乳香, 몰약沒藥은 모두 활혈산어活血散瘀의 기능이 있지만 기분氣分에 겸하여 들어가고, 혈갈血竭은 오로지

혈분血分으로만 들어가므로, 채소손 선생은 월경기간에 자주 사용하여 어혈瘀血을 내보내고 신혈新血을 만들고 통증을 없앴다.

월경량이 많은 환자에게는 항상 포황蒲黃을 사용하였는데 이 약이 거어지혈祛瘀止血, 렴삽화어斂澁化瘀하는 효능이 있기 때문이다. 《약성론藥性論》에서 "경맥을 통하게 하고, 여자의 붕중이 멎지 않는 것을 그치게 하고, 혈리를 잘 치료하고, 코피를 멎게 하며, 뇨혈을 치료하고, 소변을 매끄럽게 한다[通經脈, 止女子崩中不住, 主痢血, 止鼻衄, 治尿血, 利水道]"라고 한 것과 같다. 또한 생용生用하는 것을 즐겨하였는데, 생용生用하면 매우 강한 거어지혈祛瘀止血의 효능이 있어 월경량이 많은 증상에 대해 더욱 적절하기 때문이다. 또한 채소손 선생은 다년간의 임상경험에서 화어지혈化瘀止血에 사용할 때는 이 약의 용량이 많아야 하며 통상 30g까지 사용하고 그러지 않으면 효과가 나지 않는다고 하였다. 난임을 동반한 환자에게는 월경기간이 아닐 때 보신조충補腎調沖하는 약물을 종종 사용하였고, 보신補腎 약물 중에 녹각상鹿角霜을 가장 애용하였다. 채소손 선생은 황체기에 보신補腎을 더욱 중요하게 여겼는데, 녹각상鹿角霜은 녹각을 졸여서 녹각교를 만든 후 남은 찌꺼기로 보충하는 힘이 비교적 약하지만 녹각鹿角의 뜨거운 성질을 피하고 니체膩滯하지 않아 온보신양溫補腎陽하는 좋은 약품이다. 구판龜板을 배합하면 임독맥任督脈을 보충하여 난포를 발육시키고 황체를 건강하게 하는 등의 매우 좋은 작용이 있다.

07 임상치료효과의 평가

상하이중의약대학부속 룽화龍華의원과 상하이시 중의의원진료소에서 채씨 주기이론을 채용하여 자궁내막증의 난임 58례를 치료하였고, 필자는 이제 그 치료효과에 대해 아래와 같이 분석하였다.

(1) 연구대상

① 임상자료

병례는 상하이중의약대학부속 룽화龍華의원과 상하이시 중의의원진료소의 자료에서 선택하였다. 진단기준은 중국중서결합학회 산부인과 전문위원회 제3회 학술회의 개정기준에 의거하였다.

(1) 점진적인 월경통.

(2) 월경기에 소복부, 요천골의 불편감이 있고 점차 증가된다.

(3) 주기적으로 직장에 자극 증상이 있고 점차 증가된다.

(4) 후질원개, 자궁엉치인대(uterosacral ligament) 혹은 자궁협부에 압통성 결절.

(5) 부속기가 포괴와 유착되어 포막包膜 결절감을 동반하고, 난관은 뚫려 있다.

(6) 월경 전후의 부속기에 상술한 종괴의 크기 변화가 뚜렷하다(항염증 치료를 하지 않은 상태).

(1), (2), (3)과 (4), (5), (6) 중 각 1항씩 있고, 두 항목이 모두 존재할 때 임상진단 혹은 복강경 검사를 통해 확진한다.

포함된 기준은 《중약신약임상연구지도원칙中藥新藥臨床研究指導原則》과 위생부의 "십일오十一五"기획 교재 제7판 《부산과학婦產科學》을 참고하여 제정했다. 환자들은 자궁내막증 진단기준에 부합하면서 아울러 난임이다. 모두 선천적인 생리적 결함이 있거나, 기형으로 난임이 되었거나, 혹은 유전인자로 난임이 되었거나, 이전 검사에서 자궁근종, 자궁발육불량의 소견이 있거나, 남편에게 생식기능 이상이 있거나, 심혈관, 간, 신과 조혈계통 등의 심각한 원발성 질환을 동반하거나, 정신병 환자 등은 모두 배제할 필요가 있어 관찰대상으로 하지 않았다.

(2) 연구방법

① 투여방법

㉠ 월경기 이외의 시기

• 내이Ⅲ방內異三方(기초 처방)

【구성】 운복령雲茯苓, 계지桂枝, 조각자皂角刺, 석견천石見穿, 아출莪朮, 수질水蛭 등.

【효능】 화어산결化瘀散結, 수척통락搜剔通絡.

【용법】 월경이 끝난 후 복약을 시작해서 월경 3일 전에 복약 중지.

㉡ 기초 처방의 주기 용약

• 잉Ⅰ방孕一方

【구성】 운복령雲茯苓, 생지生地, 노로통路路通, 회우슬懷牛膝, 제황정制黃精, 맥동麥冬, 음양곽

淫羊藿, 석남엽石南葉, 공정향公丁香, 강향편降香片.

【효능】 익신전정益腎塡精, 조양통락助陽通絡.

【용법】 월경이 끝난 뒤부터 배란 전까지 복용. 보통 치료 후 환자의 증상과 징후에 뚜렷한 감소가 있거나 생화학지표가 정상이지만 기초체온 측정 시 단상單相인 경우에 본 처방을 가미한다.

ⓛ 잉Ⅱ방孕二方

【구성】 운복령雲茯苓, 생지生地, 숙지熟地, 여정자女貞子, 산유육山萸肉, 맥동麥冬, 녹각상鹿角霜, 선모仙茅, 음양곽淫羊藿, 파극육巴戟肉, 자석영紫石英.

【효능】 육신배원育腎培元, 온후조잉温煦助孕.

【용법】 배란 후부터 월경 3일 전까지 복용. 잉Ⅰ방孕一方을 사용한 상황에서 기초체온 상태에 따라 황체기에 본 처방으로 바꿔 쓴다.

• 변증辨證가감: 임상증상에 따라 가감하여 용약한다.

ⓒ 월경기

• 내이Ⅰ방內異一方

【구성】 당귀當歸, 천궁川芎, 단삼丹參, 천우슬川牛膝, 제향부制香附, 적작赤芍, 오령지五靈脂 등.

【효능】 활혈화어活血化瘀, 조경지통調經止痛.

【용법】 내막증에 월경통을 동반한 환자에게 적용하며, 월경 3일 전부터 월경이 끝날 때까지 복용.

• 내이Ⅱ방內異二方

【구성】 당귀當歸, 생지生地, 단삼丹參, 백작白芍, 향부香附, 생포황生蒲黃, 화예석花蕊石, 숙군탄熟軍炭 등.

【효능】 활혈조경活血調經, 화어지붕化瘀止崩.

【용법】 내막증에 월경과다를 동반한 환자에게 적용하며, 월경 3일 전부터 월경이 끝날 때까지 복용.

② 관찰지표

• 일반적인 상황: 연령, 직업, 문화수준, 기왕력, 생활사, 혼인과 출산력 등을 초진 시 상세히 기록.

• 치료 전후에 환자의 임상증상과 징후를 월경상태, 통증상태, 증상과 설진, 맥진 등을 포함하여 상세히 기록하고, 치료 전후의 기초체온 상태를 상세히 기록하며, 치료 전 월경이 끝난 후에 부인과 검사를 진행한다.

• 초음파검사: 치료 전후에 난포발육과 자궁내막의 상태를 파악한다.

• 성호르몬 수치: 치료 전후 혈청 FSH, LH, E_2, P, PRL 등을 측정하고, 월경주기 제3~7일에 공복 시 정맥혈을 각각 채취하여 방사선면역검사를 한다.

• CA125 측정: 치료 전후 월경주기 제3~7일에 공복 시 정맥혈을 분별채취하여 CA125 수치를 측정하고, 화학발광법化學發光法을 이용해 측정한다.

• 항자궁내막항체: 치료 전후 월경주기 제3~7일에 공복상태 정맥혈을 분별채취하여 항자궁내막항체를 측정하고 효소 결합 면역 침강 분석법을 이용하여 측정한다.

• 사이토카인: 치료 전후 월경주기 제3~7일에 공복상태 정맥혈을 분별채취하여 사이토카인 IL-2, TNF-α, TGF-β를 측정하고 효소 결합 면역 침강 분석법을 이용하여 측정한다.

【역자 보충】

효소결합면역흡착검사

효소결합면역흡착검사(Enzyme-linked immunosorbent assay) 혹은 엘리사(ELISA, 엘라이자)는 항체나 항원에 효소를 표지한 후 효소의 활성을 측정하여 항원-항체 반응의 강도와 그 양을 정량적으로 측정하는 방법으로 현대 생명공학에서 이용되고 있다.

ELISA는 물질을 확인하기 위해 항체와 색깔 변화를 이용하는 시험이다. 액체 시료나 습윤 시료에서 물질의 존재(보통 항원)을 발견하기 위해 고체상 효소 면역 측정법을 사용한 습식 실험 유형의 분석, 생화학 분석의 보편적인 형식이다.

③ 치료효과의 판정

《중약신약임상연구지도원칙中藥新藥臨床研究指導原則》(1993판)을 참고하여 만들었다.

• 뚜렷한 효과: 증상이 기본적으로 소실되었고, 비록 국소의 징후는 남아 있지만 치료기간 중 혹은 치료 정지 후 12개월 내에 임신이 되었거나, 배란성 월경이 회복

된 지 3개월이 되었다.

• 유효: 증상이 완화되었고, 치료 정지 후 3개월 내 증상이 가중되지 않았다. 배란성 월경이 회복되었으나, 아직 3개월의 월경주기에 이르진 못했다.

• 무효: 주요증상에 아무 변화가 없거나 악화되었고 국소병변이 가중되는 추세이다.

④ 통계방법

SPSS18.0 통계 소프트웨어를 이용하여 분석을 진행하고, 정규 분포와 일치하는 측정 데이터를 평균±표준편차를 사용하여 나타내고, 치료 전후의 비교에는 두 표본에 T-test를 사용한다. 정규 분포와 일치하지 않는 자료는 중앙치(사분위범위)를 이용하여 표시하고, Rank sum test를 이용하여 통계분석을 진행한다. 등급을 나눈 자료는 non-parametric test를 이용한다.

(3) 연구결과

① 일반 자료

58례의 내원 환자 중, 나이는 최소 25세에서 최대 43세로 평균 연령은 32.52세이고, 그중 25세 이하는 1명, 26~29세는 14명, 30세 이상은 43명이다. 과다 월경은 30례이고 점적 월경은 17례이며, 월경량이 정상인 경우는 11례이다. 월경 시 복통은 38례이고 월경통이 없는 경우는 20례이다. 1년 정도의 난임환자는 16명이고, 2~3년 동안 난임환자는 26명, 3년 이상의 난임환자는 16명이다. 유산 기왕력이 없는 환자(원발성 난임)는 33례이고, 유산 기왕력이 있는 환자(속발성 난임)는 모두 25례로 그중 1~2번의 유산은 24례이고, 3번 이상의 유산은 1례이다. 이전에 복강경 수술을 받은 환자는 39명, 개복수술을 받은 환자는 3명, 수술 기왕력이 없는 환자는 16명이다. 이전에 호르몬 치료를 받은 환자는 32명, 호르몬 치료를 받은 적이 없는 환자는 26명이다.

② 결과분석

• 전체 치료효과: 58례의 내막증 난임환자 중, 뚜렷한 효과는 23례로 그중 임신

은 18례이고, 배란성 월경을 회복한 지 3개월 되는 환자는 5례이다. 유효는 28례로 모두 증상이 완화되었고, 그중 배란성 월경을 회복하였으나 3개월의 주기에 미치진 못한 경우는 12례이다. 무효는 7례이고, 총 유효율은 87.9%이다. 18례의 임신 증례 중, 1번의 치료과정(3개월) 내 복약으로 임신된 경우는 6례이고, 2번의 치료과정(6개월) 내 복약으로 임신된 경우는 9례이며, 치료를 중지하고 12개월 내에 임신된 경우는 3례로, 총 임신율은 31%이다.

• 치료 전후 월경통의 변화 상황: 중약신약임상연구지도원칙中藥新藥臨床硏究指導原則(93판) 중 월경 증상의 평점 기준에 따라, 38례 월경통 환자 중 8례는 항문이 빠질 듯한 통증肛門墜痛을 동반하고, 11례는 성교통을 동반하며, 단기간에 치유된 경우는 4례(경증2례, 중등도1례, 중증1례), 뚜렷한 효과는 9례(중등도6례, 중증3례), 유효 21례(경증8례, 중등도5례, 중증8례), 무효 4례(경증1례, 중등도1례, 중증2례), 총유효율 90%로 월경통의 양상은 뚜렷하게 개선되었다.

• 치료 후 기초체온(BBT) 변화 상황: 58례의 병례 중, 50례의 환자에게 BBT 측정을 진행하였고, 마쓰모토 유형(그림1)에 따라 50례의 환자 중에 치료 전은 Ⅰ형(전형적 쌍상 체온) 5례, Ⅲ－Ⅵ형(황체기능부전이 의심) 25례, Ⅶ형(무배란의 단상체온) 20례였다. 치료 후의 BBT 측정에서는 Ⅰ형(전형적 쌍상 체온) 19례, Ⅲ－Ⅵ형(황체기능부전이 의심) 21례, Ⅶ형(무배란의 단상체온) 10례였다.

• 치료 전후 난포발육 상황: 난포 검사를 한 22례의 환자 중, 4례는 양측 난소에 자궁내막종이 있어 난포발육 상황을 볼 수 없었다. 나머지 18례 중, 치료 전 소난포小卵泡(직경$<$15mm)인 경우가 15례, 우성난포(직경$\geq$15mm)인 경우가 3례였고, 치료 후 소난포가 7례, 우성난포는 11례였다.

• 치료 전후 항자궁내막항체(EMAb)의 변화 상황: 23례의 환자에서 치료 전 EMAb 양성은 12례이고, 약양성은 4례, 음성은 7례로 총 양성률은 70%였다. 치료 후 EMAb 양성은 3례, 약양성은 2례, 음성은 18례로 총 양성률은 22%로 치료 후가 치료 전보다 분명히 월등했다.

• 치료 전후의 혈액내분비 변화 상황: 혈액 내분비의 6항목의 지표 중 T, FSH, LH, P의 치료 전후를 비교하였는데, 통계학적 의의는 없었다($P>0.05$). E_2의 치료 전후를 비교하였을 때 뚜렷한 차이가 있었고($P<0.01$), PRL의 치료 전후를 비교하였을

때 통계학적 의의는 없었다(P>0.05). [표5]를 보자.

[표5] 혈액내분비 변화 상황의 비교

지표	case	치료 전	치료 후	Z치	P치
T(nmol/L)	27	0.70(0.61)	1.02(0.46)	-1.466	0.143
E_2(pmol/L)	27	139.1(97.8)	196.5(138.1)	-2.739	0.006*
FSH(IU/L)	27	7.0(2.5)	7.6(4.6)	-0.889	0.374
LH(IU/L)	27	4.83(4.2)	5.1(2.52)	-0.228	0.819
P(nmol/L)	25	1.4(1.0)	1.1(1.1)	-0.486	0.627
PRL(mIU/L)	27	424.8(213.2)	337.5(216.8)	-2.475	0.013**

주: *는 P<0.01, **는 P<0.05

• 치료 전후 CA125 변화 상황: 23례의 환자에서 치료 전에 혈청 CA125 함량은 63.7±154.6(U/ml)였고, 치료 후 혈청 CA125 함량 평균수치는 47.6±62.1(U/ml)이고, 치료 전후를 비교했을 때 통계학적인 의의가 있었다(P〈0.05).

• 치료 전후 사이토카인 TNF, TGF, IL-2의 변화 상황: [표6]에서 알 수 있듯이, 치료 후 사이토카인 TNF-α, IL-2, TGF-β는 모두 다양한 수준으로 떨어졌고, 그 중 TNF-α는 치료 전후에 현저한 차이가 있었으며(P〈0.01), IL-2는 치료 전후의 차이에 통계학적 의의가 있었으며(P〈0.05), TGF-β는 치료 전후의 차이에 통계학적 의의가 없었다(P>0.05).

[표6] 사이토카인 TNF, TGF, IL-2 변화 상황 비교

사이토카인	case	치료 전	치료 후	Z치	P치
TNF-α(pg/ml)	20	9.750(12.575)	5.55(4.925)	-2.389	0.017*
IL-2(pg/ml)	20	19.10(49.725)	8.95(17.175)	-2.035	0.042**
TGF-β(pg/ml)	20	89.40(131.23)	60.15(84.575)	-1.531	0.126

주: *는 P<0.01, **는 P<0.05

(4) 토론

① 임상 치료효과 분석

임상관찰한 58례의 자궁내막증 난임 중, 18례는 임신되어 임신율은 31%이고, 5례는 배란성 월경을 회복한 지 3개월이 되었고, 28례는 증상이 완화되었고 그중 배란성 월경을 회복하였으나 아직 3개월이 되지 못한 환자가 12례로, 총 유효율은 87.9%이다. 이는 채씨의 주기요법이 내막증으로 유발된 난임을 치료하는 데 유효하고, 배란성 월경을 회복하는 데 뚜렷한 효과가 있다는 것을 잘 보여준다.

② 월경통의 개선에 대한 상황

EM(자궁내막증, 간략히 내이증內異症이라 한다) 환자는 자주 진행될수록 심해지는 월경통이 임상에서 나타나는데, 일부는 항문추통(항문이 빠질 것 같은 통증) 혹은 성교통을 동반하기도 한다. 채소손 선생은 내막증의 통증은 어혈瘀血이 안에서 뭉쳐서 기혈氣血이 통하지 않기 때문이며, 또한 내막증은 체내 출혈로 어혈瘀血이 밖으로 나갈 길이 없기 때문에 월경을 여러 번 할수록 통증이 더 심해진다고 보았다. 이로 인해 내막증의 월경통을 치료하는 데에는 당연히 활혈화어活血化瘀가 기본 치료법칙이 되어야 하고, 마땅히 단계를 나누어 급즉치기표急則治其標, 완즉치기본緩則治其本해야 하고, 구분을 분명하게 해야 한다. 본 연구 중, 38례의 환자는 다양한 정도의 월경통이 있었는데, 치료 후 완치는 4례, 뚜렷한 효과는 9례, 유효는 91례로 총 유효율은 90%에 달했고, 환자의 월경 복통의 양상은 눈에 띄게 개선되었다.

채소손 선생은 주기용약의 방법으로 환자의 월경통 증상을 개선하여, 환자의 삶의 질과 신체 면역기능을 끌어올렸고 이에 따라 임신율을 증가시켰다. 내이 I 방內異一方 중 실소산失笑散(포황, 오령지)은 활혈화어지통活血化瘀止痛하고, 현호색玄胡索은 행기지통行氣止痛하고, 몰약沒藥과 혈갈血竭은 산혈거어지통散血祛瘀止痛하는데, 월경 3일 전에 복용하여 환자의 월경통을 완화하는 데 도움을 줄 수 있다. 월경이 끝난 후에는 내이 III 방內異三方으로 소징산결消癥散結하여 징하癥瘕를 축소시키고 기혈氣血을 통창시켜, 다음 월경복통 또한 완화시킬 수 있다. 현대연구에서는, 골반강 내막증의 자궁내막은 대량의 프로스타글란딘(PG)을 생산하여 복강액의 PG함량을 증가시킴으로써 대량의 대식세포(Macrophage)가 복강으로 들어와 고도의 활성을 일으키고 이에 따라 임신을 방해한다고 밝혔다. 당연히 PG의 함량이 낮아지면 EM환자의 월경통 증상은 뚜렷이 개선되고, 동시에 일부 환자의 임신을 촉진할 수 있다. 채 씨의 내이內異 계열 처방은 체내의 PG함량을 낮춤에 따라 대식세포의 침입과 활성을 감소하여 임신율을 높인다.

③ 기초체온(BBT)의 변화 상황

BBT 측정은 난포발육상황, 배란상황 및 황체기능상황 등을 관찰하는 일종의 부인과 임상에서 상용하는 방법이다. 이러한 방법은 간편하고 비외상성이며 가격도 저렴하고 정확도도 비교적 높아서, 특히 월경불순이거나 난임환자에게 적합하다. 마쓰모토 BBT분류는 BBT곡선을 7가지 유형으로 나누는데, Ⅰ형은 전형적인 쌍상雙相형이고, Ⅶ형은 단상單相 무배란형이고, Ⅲ－Ⅵ형은 황체기능부전을 의심할 수 있다. 본 연구 중 58례 환자에서 50례는 BBT측정을 진행하였고, 결과는 다음과 같다.

- 치료 전 전형적인 쌍상雙相체온(Ⅰ형)은 5례였고, 치료 후는 19례였다.
- 황체기능부전이 의심되는 경우(Ⅲ－Ⅵ형)는 치료 전 25례였고, 치료 후 21례였다.
- 단상으로 무배란 체온(Ⅶ형)은 치료 전 20례였고, 치료 후 10례로 줄었다.

이는 내막증 환자의 배란 기능과 황체 기능은 다양한 정도로 손상되어 있었고, 이것은 내막증 환자에게 신腎－천계天癸－충임衝任－포궁胞宮 생식축의 기능실조가 나타났으며, 난소기능의 실조를 유발하여 정상적인 배란과 황체기능에 영향을 주는 것과 관련이 있을 수 있음을 시사한다. 채소손 선생은 활혈화어活血化瘀를 통해 일정 단계까지 이른 후에 다시 여기에 보신補腎주기요법을 더하여 임신에 도움이 되도록 하였다. 잉Ⅰ방孕一方은 육신통락育腎通絡하는데, 처방 중 음양곽淫羊藿, 석남엽石楠葉, 공정향公丁香 등은 보신조양補腎助陽하여 기초체온의 상승을 촉진하고, 노로통路路通은 활혈통락活血通絡하여 난자가 충분히 정상적으로 배출되도록 하였다. 배란 후에는 잉Ⅱ방孕二方을 사용하여 육신배원育腎培元하는데, 처방 중 녹각상鹿角霜, 파극천巴戟天, 음양곽淫羊藿, 자석영紫石英 등은 온보신양溫補腎陽하여 정상적 황체기능을 유지함으로써 임신을 위한 준비를 하였다.

④ 난포발육의 변화 상황

난포의 정상 발육은 난자 배출의 전제조건이고, 난포발육의 정상 여부는 난소예비력과 직접적인 관계가 있다. 연구에 따르면 EMs환자의 난소예비력은 떨어져 있고, 이것은 환자 체내에 존재하는 IL-8과 같은 약간의 사이토카인과 관련이 있다. 난소예비력의 하강은 난모세포의 품질이 저하됨으로써 일어나는데, 난포의 형성시간이 길어지고 난포발육에 장애를 받으며, 결과적으로 우성난포를 형성할 수 없고 임신에 영향을 주게 된다. 본 연구에서 치료 전 소난포는 15례, 우성난포는 3례였고, 치료 후 4례는 임신되었고, 소난포는 7례, 우성난포는 7례였다. 이로써 우리가 추측할 수 있는 것은, 채씨 주기요법이 난포발육을 개선하고 우성난포의 형성을 촉진하는 측면에 양호한 작용을 한다는 것이다. 이것은 활혈화어活血化瘀한 후에 보신조주법補腎調周法을 운용하여 환자 체내의 신기腎氣가 채워지고 신음腎陰과 신양腎陽이 평온해지면 이에 따라 난포발육에 도움이 되는 것과 관련이 있을 수 있다.

⑤ 항자궁내막항체의 개선 상황

항자궁내막항체(EMAb)는 자궁내막을 표적 항원으로 여겨, 일련의 면역병리반응을 일으키는 자가항체(autoantibody)이다. EMAb는 자궁내막과 결합한 뒤에 내막층에 임파구와 단핵세포가 침윤되게 하고, 항체매개의 세포독성을 만들어 내막샘의 분비가 부족하도록 하여 배아의 착상을 불리하게 만든다. 일부 학자들은 실험연구를 통해 내막증 환자의 체내 혈청 EMAb의 수준이 정상인과 비내막증 부인과 질환 환자에 비해 월등히 높다는 것을 발견하였고, 보조적인 진단지표 중 하나로 삼았다. 본 연구에서 치료 전 환자의 혈청 EMAb 양성률은 70%였고, 치료 후에는 22%가 되었다. 이는 채씨 주기요법이 뚜렷하게 혈청 EMAb의 수준을 떨어뜨리고, 자궁강내 환경을 개선하고, 내막샘의 정상 분비를 촉진하여, 배아가 원활히 착상할 준비를 끝내도록 한다는 것을 보여준다. 그 기제에 대한 진일보한 추측은 내이Ⅲ방內異三方 중 활혈화어活血化瘀류 약물(계지복령환桂枝茯苓丸, 석견천石見穿 등)이 자궁의 미세순환을 개선하고, 혈액 점조도를 낮추고, 면역세포의 독성 부착 및 침윤을 억제하고, 포괴包塊와 혈종의 흡수를 촉진하고, 유리산소를 깨끗이 없애고 칼슘이온의 유입을 차단하므로, 이에 따라 항체는 음성이 되어 임신 성공률을 높이는 것과 연관된다는 것이다.

⑥ 혈액 내분비에 대한 영향

시상하부–뇌하수체–난소 생식축은 부녀의 생리와 병리에 영향을 미치는 중요한 요소이다. 생식축의 기능에 손상을 입게 되면 여성 체내의 내분비 평형에 문란한 상태가 발생하고, 이에 따라 일련의 임상증상이 발생한다. 이전의 임상과 실험 연구 중 발견한 것은 EMs와 합병된 난임환자는 쉽게 고프로락틴혈증이 발생하고, 또한 프로락틴(PRL)의 고저와 EM의 경중이 상관성을 띤다는 것이다. 또한 일부 연구에서는 EM환자의 난포에서는 이른 시기에 난소 정맥혈 중 에스트라디올(E_2)이 하강하고 프로게스테론은 증가하여, 다음 주기의 난포발육에 영향을 주고 난소과립세포의 LH수용체 형성을 방해함에 따라 배란과 배아의 착상에 영향을 준다고 밝혔다. 본 연구에서 보여주듯이, 난포기에 측정한 혈액 내분비 수치 중 에스트라디올(E_2)은 치료 전후를 비교하면 분명한 차이가 있었고($P<0.01$) 치료 후의 수치가 더 높았으며, 프로락틴(PRL)은 치료 전후를 비교했을 때 통계학적으로 유의한 차이가 있었고($P<0.05$), 치료 후의 수치는 하강하였다. 그리고 T, FSH, LH, P는 치료 전후를 비교했을 때 통계학적인 차이가 없었고($P>0.05$), 이는 이전의 문헌보고와 기본적으로 부합했다. 채씨 주기요법이 체내 에스트로겐 수준을 높이고, PRL이 지나치게 높아져 발생한 배란장애를 해소하며, 더 나아가 월경실조 및 난임을 개선하였다. 그 작용기전은 내이Ⅲ방內異三方 중 활혈화어活血化瘀류 약물이 난소 혈액순환을 개선하고 난소 내분비기능을 높이며 보신補腎 약물이 시상하부–뇌하수체–난소 기능축을 조절하여, 에스트로겐 레벨을 증가시키고 프로락틴 레벨을 낮춤으로써 정상 월경주기와 배란을 회복함에 따라 임신확률을 높이는 것이다.

⑦ 혈청 CA125의 개선 상황

CA125는 일종의 배아 체강상피, 뮐러관(Müllerian duct) 유도체와 췌생물 조직 중 존재하는 일종의 막항원으로, 단일클론항체 OC125와 함께 특이적 결합을 일으키며, 복막·흉막·심장막·난관내막·자궁내막·자궁경부내막 조직에서 모두 CA125를 측정할 수 있다. EMs환자의 혈청 CA125 수치가 높아지는 현상은 일찍이 증명되었다. 일부 연구에서는 내막증 환자의 이소성 내막상피세포가 분비한 CA125 수치는 질병 정도가 심할수록 높아지는 것을 보여주었다. 다른 연구에서는 EMs 난임환자의 체외수정(IVF–ET)은 결국 CA125와 관련이 있는데, EMs그룹의 혈청 CA125 수치는 IVF–ET의 부작용과 양의 상관관계가 있었고, r=0.427였다. 이것이 말하는 것은, 혈청 CA125의 수치가 높은 것은 임신실패의 원인 중 하나라는 것이다. 본 연구에서는 EMs 난임환자의 체내의 높은 CA125 수치가 치료 후 떨어졌으며, 그 차이가 통계학적인 의의가 있다는 것을 증명하였다. 이는 채씨 주기요법이 혈청 CA125 수치를 떨어뜨리고, 임신에 대한 부작용을 감소시켜 임신율을 높임을 입증하였다.

⑧ 사이토카인 TNF–α, IL–2, TGF–β에 대한 영향

EMs환자 체내에는 여러 가지 생식과정을 방해하는 사이토카인이 존재하는데, 이 몇몇 인자들은 여러 방식을 통해 생식의 각 단계에 영향을 주고, 생식환경을 파괴하고, 최종적으로 난임을 일으킨다. 본 연구에서는 EMs 난임과 밀접한 관련이 있는 TNF–α, IL–2, TGF–β 3종의 사이토카인의 치료 전후 혈청 함량의 변화를 비교하여 채씨 주기요법이 EMs 난임을 치료하는 작용기전을 연구하고, 채씨 주기요법이 어떻게 중요한 작용을 발휘하는지에 대해 진일보한 연구를 위한 토대를 만들었다.

TNF–α는 인간 황체세포의 프로게스테론 생성에 대해 현저한 억제작용이 있어, 황체기능이 불완전하도록 만듦으로써 수정란의 착상에 영향을 주고, 이에 따라 난임을 일으킨다. 따라서 채소손 선생은 보신조주법補腎調周法을 치료에 융합하여, 난포의 발육을 촉진하고 황체기능을 온전하게 하였다. 본 연구에서는 치료 전 환자 체내의 상승된 TNF–α 수치가 치료 후에 하강하였는데, 그 차이에 분명한 통계학적 의의가 있었다(P<0.01). 추측컨대 잉Ⅰ방孕一方, 잉Ⅱ방孕二方 중 보신補腎 약물(음양곽, 파극천 등)이 내분비를 개선하며 우성난포의 발육을 촉진하고, 또한 프로게스테론 생성을 촉진하여 황체기능을 온전하게 하고, 수정란의 착상을 도울 수 있다고 본다.

형질전환증식인자β(TGF–β)는 일종의 광범위한 생물학 작용을 가진 다기능 활성 펩타이드로, 배아의 생장, 종양의 증식, 상처 유합, 염증반응, 면역조절에 모두 매우 중요한 작용을 지니고 있다. EMs 환자는 체내의 TGF–β가 높게 나타나는데, 높은 수치의 TGF–β는 섬유모세포의 증식, 교원질의 침전과 섬유단백의 형성을 촉진한다. 이는 골반강의 유착을 일으켜 난관이 부드럽게 연동하는 생리적 특징을 잃어버리고, 비틀리고 딱딱해져 난관벽이 두꺼워지게 되고, 난관 채집기능과 수정란의 수송을 변화시켜 난임을 일으킨다. 본 연구에서 환자의 치료 전 TGF-β 수치는 비교적 높았지만 치료 후 하강하였고, 비록 그 차이에 통계학적 의의는 없었다. 다만 우리가 추측할 수 있는 것은, 본 치료법이 높은 수치의 TGF-β를 떨어뜨리고, 섬유모세포의 증식과 교원질의 침전, 섬유단백의 형성을 억제하여 비틀린 난관의 구조와 기능을 정상으로 회복시키고, 이에 따라 임신을 돕는다는 것이다. 이것은 내이Ⅲ방內異三方 중 활혈화어活血化瘀 약물(계지복령환, 석견천, 수질, 아출 등)이 염증흡수를 촉진하고, 골반강의 유착을 해소하는 등의 작용과 관련이 있다.

인터루킨-2(IL-2)는 활성 보조 T세포로 인해 만들어진 사이토카인으로, 그 생물학 활성은 매우 중요하여 신체의 정상 면역기능 집행을 보장하는 필요 요소이다. EMs 난임환자의 T림프구는 활성 상태로 있는데, 활성 정도가 정상 가임기여성보다 뚜렷이 높다. 그래서 IL-2와 림프구의 전환율 간에는 뚜렷한 직선의 양의 상관관계가 있다. 활성화된 T 림프구는 정자와 난자를 탐식하고, 항자궁내막항체를 생산하며, 신체의 체액성 면역과 세포성 면역의 반응을 증가시키는 등 생식 면역작용을 하여 임신을 방해한다. 이러한 결과는 어째서 경미한 내막증 환자가 골반강에 분명한 해부학적 변화가 없음에도 임신되지 않는지를 설명할 수 있다. 본 연구에서는 치료 전 높았던 환자의 IL-2 수치가 치료 후에 하강하였고, 그 차이가 통계학적 의의가 있음을 보여준다($P<0.05$). 이것은 채씨 주기요법이 IL-2의 수치를 저하시킴으로써, 효과적으로 T 림프구의 활성을 억제하고 항내막항체의 생산을 감소시키며 신체의 면역기능을 개선시키고, 궁극적으로 임신이 되는지를 잘 설명해준다.

(5) 대표 임상례

① 임상례1

시席 씨, 여성, 32세.

【초진】 2011년 6월 7일

환자는 피임하지 않은 2년간 임신되지 않았다. 2005년에 한 명의 여아를 출산하였고, 2008년과 2009년에 자연유산을 한 차례씩 하였으며, 이후에 피임하지 않은 2년간 다시 임신되지 않았다. 2010년 12월 초음파에서 자궁 크기는 59mm×60mm×51mm, 내막두께는 7mm였다. 좌측 난소 크기는 37mm×37mm×28mm으로 무에코 영역이 보이고, 안쪽으로 크기가 32mm×35mm인 밀집된 점상의 에코가 보였다. 우측 난소 크기는 25mm×24mm×16mm이다.

참고 사항으로 좌측 난소내 혼탁액 부분이 있고(좌측 초콜릿낭종 가능성), 현재 자궁, 우측 난소에는 특별한 이상은 없다. 2011년 3월 성호르몬 검사의 6항목은 다음과 같다.

FSH	LH	PRL	E_2	P	T
10.6 IU/L	3.1 IU/L	292 mIU/L	97.73 pmol/L	1.1 nmol/L	0.34 nmol/L

CA125: 48 U/ml(정상치<35 U/ml)

부인과 검사에서 질의 후벽원개에 압통과 결절이 있다. 평소 월경주기는 30일이고, 월경기간은 3일이며, 월경량은 적고, 월경색은 암담暗淡하고 혈괴가 있다. 월경통이 있으며, LMP는 5월 8일이다. 요산腰酸하고 기운이 없고, 두훈실면頭暈失眠, 대변이 자주 묽어지고, 설담홍舌淡紅, 태박백苔薄白, 맥침세脈沈細하다.

신허혈어腎虛血瘀이므로 활혈화어活血化瘀, 조경지통調經止痛을 치법으로 한다.

> 당귀當歸 9g, 단삼丹參 12g, 천우슬川牛膝 9g, 제향부制香附 9g, 천궁川芎 6g, 적작赤芍 9g, 제몰약制沒藥 6g, 제유향制乳香 6g, 현호색玄胡索 12g, 생포황生蒲黃 18g, 오령지五靈脂 9g, 혈갈血竭 3g, 천속단川續斷 12g, 구척狗脊 12g ×7제

【재진】 2011년 6월 14일

LMP는 6월 8일로 월경은 정확한 날에 시작되었고, 월경통은 완화되었으며, 허리가 약간 시큰하고, 다른 불편함은 없었다. 설홍舌紅, 태박백苔薄白, 맥세脈細하다. 치법으로는 활혈화어소징活血化瘀消癥하고 육신통락育腎通絡을 추가한다. 월경이 끝난 후에 아래 처방을 복용하고, BBT를 측정하도록 하였다.

> 복령茯苓 12g, 계지桂枝 3g, 적작赤芍 12g, 단피丹皮 9g, 도인桃仁 9g, 조각자皂角刺 27g, 자충䗪蟲 9g, 석견천石見穿 30g, 아출莪朮 9g, 생지生地 12g, 숙지熟地 12g, 회우슬懷牛膝 9g, 노로통路路通 9g, 맥동麥冬 9g, 음양곽淫羊藿 12g, 제황정制黃精 12g, 천속단川續斷 12g ×7제

【3진】 2011년 6월 21일

월경중기에 이르렀고, BBT는 아직 오르지 않았고, 허리가 약간 시큰하고, 다른 불편한 점은 없었다. 설담홍舌淡紅 태박백苔薄白, 맥세脈細하다. 활혈화어活血化瘀를 치법으로 삼고, 육신배원育腎培元을 추가한다.

복령茯苓 12g, 계지桂枝 3g, 적작赤芍 12g, 단피丹皮 9g, 도인桃仁 9g, 조각자皂角刺 27g, 자충䗪蟲 9g, 석견천石見穿 30g, 아출莪朮 9g, 생지生地 9g, 숙지熟地 9g, 파극천巴戟天 12g, 맥동麥冬 12g, 선모仙茅 9g, 음양곽淫羊藿 12g, 녹각상鹿角霜 12g, 여정자女貞子 9g, 산유육山萸肉 9g, 자석영紫石英 15g ×14제

이처럼 월경주기에 맞춰 조리하여 3개월 뒤에는 월경량이 늘었고, 월경혈색은 선홍하며, 요산腰酸과 두훈頭暈은 소실되었다.

초음파 재검: 좌측 난소내 무에코 영역이 28mm×26mm로 낭종이 축소되었고, 반년 후 측정한 hCG는 양성으로 임신에 성공하였다. 일찍이 두 차례 자연유산 기왕력이 있으므로 바로 입원하여 보태保胎하도록 권하였고, 이후 임신 5개월에 추적조사하였는데 이상이 없었다.

【부연설명】 자궁내막증은 각종 원인으로 인해 난소 예비능력이 떨어져 난포의 발육이 불량해지고 우성난포가 형성되지 않아 난임에 이르게 된다. 본 의안의 환자는 이미 한 명의 여아를 출산하였고, 이후에 두 차례 자연유산을 하였다. 월경량은 적고 색담色淡하며, 요산腰酸하고 두훈頭暈이 있어 신허腎虛를 고려하였다. 초진 시에 월경이 오려고 하였고, 환자는 월경통을 동반하였기에 내이 I 방內異一方을 사용하여 조경지통調經止痛하였다. 처방 중에 당귀當歸, 천궁川芎, 단삼丹參은 활혈조경活血調經하고, 현호색玄胡索, 몰약沒藥은 활혈산어活血散瘀, 이기지통理氣止痛한다. 생포황生蒲黃, 오령지五靈脂는 활혈거어活血祛瘀, 통리혈맥通利血脈하고, 요산腰酸하여 불편하므로 천속단川續斷, 구척狗脊을 더하여 보간신補肝腎, 강근골強筋骨하였다. 두 번째 진료에서 월경통이 완화되어 치료에 대한 믿음이 생겼고, 이 시기에 월경이 마침 끝났다. FSH〉10 IU/L로 난소예비력이 하강하여 난포발육이 불량하므로 채소손 선생은 내이Ⅲ방內異三方과 잉 I 방孕一方을 합

방하여 활혈화어活血化瘀, 육신통락育腎通絡함으로써 난포의 생성과 배출을 도왔다. 세 번째 진료 시에 월경중기에 이르렀고, 내이Ⅲ방內異三方과 잉Ⅱ방孕二方으로 바꾸어 합방하여 활혈화어活血化瘀, 육신배원育腎培元함으로써 황체기능을 유지하였다. 치료 3개월 후, 환자는 월경량이 늘었고, 월경색이 선홍하며, 요산腰酸하고 기운이 없는 등의 신허부족腎虛不足의 표현은 줄어들었고, 낭종 또한 축소되었다. 반년 후 환자는 임신에 성공하였다.

② 임상례2

장蔣 씨, 여성, 33세.

【초진】 2010년 12월 1일

피임하지 않은 2년간 임신되지 않았고, 속발성 월경통이 7년 되었으며, 1년 전부터 더 심해졌다. 환자는 2003년에 월경통이 점차 심해져 검사를 하였고 양측 초콜릿낭종을 발견하였다. 2008년 복강경으로 초콜릿낭종에 전기소작술을 시행하였으나, 시술 후 월경통이 완화되지 않았고, 현재 월경복통이 매우 심하다. 평소 월경량이 적고, 월경색이 어두우며 혈괴가 있고, 통증은 심하며, 따뜻하게 하면 덜해진다. LMP는 11월 15일이다. 결혼한 지 2년 되었고 피임하지 않았는데 임신되지 않았다. 평소 추위를 타고 손발이 차며, 대하량이 많고 투명하며 묽고, 식욕이 좋지 않고, 수면도 편하지 않으며, 대변이 제대로 형성되지 않았다. 2010년 11월 초음파에서 자궁 크기가 58mm×60mm×62mm이고, 자궁근층의 음영은 덜 고르게 나타나 자궁선근증임을 나타내었다. 2010년 11월 CA125는 74.8 U/ml(정상 수치<35 U/ml)였다. 설암홍舌暗紅, 태박백苔薄白하고 혀 가운데 뿌리는 태가 약간 니微膩하고, 맥약세脈略細하였다.

한응혈어寒凝血瘀로 보고, 중기에 이르렀으므로 먼저 육신배원育腎培元을 치법으로 한다.

운복령雲茯苓 12g, 생지生地 9g, 숙지熟地 9g, 선모仙茅 9g, 음양곽淫羊藿 12g, 파극천巴戟天 12g, 자구판炙龜板 10g, 녹각상鹿角霜 12g, 여정자女貞子 9g, 육종용肉蓯蓉 9g ×14제

【재진】 2010년 12월 15일

LMP는 12월 14일이다. 월경이 때에 맞게 왔고, 월경색은 어두우며 혈괴가 있고, 월경통이 극심하여, 오심·구토를 동반하고 따뜻하게 하면 완화되었다. 몸과 손발이 차며, 대변이 정상적으로 형성되지 않는다. 지난달에 BBT는 쌍상雙相이나 전형적이진 않았고, 설암홍舌黯紅, 태박백苔薄白하고 맥세脈細하다. 월경기이니 활혈화어活血化瘀, 산한지통散寒止痛을 치법으로 한다.

당귀當歸 9g, 단삼丹參 12g, 천우슬川牛膝 9g, 제향부制香附 9g, 천궁川芎 6g, 적작赤芍 9g, 제몰약制沒藥 6g, 제유향制乳香 6g, 현호색玄胡索 12g, 생포황生蒲黃 18g, 오령지五靈脂 9g, 혈갈血竭 3g, 외목향煨木香 3g, 초백출炒白朮 9g ×7제

【3진】 2010년 12월 22일

월경은 7일간 하였고, 복약 후 월경통은 완화되었다. 추위를 타고 손발이 찬 것 외에 불편한 점은 없었다. 설암홍舌黯紅, 태박백苔薄白하며 맥세脈細하다. 활혈화어活血化瘀하는 치법에 육신통락育腎通絡을 추가한다.

복령茯苓 12g, 계지桂枝 3g, 적작赤芍 12g, 단피丹皮 9g, 도인桃仁 9g, 조각자皂角刺 27g, 자충蟅蟲 9g, 석견천石見穿 30g, 아출莪朮 9g, 수질水蛭 6g, 생지生地 12g, 회우슬懷牛膝 9g, 노로통路路通 9g, 맥동麥冬 9g, 음양곽淫羊藿 12g, 제황정制黃精 12g, 공정향公丁香 3g ×7제

이처럼 반년을 조리한 후 환자의 월경복통은 줄어들었고, 월경색은 선홍하며 혈괴도 줄어들었다. 혈액검사를 다시 했을 때 CA125는 34.8U/ml였고, 기초체온은 쌍상雙相이었다. 임신에 성공하였고, 이후 3월에 추적·조사 시 산모검사에서 이상은 없었다.

【부연설명】 자궁내막증은 반복적으로 전이되는 특징이 있어서 수술해도 근치하기 어렵다. 본 의안에서 환자는 이미 자궁내막종 전기소작술을 하였지만 월경통은 여전하였다. 월경량은 적고, 색은 어두우며 혈괴가 있다. 추위를 타고, 대하가 맑고 묽으며, 설암홍舌黯紅하여 한사응체寒邪凝滯로 보았다. 초진 시 마침 월경중기에 이르러 채

소손 선생은 잉Ⅱ방孕二方을 가감하여 치료하였고, 신기腎氣를 충실하게 하여 다음 월경 혹은 임신을 준비하고자 하였다. 처방 중 운복령雲茯苓, 생지生地, 숙지熟地는 건비익기전정健脾益氣填精하고, 선모仙茅, 음양곽淫羊藿은 온신양溫腎陽, 거한습祛寒濕하고, 녹각상鹿角霜, 파극천巴戟天, 육종용肉蓯蓉은 온신양溫腎陽, 익정혈益精血한다. 다시 자보신음滋補腎陰하는 여정자女貞子, 자구판炙龜板으로 보좌하여, 전체 처방이 보신배원補腎培元의 기능을 한다. 두 번째 진료 시 월경이 왔고, 복통이 매우 심하여 내이Ⅰ방內異一方으로 활혈화어活血化瘀, 산한지통散寒止痛하였다. 몸이 차고 손발이 차갑기 때문에 외목향煨木香을 더하여 온중산한溫中散寒, 행기지통行氣止痛하였고, 대변이 형성되지 않아서 초백출炒白朮을 더하여 건비익기健脾益氣하였다. 세 번째 진료 시 월경이 끝났고, 이때에는 활혈화어活血化瘀에 육신통락育腎通絡하는 치법을 겸하여, 내막증을 치료하는 동시에 난포발육과 배란을 촉진하도록 하였다. 따라서 내이Ⅲ방內異三方과 잉Ⅰ방孕一方을 합하여 치료하였다. 내이Ⅲ방內異三方은 계지복령환桂枝茯苓丸을 기초로 하여 화어소징化瘀消癥하는데, 다시 조각자皂角刺, 자충蟅蟲, 아출莪朮, 수질水蛭을 더하여 소종消腫, 파어破瘀, 산결散結하였다. 잉Ⅰ방孕一方 중 생지生地, 맥동麥冬, 제황정制黃精은 익신전정益腎填精하고, 음양곽淫羊藿, 석남엽石楠葉, 공정향公丁香은 온보신양溫補腎陽하며, 노로통路路通, 강향편降香片은 활혈통락活血通絡하고, 회우슬懷牛膝은 인혈하행引血下行한다. 이렇게 반년을 조리한 뒤에 환자의 월경통은 완화되었고, 월경량은 정상이 되었으며, 안색은 밝아졌고, 추위도 덜 타게 되었다. 재차 혈액검사에서 CA125 수치가 떨어졌고, 치료를 종결하고 임신에 성공하였다.

③ 임상례3

탕唐 씨, 여성, 28세.

【초진】 2010년 11월 7일

피임하지 않았으나 2년간 임신되지 않았다. 환자는 2009년 11월 복강경으로 좌측 난소낭종 절제술과 우측 난소내막종 소작술을 시행하였다. 수술 후에도 2년간 임신되지 않았다. 월경 시 복통이 심했고, 요천골까지 통증이 미쳤으며 진통제를 복용해야만 진통이 되었다. 월경량은 중등도였고, 월경색은 어두웠고 혈괴가 있으며, 혈괴가 배출되어도 통증이 줄어들지 않았다. LMP는 11월 5일이었고, 곧 월경이 끝날 때가 되었다. 평소에 억울감이 있었고, 월경 전에 유방창통이 뚜렷하고 가슴이 답답하여 편하지 않았고, 월경기간에는 항문이 빠지는 듯한 감이 있었다. 소복의 양측에 자통刺痛이 있고, 식욕은 정상이며, 수면도 안정적이고 대소변도 정상이다. 설질암舌質暗, 태박백苔薄白하고, 맥현脈弦하다.

변증辨證이 기체혈어氣滯血瘀에 속하므로 치료는 활혈화어活血化瘀, 육신통락育腎通絡해야 한다. 월경이 끝난 후에 아래 처방을 복용한다.

기초체온을 측정하도록 지시하였다.

> 복령茯苓 12g, 계지桂枝 3g, 적작赤芍 12g, 단피丹皮 9g, 도인桃仁 9g, 조각자皂角刺 27g, 자충蟅蟲 9g, 석견천石見穿 30g, 아출莪朮 9g, 수질水蛭 6g, 생지生地 12g, 회우슬懷牛膝 9g, 노로통路路通 9g, 맥동麥冬 9g, 음양곽淫羊藿 12g, 제황정制黃精 12g, 청피靑皮 6g, 진피陳皮 6g, 시호柴胡 6g ×7제

【재진】 2010년 11월 14일

월경중기에 가까워졌으나 BBT는 아직 상승하지 않았고, 소복부의 양측에 때때로 자통刺痛이 있었다. 다른 불편한 점은 없었다. 설암홍舌暗紅, 태박백苔薄白하고, 맥현脈弦하였다. 육신배원育腎培元을 치법으로 한다.

> 복령茯苓 12g, 생지生地 9g, 숙지熟地 9g, 파극천巴戟天 12g, 맥동麥冬 12g, 선모仙茅 9g, 음양곽淫羊藿 12g, 녹각상鹿角霜 12g, 여정자女貞子 9g, 산유육山萸肉 9g, 자석영紫石英 15g, 청피靑皮 6g, 진피陳皮 6g, 시호柴胡 6g ×14제

재진 후에 환자는 월경 전 유방창통이 뚜렷이 호전되었고, 마음이 편해졌다. 월경이 올 때가 되어서 계속 주기요법으로 치료를 하였고, 3개월 뒤에 환자의 모든 증상은 완화되어 월경이 비교적 수월하게 되었고 혈괴도 감소되었다. 반년 후에 임신이 되었다.

【부연설명】《교주부인양방校注婦人良方》에서 말하길 "임신되지 않는 원인은 뜻대로 되지 않아 기가 막히고 어혈이 되거나 내부에 숙혈이 있어 포궁을 막기 때문이다[不孕

尙可因情志不暢, 氣滯血瘀或內有宿血, 阻滯胞中所致]"라고 하였다. 마음이 편하지 않아 간기肝氣가 펼쳐지지 않고, 기혈氣血의 운행이 원활하지 않게 되어 어혈瘀血이 포궁胞宮을 막게 되는데, 이는 내막증으로 인한 난임의 중요한 원인 중 하나이다. 본 의안 중에 환자는 원래 억울감의 정서가 있어 기기氣機가 원활하지 않은 지 오래되었고, 비록 수술을 하였지만 임신되지 않았다. 소복의 양측에 자통刺痛이 있고, 월경 시 복통이 있으며, 월경 전에 유방창통이 있는 것은 모두 어혈瘀血의 방해로 기기氣機가 원활하지 않아 불통즉통不通則痛하게 된 것이다. 초진 시에 월경기간의 절반이 지났기에 채소손 선생은 활혈화어活血化瘀, 육신통락育腎通絡을 치료원칙으로 삼고, 내이Ⅲ방內異三方과 잉Ⅰ방孕一方을 합하여 가감 치료하였고, 월경이 끝난 후 복용하도록 하였다. 환자가 기기氣機가 원활하지 않음을 고려하여 청피青皮, 진피陳皮 두 가지를 더하여 진피陳皮로 위기胃氣를 조리하여 약물의 흡수를 돕고, 청피青皮로 간기肝氣를 조리하여 기기氣機를 원활하게 하였다. 다시 시호柴胡를 더하여 소간해울疏肝解鬱하여 억울한 감정을 해소하였다. 두 번째 진료 시 월경주기에 가까워졌으므로 잉Ⅱ방孕二方으로 육신배원育腎培元하여 신기腎氣를 충실하게 만들고 황체를 건강하게 만들어 임신의 기초를 마련하고자 하였다. 이렇게 3개월을 조리한 후에 환자의 증상은 대부분 감소하였고, 기초체온도 호전되었고, 통증도 적게 발생하였으며, 각종 불편한 증상 또한 대부분 줄어들었다. 반년 후 환자는 임신에 성공하였다. 2012년 3월 추적·조사 시 여아를 순산하였다.

④ 임상례4

황黃 씨, 여성, 28세.

【초진】2011년 6월 14일

환자는 피임하지 않은 1년 동안 임신되지 않았다. 반년 전에 양측 소복부의 통증으로 불편함이 있었고, 2011년 2월 초음파에서 우측 난소에 45mm×37mm×46mm의 내막종과 좌측 부속기에 균일하지 않은 47mm×39mm×41mm의 덩어리가 있어 양측 난소에 자궁내막종으로 진단받았다. 반년 내에 통증이 반복적으로 발작하였고 때때로 더 심해졌으며 발열과 구토까지 동반하였다. 2011년 5월 다시 초음파검사를 하였고, 자궁의 크기는 54mm×55mm×50mm이었고, 골반강의 좌측에 48mm×

40mm×45mm의 고르지 않은 덩어리와 골반강의 우측에 50mm×35mm×37mm의 고르지 않은 덩어리가 있어 양측의 난소에 내막종이 있음을 보여주었다. 5월 20일에 항자궁내막항체 검사에 양성 반응이었고, CA125 수치는 46.1U/ml였다(정상 수치 <35U/ml). 평소 월경이 앞당겨지고, 월경량은 많고, 색은 암홍暗紅하고, 많은 덩어리에 내막조직이 있었고, 자주 점적출혈을 하여 그치지 않았으며, 월경통은 심하지 않았다. LMP는 5월 23일이다. 마음이 답답하고 쉽게 화가 나며, 입이 마르고, 2일에 한 번 대변을 보며, 설홍舌紅, 태박황苔薄黃하고 맥세脈細하다. 변증辨證이 습열어조濕熱瘀阻에 속하여 활혈화어活血化瘀, 소징산결消癥散結을 치법으로 삼는다.

기초체온을 측정하도록 지시하였다.

> 복령茯苓 12g, 계지桂枝 3g, 적작赤芍 12g, 단피丹皮 9g, 도인桃仁 9g, 조각자皂角刺 27g, 자충蟅蟲 9g, 아출莪朮 9g, 석견천石見穿 30g, 전과루全瓜蔞 12g, 천석곡川石斛 9g ×7제

【재진】 2011년 6월 21일

우측 소복에 때때로 통증이 있었고, 월경기에 가까워졌으나 BBT의 쌍상雙相이 낮은 편이었다. 활혈화어조경活血化瘀調經을 치법으로 삼고 월경이 시작되면 아래 처방을 복용한다.

> 당귀當歸 9g, 생지生地 12g, 초회우슬炒懷牛膝 12g, 단삼丹參 12g, 백작白芍 12g, 제향부制香附 9g, 화예석花蕊石 6g, 생포황生蒲黃 12g, 적작赤芍 9g ×7제

【3진】 2011년 6월 28일

LMP는 6월 22일이고, 월경은 때에 맞게 왔고, 내막의 배출이 이전에 비해 줄어들었다. 2일마다 대변을 보았고, 설홍舌紅, 태약황후苔略黃厚하고 맥미현脈微弦하였다. 활혈화어소징活血化瘀消癥을 치법으로 삼고 월경이 끝난 후 아래 처방을 복용한다.

복령茯苓 12g, 계지桂枝 3g, 적작赤芍 12g, 단피丹皮 9g, 도인桃仁 9g, 조각자皂角刺 27g, 자충䗪蟲 9g, 석견천石見穿 30g, 아출莪朮 9g, 수질水蛭 6g, 전과루全瓜蔞 12g ×7제

【9진】 2011년 9월 1일

LMP는 8월 20일이고 월경은 때에 맞게 왔다. 월경량은 중등도이고 월경색은 선홍하여 약간의 덩어리가 있다. 초음파 검사 시 좌측 난소의 내막종은 40mm×35mm×40mm이고, 우측 난소의 내막종은 42mm×31mm×37mm로 전보다 모두 작아졌다. 미열이 약간씩 발생하고, 정서상태는 좋아졌고, 대변은 하루에 한 번 본다. 설홍태박舌紅苔薄하고 맥세脈細하다. 치법은 활혈화어活血化瘀하고 육신통락育腎通絡을 함께한다.

복령茯苓 12g, 계지桂枝 3g, 적작赤芍 12g, 단피丹皮 9g, 도인桃仁 9g, 조각자皂角刺 27g, 자충䗪蟲 9g, 석견천石見穿 30g, 아출莪朮 9g, 생지生地 12g, 숙지熟地 12g, 회우슬懷牛膝 9g, 노로통路路通 9g, 맥동麥冬 9g, 음양곽淫羊藿 12g, 제황정制黃精 12g ×7제

【10진】 2011년 9월 8일

월경중기에 가까워졌고 BBT는 상승하였고, 다른 불편은 없었다. 설홍舌紅, 태박백苔薄白하고 맥세脈細하다. 활혈화어活血化瘀를 치법으로 하고 육신배원育腎培元을 함께한다.

복령茯苓 12g, 계지桂枝 3g, 적작赤芍 12g, 단피丹皮 9g, 도인桃仁 9g, 파극천巴戟天 12g, 맥동麥冬 12g, 선모仙茅 9g, 음양곽淫羊藿 12g, 녹각상鹿角霜 12g, 여정자女貞子 9g, 산유육山萸肉 9g, 자석영紫石英 15g ×14제

치료한 지 9개월 후 환자는 임신에 성공하였다.

【부연설명】 난소내막양 낭종(자궁내막종)은 자궁내막증에서 가장 자주 보이는 증상으로, 한의학의 "징하癥瘕"의 범주에 속한다. 징하癥瘕가 오래되면 어瘀가 되고 화열化熱

하거나 체내의 수액대사가 문란해져 습濕을 만들어 쉽게 습열濕熱이 된다. 어혈瘀血이 머무르면 기혈氣血의 운행을 방해하고, 수습水濕과 담탁痰濁을 안에 머무르게 하여 낭종이 점점 커지게 된다. 이 의안에서 환자는 양측 난소에 내막종이 비교적 컸으나 두려움에 수술을 포기하고 한의학의 도움을 원했다. 초진 시 복통이 뚜렷하고 발열과 오심구역을 동반하여, 채 선생은 치병구본治病求本으로 이것은 내막증의 "이경지혈離經之血" 때문이라 판단하였다. 어혈瘀血이 내부에서 정체되었거나 또는 담습痰濕과 더불어 엉켜서 징괴癥塊를 형성하여 불통즉통不通則痛하고, 어혈瘀血이 막아 기혈氣血이 통하지 않고 몰려서 열이 발생하였다. 따라서 치료할 때 낭종을 전적으로 공격해야 하므로 내이Ⅲ방內異三方으로 주로 치료를 하며, 소징산결消癥散結, 통경지통通經止痛을 목적으로 하였다. 변비와 구건 때문에 위 처방에 더하여 전과루全瓜蔞로 윤조통변潤燥通便하고, 석곡石斛으로 생진지갈生津止渴하였다. 두 번째 진료 시 월경이 올 때가 되었고, 이전에 월경량이 많고 혈괴가 있어서 활혈화어조경活血化瘀調經을 치법으로 하여 내이Ⅱ방內異二方에 가감하였다. 당귀當歸, 생지生地로 활혈조경活血調經하고, 단삼丹參으로 활혈거어活血祛瘀하고, 향부香附로 이기조경理氣調經한다. 백작白芍으로 양혈렴음養血斂陰하고, 생포황生蒲黃, 화예석花蕊石으로 화어지혈化瘀止血하고, 다시 적작赤芍을 더하여 량혈화어지혈凉血化瘀止血하였다. 세 번째 진료 시 월경이 끝났으므로 다시 내이Ⅲ방內異三方으로 활혈소징活血消癥하였다. 3개월을 치료한 뒤 환자가 초음파 검사를 다시 하였을 때 내막종은 줄어들었고 복통, 발열 증상도 완화되었다. 채소손 선생은 이 시기에 위 처방에 육신조주育腎調周하는 잉Ⅰ방孕一方, 잉Ⅱ방孕二方을 더하여 치료한 후 임신의 기초를 마련하였고, 다시 반년 동안 조리하였고 다침내 임신이 되어 수술의 고통에서 벗어날 수 있었다.

제5장 무배란성 난임의 임상경험

01 병인병기

채소손 선생은 무배란성 난임은 종종 월경실조 때문이며, 월경의 발생과 조절에 가장 밀접한 연관이 있는 것은 신腎, 간肝, 비脾, 천계天癸, 기혈氣血, 충임衝任이라고 여겼다. 신腎이 생식을 주관하므로 신腎은 신腎–천계天癸–충임衝任–포궁胞宮의 생식축 균형과 조화를 이끈다. 따라서 본병의 병기病機는 주요하게 신허腎虛(신기허, 신음허, 신양허), 간기울결肝氣鬱結, 어체포궁瘀滯胞宮, 담습내조痰濕內阻 등이 있고, 장부의 기능실조로 인해 충임衝任과 기혈氣血이 문란해져 포궁胞宮이 정精을 받아들이지 못해 임신할 수 없게 되는 것이다.

《내경》에 이르길 "신장은 숨기는 것을 주로 하는데, 봉하여 보관하는 근본이며, 정이 머무는 곳이다[腎者主蟄, 封藏之本, 精之處也]"라고 하였다. 신腎은 선천의 근본으로 신정腎精이 충족되면 신腎이 생식生殖을 주관하는 기능은 정상이 된다. 채소손 선생은 난자가 생식의 정精이 되고 신腎에 저장되며 그 발육과 성숙은 신정腎精의 충만과 밀접한 상관이 있다고 여겼다. 신음腎陰이 부족하면 난자의 물질적인 기초가 부족해지므로 성숙할 수 없고, 신양腎陽이 부족하면 신음腎陰의 생성과 자양을 북돋을 수 없어, 마찬가지로 난자의 발육에 영향을 준다. 또한 난자의 발육과 성숙에서 배란까지의 원동력은 신양腎陽의 추동推動에서 나오므로, 신양腎陽이 부족하면 배란할 수 있는 내부동력이 부족해진다. 한의학에서는 무배란성 난임의 연구에서 신腎–천계天癸–충임衝任–포궁胞宮의 생식축이 중심이 되는데, 이는 현대의학의 중추신경계통에서 시상하부와 뇌하수체, 난소 사이의 생식기능조절과 상응하는 부분이다.

주단계朱丹溪가 이르길 "폐장을 주관하는 것은 신이다, 소설을 주관하는 것은 간이다[主閉藏者, 腎也; 主疏泄者, 肝也]"라고 하였다. 간肝은 기기氣機를 주관하고, 신腎은 개합開合의 주축樞紐이 되는데, 여자는 음陰의 성질로 응결하여 억울되기 쉬워서, 간기肝氣가 울결되고 소설疏泄이 불리해지면 규칙적인 소설을 할 수 없고, 이에 따라 배란기능에 장애가 나타난다. 따라서 채소손 선생은 배란의 정상 여부는 간肝의 소설疏泄기능과 밀접한 관계가 있고, 간肝과 신腎이 함께 인체의 생식기능을 도와야 비로소 난자가 규칙적으로 배란이 될 수 있다고 여겼다. 현대의학에서는 정신적으로 과도한 긴장과 근심은 신경내분비계통 혹은 자율신경계통을 통해 난소기능에 영향을 주어 배란장애를 일으킬 수 있다고 보고 있다.

신기腎氣의 충만과 간肝의 절도 있는 소설疏泄작용은 난자의 발육과 성숙 및 배란의 전제가 되며, 기혈氣血이 잘 흘러야 난자가 비로소 원활하게 배란이 된다. 만약 간기肝氣가 울결되거나 혹은 비허脾虛로 습濕에 장애를 받으면, 포궁胞宮이 어체瘀滯되거나 담습痰濕으로 안에서 막히는 등의 속발성 병기病機를 일으키게 된다. 난자의 정상 배란은 신양腎陽의 추동과 간肝의 소설疏泄에 의존하며 충임衝任과 기혈氣血이 원활하게 되는데, 그 중 어떠한 한 가지 문제라도 나타난다면 모두 장부의 기능실조를 일으켜 충임衝任과 기혈氣血이 문란하게 되고 이에 따라 배란기능장애를 일으켜 정상임신에 영향을 준다.

02 치법의 특징

(1) 월경을 고르게 하고 임신하기 위해선 신장을 기르는 것이 우선이다

예로부터 "조경종자調經種子"의 학설이 있는데 조경調經을 임신과 출산의 선결조건으로 삼았다. 이는 《여과요지女科要旨》에서 "부인이 자식이 없는 것은 월경이 고르지 않기 때문이다. 월경이 고르지 않는 까닭은 안으로는 칠정에 상하고, 밖으로는 육음에 감촉되어서거나 기혈氣血이 편성해서 음양이 조화롭지 못하기 때문이다. 자식을 얻는 법은 바로 조경에 있다[婦人無子, 皆因經水不調. 經水所以不調者, 皆由內有七

情之傷, 外有六淫之感, 或氣血偏盛, 陰陽相乘所致. 種子之法, 即在於調經之中]"라고 말한 바와 같다. 여자는 혈血을 근본으로 하는데, 정혈精血의 보관은 신기腎氣의 풍성함에 의존한다. 신기腎氣가 가득 채워지면 혈해血海의 차고 비워짐에 기약이 있게 되고, 월경이 때에 맞춰 오게 되므로 비로소 임신과 출산의 조건을 갖추게 된다. 채소손 선생은 신腎은 선천의 근본이고 월경은 신腎에서 나오므로, 조경調經은 육신育腎을 중요시할 필요가 있다고 여겼다. 또한 그는 "기는 통하게 하는 것이 순이 되고, 혈은 고르게 되는 것이 보가 된다[氣以通爲順, 血以調爲補]"라 주장하며, 조경調經은 먼저 이기理氣해야 하고, 기氣가 순조로워지면 월경도 고르게 된다고 여겼다. 때문에 항상 익신전정益腎塡精의 치법을 사용하여 월경을 만드는 원천이 있게 하고, 동시에 이기활혈理氣活血, 건비화습健脾化濕의 통법通法을 더하여 담습痰濕·어혈瘀血 등의 속발성 병리산물을 제거하였다. 그리하여 포맥胞脈이 원활하게 되므로 월경이 때에 맞게 오고, 월경이 고르게 되어 결국 임신할 수 있게 하였다. 현대의학과 결합하여 보면, 보신전정補腎塡精은 난자의 생장발육을 돕고, 활혈통락活血通絡은 난자가 성공적으로 비후된 난소의 백막을 뚫고 나와 부드럽게 배출될 수 있게 하는 것이다.

(2) 신장을 길러 배란을 촉진하고 황체黃體를 튼튼하게 한다

《내경》에 이르길 "신장은 숨기는 것을 주로 하는데, 봉하여 보관하는 근본이며, 정이 머무는 곳이다[腎者主蟄, 封藏之本, 精之處也]"라고 하였고, 《성제총록聖濟總錄》에서도 "부인에게 자식이 없는 것은 충임이 부족하고, 신기가 허한해서이다[婦人所以無子者, 衝任不足, 腎氣虛寒也]"라고 하였다. 진사탁陳士鐸이 말하길 "포태의 경맥은 정을 받는 까닭에 따뜻하면 정을 살리고, 차가우면 정을 죽인다[胎胞之脈, 所以受物者也, 暖則生物, 而冷則殺物矣]"라고 하였으니 진실로 올바른 논설이다. 기초체온의 측정은 이러한 점을 증명할 수 있다. 채소손 선생은 항상 기초체온으로 신기腎氣의 채워짐을 변별하는 참고 지표로 삼았는데, 기초체온이 단상單相인 환자는 임상에서 대부분 무배란이고, 특히 신양허腎陽虛에 치우친 환자가 대부분이었다. 황체기능부전은 기초체온에서 쌍상雙相곡선이지만 대부분 전형적이지 않은 유형으로, 월경후기에 늘 계단형 상승을 띠는데, 상승 또한 안정적이지 않다. 황체에서 만드는 프로게스테론이 일종의 발열원이기 때문에, 프로게스테론의 분비가 부족하면 월경후기에 기초체온이 정상 수치보다 낮게 되어 임신에 영향을 주고, 혹 임신이 되어도 유산의 우려가 있게 된다. 심하면 임신할 때마다 유산되어 습관성 유산滑胎이 된다. 따라서 채소손 선생은 임상에서 육신통락育腎通絡, 육신온후育腎溫煦의 치법을 구별하여 운용하였고, 배란을 촉진하고 황체가 튼튼하게 되도록 하였다. 황체가 정상적으로 작용하면 신체의 양기陽氣를 생성하여 기초체온을 높은 수준으로 유지시킬 수 있고, 또한 수정란의 착상과 임신유지에 도움을 줄 수 있다.

(3) 주기에 따라 치료하고 주기에 따라 용약用藥한다

채소손 선생은 여성의 월경주기의 생리적 특징에 근거하여 무배란성 난임을 치료하는 "육신조잉주기조치법育腎助孕周期調治法"을 만들었는데, 이는 배란을 촉진하고 황체를 튼튼하게 하여 임신을 촉진하는 데 의의가 있다. 또한 임상의 다양한 증상과 기초체온의 변화를 결합하여 융통성 있게 응용하고, 변증辨證에 따라 가감하여 매우 좋은 효과를 얻었다.

그는 월경기에는 신기腎氣와 천계天癸가 상대적으로 약화되므로, 대체로 월경기간, 월경량, 월경색과 양상의 이상은 모두 이 시기에 치료해야 한다고 생각하였고, 기氣를 소통·조절하여 조경調經하는 사물조충탕四物調衝湯 가감을 자주 사용하였다. 월경 후의 기간은 신기腎氣가 점차 회복되어 음장양소陰長陽消하는 시기이므로, 조경調經, 종자種子, 소징消癥하는 기초단계가 된다. 채소손 선생은 응당 보신양혈補腎養血의 치법으로 난포의 생장발육과 성숙을 촉진시켜야 하고, 아울러 그 병인병기病因病機에 근거하여 이기활혈理氣活血, 통락촉배通絡促排를 겸해야 한다고 제시하였다. 경간기經間期는 또한 "인온기絪縕期"라 말하며, 정자와 난자가 수정되는 중요한 시기이다. 이 시기는 신기腎氣가 가득 차서 음극생양陰極生陽하며, 배란기에 해당된다. 채소손 선생은 이 시기에 마땅히 활혈화어活血化瘀, 이기통락理氣通絡의 치법을 써서 성숙한 난자가 난소 백막을 뚫고 나오는 것을 도와야 한다고 보았다. 따라서 월경 후 기간과 같이 육신통락育腎通絡하는 잉 I 방孕一方 가감을 사용한다. 월경 전의 기간은 신기腎氣가 가득 채워지고, 음양陰陽이 전화轉化되어 음극생양陰極生陽함으로써 양기陽氣가 발동되고 음정陰精이 넘쳐흐르는 종자種子의 시기이다. 만약 성관계를 했다면 임신 가능성이 있으므로, 치료는 음양陰陽의 전화轉化를 촉진하는 것을 목표로 하며, 육신배원育腎培元하는 잉 II 방孕二方으로 온후신양溫煦腎陽하여 자궁을 따뜻하게 함으로써 정자를 받아들이고 황체를 건강하게 만들어 수정란의 임신을 돕는다.

03 변증사유

신腎은 선천의 근본으로 신정腎精이 충족되면 신주생식腎主生殖의 기능이 정상이 된다. 채소손 선생은 난자가 곧 생식의 정精이 되고, 신腎에 저장되며, 그 발육과 성숙은 신정腎精의 채워짐과 밀접한 관련이 있다고 여겼다. 신음腎陰이 부족하면 난자의 물질적 기초가 결핍되므로 성숙할 수 없고, 신양腎陽이 부족하면 신음腎陰의 발생과 성장을 고무시킬 수 없다. 마찬가지로 난자의 발육에 영향을 주고, 또한 난자가 발육·성숙부터 배란에 이르기까지의 원동력이 신양腎陽의 추동에서 유래하므로, 신양腎陽이 부족해지면 배란할 수 있는 내부동력을 잃게 된다. 한의학은 무배란성 난임의 연구에서 신腎–천계天癸–충임衝任–포궁胞宮의 생식축이 핵심인데, 무배란은 신腎–천계天癸–충임衝任–포궁胞宮의 생식축이 협조를 잃어버렸기 때문에 발생한다고 보았다. 이는 현대의학 가운데 중추신경계통의 시상하부, 뇌하수체, 난소 간의 생식기능 조절과 상응하는 부분으로, 시상하부–뇌하수체–난소축의 조절기능이 무질서해지면 각종 내분비와 대사 이상에 이르게 되어 배란장애를 일으킨다.

현대의학에서는 과도한 정신적 긴장과 걱정이 신경내분비계통 혹은 자율신경계통을 통해 난소기능에 영향을 주어 배란기능장애를 일으킨다고 보았다. 여자는 음성陰性으로 응결하여 억울되기 쉬운 탓에, 간기肝氣가 울결되고 소설疏泄작용이 원활치 않아 쉽게 배란기능장애가 나타난다. 간肝은 기기氣機를 주관하고, 신腎은 개합開合의 관건이 되어, 배란의 정상 여부는 간신肝腎이 함께 인체의 생식기능에 협조하는 것을 필요로 한다. 충만된 신기腎氣와 법도에 맞는 간肝의 소설疏泄기능은 난자의 발육과 성숙, 배란의 전제가 되고, 기혈氣血이 원활해지면 난자가 비로소 원활하게 배출될 수 있다. 만약 간기肝氣가 울결되거나 비허脾虛로 습곤濕困하면 또한 어체포궁瘀滯胞宮, 담습내조痰濕內阻 등의 속발성 병리기전이 야기된다. 따라서 난자의 정상 배출은 신양고동腎陽鼓動, 간의 소설肝之疏泄, 충임衝任과 기혈氣血의 원활함에 의존하며, 그중 어떠한 한 가

지라도 문제가 발생하면 장부기능의 실조를 일으켜 충임기혈衝任氣血이 문란해지고, 이에 따라 배란기능장애를 야기하여 정상임신에 영향을 준다. 따라서 채소손 선생은 육신조충育腎調沖, 주기조치周期調治하는 치법을 세우고, 생지生地, 제황정制黃精, 노로통路路通, 공정향公丁香 등의 약물이 주요 구성인 잉 I 방孕一方을 만들어, 보신활혈통락補腎活血通絡의 효능으로 난포발육과 배란을 촉진시켰다. 아울러 생지生地, 숙지熟地, 음양곽淫羊藿, 파극천巴戟天, 녹각상鹿角霜, 구판龜板 등의 약물을 기초로 잉 II 방孕二方을 만들어 육신배원育腎培元, 온신溫腎하고 황체를 튼튼히 하여, 배란후기의 황체기능을 유지하였다.

04 진료방안

(1) 처방의 구성과 분석

① 잉 I 방孕一方

【구성】 운복령雲茯苓, 생지生地, 노로통路路通, 회우슬懷牛膝, 제황정制黃精, 맥동麥冬, 음양곽淫羊藿, 석남엽石楠葉, 공정향公丁香, 강향편降香片.

【효능】 익신전정益腎塡精, 조양통락助陽通絡.

【용법】 월경이 끝난 뒤 1주일간 복용. 보통 기초체온 측정에서 단상單相일 때 본 처방을 더하여 사용한다.

전체 처방은 익신전정益腎塡精, 통리포락通利胞絡의 효능을 가진다. 처방 중 운복령雲茯苓은 담삼이수淡滲利水, 건비화중健脾和中하고, 생지生地, 맥동麥冬은 자음전정滋陰塡精하고, 제황정制黃精은 양음익신전정養陰益腎塡精하고, 회우슬懷牛膝은 보간신補肝腎, 인혈하행引血下行한다. 음양곽淫羊藿, 석남엽石楠葉, 공정향公丁香은 온보신양溫補腎陽하고, 노로통路路通은 통리포락通利胞絡하고, 강향편降香片은 신온주산辛溫走散하여 활혈화어活血化瘀하고 노로통路路通을 도와 통락촉배通絡促排한다.

【가감】 난관폐쇄를 동반하면 왕불류행王不留行, 광지룡廣地龍을 더하고, 변비가 있으면 전과루全瓜蔞, 화마인火麻仁을 더한다.

② 잉 II 방孕二方

【구성】 운복령雲茯苓, 생지生地, 숙지熟地, 여정자女貞子, 산유육山萸肉, 맥동麥冬, 녹각상鹿角

霜, 선모仙茅, 음양곽淫羊藿, 파극육巴戟肉, 자석영紫石英.

【효능】 육신배원育腎培元, 온후조잉溫煦助孕.

【용법】 배란 후부터 월경 3일 전까지 복용. 잉 I 방孕一方을 사용한 상태에서 만약 기초체온의 상승이 나타나면 본방을 사용한다.

전체 처방은 온신조양溫腎助陽하여 인체의 양기陽氣를 발생시키고, 황체를 건강하게 하여 임신을 돕는 효과가 있다. 처방 중 운복령雲茯苓, 생지生地, 숙지熟地는 건비익기健脾益氣, 전정塡精하고, 선모仙茅, 음양곽淫羊藿, 파극육巴戟肉, 녹각상鹿角霜은 장신양壯腎陽, 익정혈益精血, 조충임調衝任하고, 자석영紫石英은 온신난궁溫腎暖宮, 조양助陽한다. 여정자女貞子, 산유육山萸肉은 자음보신滋陰補腎하고, 맥동麥冬은 강음익정強陰益精하고 여정자女貞子를 도와 양성약陽性藥의 지나친 조성燥性을 억제하여 음양병보陰陽並補, 음중구양陰中求陽하도록 하였다.

【가감】 대변이 형성되지 않으면 초백출炒白朮, 회산약懷山藥을 더하고, 피곤하고 힘이 없으면 초당삼炒黨參, 생황기生黃芪를 더한다.

③ 사물조충탕四物調衝湯

【구성】 당귀當歸, 생지生地, 숙지熟地, 백작白芍, 천궁川芎, 향부香附, 우슬牛膝 등.

【효능】 이기양혈理氣養血, 조리충임調理衝任.

【용법】 월경기간에 복용한다.

본 처방은 사물탕四物湯의 기초에 향부香附, 우슬牛膝을 더하여 보혈활혈補血活血하는 동시에 월경이 원활히 통하도록 하였다.

05 변증요점

무배란성 난임의 병인병기에 대해 채소손 선생은 임상에서 주의해야 할 몇 가지 변증요점을 제시했다.

• 조경調經으로 임신을 돕는 것에 중점을 두었다. 예부터 "조경종자調經種子"의 학설이 있는데, 조경調經은 임신과 출산의 선결조건이라는 것으로, 즉 임신하는 방법은 조경調經에 있다는 것이다. 이기理氣, 활혈活血, 건비화습健脾化濕 등의 치법을 통해 포맥胞脈이 통창되고, 월경이 때에 맞춰 오게 되면 임신할 수 있다.

• 기초체온의 변화에 결합하는 것이 중요하고, 육신育腎하여 배란을 촉진한다. 채소손 선생은 항상 기초체온을 신기腎氣의 정도를 변별하는 참고지표로 삼았는데, 기초체온이 단상單相인 경우는 임상에서 대부분 무배란을 나타내었고, 신양허腎陽虛에 치우친 경우가 대부분이었다. 황체기능부전은 기초체온이 쌍상雙相이지만 전형적이지 않고, 월경후기에 매번 계단형으로 상승하였으며, 상승 또한 안정적이지 않았다. 따라서 구체적인 정황에 근거하여 육신통락育腎通絡, 육신온후育腎溫煦의 치법을 운용하여야 각각 배란을 촉진하고 황체를 건강하게 하는 작용이 일어난다.

• 겸증兼症에 따라 융통성 있게 변증辨證하고 가감한다. 본병의 병기病機는 주로 신허(腎氣虛, 腎陰虛, 腎陽虛), 간기울결肝氣鬱結, 어체포궁瘀滯胞宮, 담습내조痰濕內阻 등으로 말미암아 장부의 기능실조가 일어나고 충임衝任과 기혈氣血이 문란해지므로 포궁胞宮이 정精을 받아들여 임신할 수 없는 것이다. 따라서 어떤 한 부분의 장애가 있거나 몇몇 속발성 병기病機의 출현은 모두 임신에 영향을 준다. 임상에서는 마땅히 구체적인 정황에 따라 유연하게 가감하여 신腎–천계天癸–충임衝任–포궁胞宮 생식축의 평형과 조화를 유지해야 한다.

06 용약규율

본병의 용약에서 채소손 선생은 대체적으로 육신育腎을 우선하고 통락촉배通絡促排, 건비화위健脾和胃를 보조로 하여 변증가감하도록 하였다.

(1) 보신양혈補腎養血하여 난포발육을 촉진한다: 생지황生地黃, 제황정制黃精, 산수유山茱萸

제황정制黃精의 성미性味는 감평甘平하고, 폐肺, 비脾, 신腎으로 귀경歸經하며, 자음보신滋陰補腎, 익신전정益腎塡精하는 데 뛰어나고, 또한 폐비肺脾의 기氣를 보할 수 있다. 생지황生地黃은 미감味甘, 미한微寒하고, 자음양혈滋陰養血, 청열생진清熱生津하여, 《본초연의本草衍義》에서는 "량혈하여 지혈하고, 신수의 진음부족을 보충한다[涼血止血, 補益腎水眞陰不足]"라고 하였다. 제황정制黃精과 짝을 이루면 익신전정益腎塡精의 효과가 배가 되고, 자음양혈滋陰養血, 익기부정益氣扶正하여 난포의 발육과 성숙을 촉진하고, 배란의 내부 동력을 증가시킨다. 채소손 선생은 "월경이 끝난 후에는 생지生地를 사용하여 혈을 만들고, 정을 보충해야 한다[經後期當用生地生血補精]"라고 말하였다. 또한 생지황生地黃은 혈맥血脈을 통하게 하는 효과가 있는데, 우슬牛膝과 짝을 이뤄 자음보신滋陰補腎, 인혈하행引血下行할 수 있고, 국소의 어체瘀滯를 제거할 수 있어 월경을 고르게 한다. 현재 광범위한 연구보고에서 자신음滋腎陰하는 한약은 난포의 발육을 촉진시키고, 우성난포의 형성과 배란을 촉진시키는 작용이 있음을 밝혔다. 다른 보고에서는 난포기에 보신활혈補腎活血하는 한약을 사용하면 시상하부에 대한 뇌하수체의 반응을 높이고, 내분비 기능과 낮은 에스트로겐 환경을 개선할 수 있고, 자궁내막의 성장을 촉진하며, 자궁내막 수용체 관련인자의 발현을 증가시킨다. 어혈瘀血이 제거되어 혈맥血脈의 흐름이 원활해지고 정혈精血이 충족되고 충임衝任이 자양된다면 이에 따라 자궁내막의 수용성이 개선되므로 배태胚胎가 쉽게 착상되어 임신율이 높아질 수 있다.

(2) 이기통락理氣通絡하고 조경調經하여 배란을 촉진한다: 노로통路路通, 공정향公丁香, 강향편降香片

노로통路路通은 거풍활락祛風活絡, 이수통경利水通經하여 《본초강목습유本草綱目拾遺》에서는 노로통路路通을 "그 성질은 십이경혈을 잘 통행한다[其性大能通行十二經穴]"라고 최종 평가하였으며, 이수통락利水通絡의 효능이 매우 좋다. 공정향公丁香은 신온辛溫하며 비脾, 위胃, 신경腎經으로 들어가고, 온중溫中, 난신暖腎, 강역降逆의 효능이 있어 신腎으로 들어가 장양壯陽할 뿐 아니라 그 신산辛散한 성질로 구규九竅를 열고, 울기鬱氣를 풀며, 온통경락溫通經絡하는데, 노로통路路通과 짝을 이뤄 통락촉배通絡促排의 효능을 증가시킨다. 채소손 선생은 조경調經으로 치혈治血하려면 이기理氣를 우선해야 한다고 여겼고, 공정향公丁香의 신산辛散으로 이기理氣하는 효능은 충임衝任을 통조通調할 수 있는데 기혈氣血을 순조롭게 하려면 따로 천궁川芎, 향부香附 등의 이기지품理氣之品과 함께 사용해야 한다고 보았다. 정향丁香은 공정향公丁香와 모정향母丁香으로 나뉘는데, 채소손 선생은 "비록 공정향公丁香은 중상초中上焦에 치우치고 모정향母丁香은 중하초中下焦에 치우치지만, 부인과 질병은 대부분 하초의 질환임에도 습관적으로 공정향公丁香을 사용한다. 따라서 드물게 공정향公丁香을 복용한 후에 명치부위에 불편한 느낌이 있다는 보고가 있다. 몇몇 환자들은 강향降香을 복용한 뒤에 명치에 불편감이 나타나는데, 이때에는 공정향公丁香을 대신 사용할 수 있다"라고 하였다. 이 외에 청피青皮, 진피陳皮, 강향편降香片 등의 이기지품理氣之品과 함께 사용할 수 있다. 《본초경소本草經疏》에서는 "강진향은 향 중에 매우 맑은 것이다. 따라서 일체의 나쁜 기운을 물리칠 수 있다[降眞香, 香中之淸烈者也, 故能辟一切惡氣]"라고 하였다. 강향降香은 그 신온辛溫함으로써 행혈파체行血破滯, 이기통경理氣通經한다. 어체포맥瘀滯胞脈 혹은 담습내조痰濕內阻로 인해 충임衝任·포궁胞宮·기혈氣血이 원활하지 못하여 발생한 배란장애에 매우 적합하다.

(3) 육신배원育腎培元으로 황체를 튼튼하게 하여 임신에 도움을 준다: 음양곽淫羊藿, 선모仙茅, 파극천巴戟天

채소손 선생은 음양곽淫羊藿, 선모仙茅, 파극천巴戟天 등을 자주 사용하여 온신배원溫腎培元, 전정난궁塡精暖宮하였는데, 인체의 양기陽氣를 발전시켜 단상單相인 기초체온을 쌍상雙相으로 변화시키고, 기초체온을 상승된 수치로 유지하며, 황체를 튼튼하게 하여 임신을 촉진시킨다. 음양곽淫羊藿은 또한 선령비仙靈脾라 부르는데, 신감辛甘·온溫하고, 간경肝經, 신경腎經으로 들어가 보신양補腎陽, 강근골强筋骨, 거풍습祛風濕하는 데 뛰어나다. 《본초강목本草綱目》에서는 "음양곽은 성질이 차갑지 않고 따뜻하며, 정기를 보충할 수 있으므로 진양의 부족에 적합하다[淫羊藿, 性溫不寒, 能益精氣, 眞陽不足者宜之]"라고 하였다. 선모仙茅, 파극천巴戟天, 석남엽石楠葉, 자석영紫石英과 더불어 배합하여 함께 온보신양溫補腎陽의 효능을 발휘한다. 일부 연구에서 조양보신助陽補腎하는 한약이 시상하부-뇌하수체-난소를 강화하고 황체기능을 촉진시키는데, 그 이유는 뇌하수체의 LH수용체의 반응성과 난소의 LH의 반응성을 높이기 때문이라고 밝혔다.

(4) 중토中土를 잘 보살펴 원천을 기른다: 운복령雲茯苓

채소손 선생은 무릇 병이라는 것은 반드시 기혈氣血의 부족이 있고, 또한 다양한 정도의 비위脾胃기능의 실조가 있다고 보았다. 또한 부녀는 쉽게 기울氣鬱하여 간肝을 상하는데, 간肝의 소설疏泄에 영향을 받으면 또한 비위脾胃가 원천을 만드는 기능을 잃게 된다. 따라서 비위脾胃의 운화運化기능을 다스리는 것을 가장 중요시해야 한다. 채소손 선생은 습관적으로 당삼黨參, 백출白朮, 복령茯苓 등의 약물을 초제炒制하여 사용함으로써 건비健脾하는 힘을 증진시켰고, 혹은 천석곡川石斛, 맥동麥冬 등의 익위자음益胃滋陰하는 약으로 중토中土를 잘 배양하여 원천을 길렀다. 그중 복령茯苓을 가장 자주 사용하였는데, 복령茯苓은 맛이 감담甘淡한데 감즉능보甘則能補, 담즉능삼淡則能滲하고, 감담甘淡은 토土에 속하기 때문에 녕심익비보신寧心益脾補腎하며, 더욱이 화중和中, 이수利水, 삼습滲濕하는 효능도 있다. 그 약성이 완화하여 보補하되 준열하지 않고 이利하되 맹렬하지 않으니, 부정扶正하면서 거사祛邪할 수 있고, 유형의 수水를 움직임으로써 무형의 기氣를 퍼뜨린다. 따라서 채소손 선생은 복령茯苓을 자주 사용하여 입신이수入腎利水, 보비화중補脾和中하였고, 채소손이 상용하는 약의 "약 무리의 우두머리群藥之首"로 삼았다.

07 임상치료효과의 평가

상하이중의약대학부속 롱화龍華의원 부인과진료소는 채씨 주기요법을 사용하여 무배란성 난임 30례를 치료하였고, 필자는 그 임상치료효과에 대해 아래와 같이 분석하였다.

(1) 연구대상

① 임상자료

상하이중의약대학부속 롱화龍華의원 부인과진료소의 병례에서 선택하였다. 진단기준은《중약신약치료 여성불임증의 임상연구지도원칙》을 참고하여 세웠다.

• 기초체온이 연속 3개월 이상 단상으로 기록된다.

• 분비된 LH/FSH 비율이 높다.

• 자궁경부 점액의 결정검사에서 타원형이 나타나지 않는다(임신되면 타원형이 나타난다).

• 월경 6일 전에 자궁내막검사에서 전형적인 분비기의 변화가 없다.

• 일련의 초음파 검사에서 무배란 징후.

• 혈액, 소변의 프로게스테론 수치가 황체기 수치보다 낮다.

상술한 6항목 중 2항목이 해당되면 진단할 수 있다. 동시에 위생부의 "십일오十一五"기획 교재 제7판《부산과학婦産科學》의 난임증 진단기준을 참조하였다.

중의中醫 유형 분류는《중약신약임상연구지도원칙中藥新藥臨床研究指導原則》의 난임증 변증

辨證 근거와 국가 "십오十五"기획 교재《중의부과학中醫婦科學》의 난임증 변증辨證 근거를 참고하여 제정하였다. (1)신음허형腎陰虛型, (2)신양허형腎陽虛型, (3)혈어형血瘀型, (4)담습형痰濕型, (5)간울형肝鬱型.

선천적인 생리결함 혹은 기형으로 인한 난임, 혹은 유전적 소인으로 인한 난임, 혹은 검사에서 자궁내막증, 자궁선근증, 자궁근종, 자궁발육부전, 다낭성 난소증후군, 비파열성 난포황체화 증후군(luteinized unruptured follicle syndrome)으로 진단된 자, 혹은 남성 생식기능이상 등은 모두 제외되어 관찰대상으로 삼지 않았다.

(2) 연구방법

① 투여방법

• 월경이 끝난 후 잉 I 방孕一方을 복용하고 만약 기초체온이 단상單相이면 조경調經하는 동시에 본 처방을 더하여 쓴다.

• 배란 후에 기초체온의 상승이 확인되면 잉 II 방孕二方으로 바꿔 쓴다.

• 월경 시에는 사물조충탕四物調衝湯(당귀, 생지, 백작, 천궁, 향부, 회우슬) 등을 복용한다.

• 변증 가감

(1) 기허氣虛를 겸함: 월경량소, 월경색이 옅고, 주기의 연장, 설질담舌質淡, 태박백苔薄白, 맥침세脈沈細가 보이면 당삼黨參, 황기黃芪를 더하여 쓴다.

(2) 담습痰濕을 겸함: 환자 형체가 비만하고, 안색이 생기가 없이 푸석해지고, 흉민담다胸悶痰多, 설담반舌淡胖, 태백니苔白膩, 맥활脈滑이 보이면 황정黃精, 숙지熟地 등의 자니지품滋膩之品을 빼고, 석창포石菖蒲, 제남성制南星, 백개자白芥子를 더한다.

(3) 어혈조체瘀血阻滯를 겸함: 월경후기가 잦고, 월경통이 있고, 월경색이 어둡고, 혹은 아랫배가 아프며, 설질자암舌質紫黯·어반瘀斑이 있고, 태박백苔薄白·맥침삽脈沈澁이 보이면 단피丹皮, 적작赤芍, 도인桃仁, 홍화紅花를 더하여 쓴다.

(4) 간기울체肝鬱氣滯를 겸함: 정신적 억울, 월경이 전후로 불규칙하고, 월경량이 적고, 색자암色紫黯, 쉽게 화가 나고, 월경 전이나 월경기에 유방창통乳房脹痛하며, 설질암舌質暗, 태박백苔薄白, 맥현활脈弦滑이 보이면 향부香附, 불수佛手를 더하여 쓴다.

• 복용과정: 3개월을 한 번의 치료과정으로 하며 연속 1~2번의 치료과정을 거치고, 치료과정이 끝난 후에 총괄한다.

② 관찰지표

• 연령, 월경력, 혼육사婚育史, 투약력用藥史, 변증유형분포 등을 포함한 일반적인 정황을 초진 시에 상세히 기록한다.

• 월경정황과 수반한 증상 및 설진, 맥진 등을 포함하여 치료 전후의 환자의 임상 증상을 상세히 기록한다.

• 성호르몬 측정: 혈청 T, LH, FSH, LH/FSH, E_2를 치료 전과 1번의 치료과정을 마친 후, 월경주기 제2~5일 아침 공복에 혈액을 채취하여 검사한다.

• 초음파 검사: 치료 전과 1번의 치료과정을 마친 후, 월경주기 제10~14일에 난포발육을 측정한다.

• 기초체온(BBT) 측정: 아침에 처음 깨어나서 침대에서 일어나지 않거나 혹은 어떠한 활동도 하기 전, 혹은 6~8시간 휴식을 취한 뒤에 측정하고, 연속된 곡선을 만들어 치료 전후의 기초체온의 변화를 관찰한다.

③ 치료효과 판정의 기준

《중의병증진단요효표준中醫病證診斷療效標准》을 참고하여 제정하였다.

• 완치: 임신 혹은 배란이 됨.

• 유효: 규칙적인 월경, 간헐적인 배란, 임상증상이 기본적으로 소실됨, 분비된 LH/FSH 비율의 정상 회복.

• 무효: 치료 전후에 어떠한 변화도 없음.

④ 통계방법

SPSS18.0 통계 소프트웨어를 이용하여 분석을 진행하고, 정규 분포와 일치하는 측정 데이터를 평균±표준편차를 사용하여 나타내며, 치료 전후의 비교에는 두 표본에 T-test를 사용한다. 등급을 나눈 자료는 non-parametric test를 이용한다.

(3) 연구결과

① 일반 자료

30례의 환자 중 최소 22세, 최대 35세로 평균 연령은 28.5세이고, 유병기간은 최단 1년, 최장 4년으로 평균 2.5년이었다. 그중 원발성 난임은 23례, 속발성 난임은 7례이며, 원발성 난임은 76.7%로 모두 분만경험이 없었다. 정상 월경인 경우는 9례이고, 월경문란으로 표현되는 월경후기와 기능성 자궁출혈 중 월경후기는 17례, 기능성 자궁출혈은 4례였다. 30례의 환자 중 유산력이 없는 환자는 23례(76.7%), 1~2차의 유산력은 7례(23.3%), 3차 이상의 유산력은 0례였다. 30례 환자 중 신음허형腎陰虛型 7례, 신양허형腎陽虛型 5례, 혈어형血瘀型 9례, 담습형痰濕型 6례, 간울형肝鬱型 3례였다. 그중 신음허형腎陰虛型은 23.3%, 신양허형腎陽虛型은 16.7%, 혈어형血瘀型은 30.0%, 담습형痰濕型은 20.0%, 간울형肝鬱型은 10.0%를 차지했다.

② 결과분석

㉠ 전체 치료효과

30례의 무배란성 난임환자 중, 1~2번의 치료과정을 거쳐 완치된 경우는 20례로 그중 17례는 임신되었고, 배란되었으나 임신되지 않은 경우가 3례이다. 유효는 6례로 모두 증상의 완화와 간헐적인 배란이 있었다. 무효는 4례이다. 총 유효율은 86.67%이다. 17례의 임신례 중, 1번의 치료과정(3개월) 내의 복약으로 임신된 경우가 9례이고, 2번의 치료과정(6개월) 내에 임신된 경우는 4례이며, 1년 내에 임신되어 치료를 중단한 경우가 4례이다. 총 임신율은 56.67%이고, 3개월 후 임신된 환자를 추적·조사하였고, 모두 유산이 일어나지 않았다.

㉡ 5가지 증상유형의 치료효과 비교

30례 환자 중, 신음허형腎陰虛型이 7례이고 임신은 3례, 신양허형腎陽虛型이 5례이고 임신은 2례, 혈어형血瘀型이 9례이고 임신은 6례, 담습형痰濕型이 6례이고 임신은 3례, 간울형肝鬱型이 3례이고 임신은 2례이다.

비모수적 검정으로 5가지 증상유형의 치료효과에 대한 비교차이는 통계학적 의의는 없었다(P>0.05). 이는 채씨 주기요법이 본병의 다양한 증상유형에 대한 치료효과가 엇비슷하다는 것을 말해주고, 자료 분석으로 알 수 있는 것은 상대적으로 신음허형腎陰虛型의 치료효과가 더 좋다는 것을 보여준다.

ⓒ **치료 전후의 기초체온의 변화상황**

치료 후 임신된 17례를 제외하고 나머지 13례 중 월경이 정상화된 경우가 11례이다. 30례의 병례 중 28례는 치료 후에도 기초체온 측정을 계속하여 마쓰모토 분류법에 따라 표시하였다. 그중 Ⅶ형(무배란 단상체온)은 1례, 3개월 이내에 1차 이상 혹은 3~6개월 내 2차 이상 BBT가 상승한 경우는 모두 27례였고, 그중 Ⅰ형(전형적인 쌍상雙相체온)은 20례, Ⅲ～Ⅵ형(황체기능부전 의심)은 7례였다.

ⓔ **치료 전후의 난포발육 상황**

30례 환자 중, 17례의 임신 예를 제외하고, 나머지 13례 중 10례는 치료 후에 초음파를 통해 난포 관찰을 하였고, 우성난포(직경≥15mm)는 3례, 소난포(직경〈15mm)는 7례였다.

ⓜ **치료 전후 혈액의 LH/FSH, E_2, P의 상황 변화**

17례 환자는 임신으로 치료 후의 검사를 하지 않았고, 나머지 13례 환자 중 11례는 온전하게 내분비 검사를 하였다. [표7]에 보여준 것처럼 치료 후 LH/FSH의 비율은 저하되었고, 현저한 차이가 있었다(P〈0.05). 에스트로겐과 프로게스테론은 치료 전후에 통계학적 의의가 없었다(P〉0.05).

[표7] 치료 전후의 LH/FSH, E_2, P의 변화

	case	치료 전	치료 후	Z치	P치
LH/FSH 비율	11	2.63(1.29)	1.25(1.76)*	−2.223[a]	0.026
에스트로겐(Pmol/L)	11	208.49(171.80)	167.30(160.90)	−0.800[a]	0.424
프로게스테론(nmol/L)	11	1.60(1.80)	1.50(41.30)	−0.845[a]	0.398

(4) 토론

① 임상 치료효과 분석

임상관찰한 30례의 무배란성 난임환자 중, 17례가 임신되었고 임신율은 56.67%이며, 배란은 되었으나 임신되지 않은 3례가 있었다. 증상 완화 혹은 간헐적 배란은 6례이고, 무효는 4례로 총 유효율은 86.67%이다. 이는 채씨 주기요법이 무배란성 난임을 치료하는 데 유효하고 배란과 월경을 회복하는 데 있어 뚜렷한 효과가 있음을 말해준다.

② 월경에 대한 개선 상황

무배란성 난임은 주로 시상하부-뇌하수체-난소축의 기능실조로 인해 발생하여 난포의 발육에 장애를 일으키며, 임상적 표현은 대부분 월경실조, 기능성 자궁출혈 등인데 환자에게 뚜렷한 월경실조의 증상이 나타나지 않기도 한다. 본 연구 중, 정상 월경은 9례, 월경후기는 17례, 기능성 자궁출혈은 4례였다. 치료 후 임신된 17례를 제외하고 나머지 13례 중, 11례는 월경이 정상으로 회복되었고, 2례는 월경후기였으며, 기능성 자궁출혈의 경우는 없었다. 이는 채씨 주기요법이 난포의 생장발육과 배란의 촉진을 통해 난포발육장애로 인한 월경문란을 더 잘 개선할 수 있고, 이에 따라 월경이 고르게 되고 임신이 될 수 있음을 말해준다.

③ 기초체온의 개선 상황

본 연구에서 30례의 환자 중 28례에서 BBT의 측정을 하였다. 그중 Ⅶ형이 1례이고, 3개월 이내에 1차 이상 혹은 3~6개월 내에 2차 이상 BBT가 상승한 경우는 모두 27례로, 그중 Ⅰ형이 20례, Ⅲ~Ⅵ형이 7례였다. 채씨 주기요법은 배란을 촉진하는 방면에서 치료효과가 현저함을 보여주었고, 또한 기초체온을 높은 수준으로 유지하는 데 도움을 주었다. 따라서 채소손 선생은 체온 상승 후에 육신배원방育腎培元方을 사용하면 인체의 양기陽氣를 끌어올려 황체기능이 유지되므로 적당한 시기에 성관계를 하면 쉽게 임신이 될 수 있다고 주장하였다.

④ 난포발육의 개선 상황

무배란성 난임환자는 대부분 다양한 정도의 배란장애를 수반하는데, 대부분 난포폐쇄 혹은 생식선자극호르몬의 분비실조가 원인이다. 한의학에서는 본병의 원인이 신腎에 있다고 보았고, 현대약리연구에서 보신補腎하는 한약은 유사 호르몬양樣 작용이 있어, 시상하부-뇌하수체-난소축의 기능조절을 통해 난소기능을 회복시키고, 난포발육과 성숙을 촉진하고 더불어 난소 백막의 돌파를 추동하여 배란을 일으키도록 한다고 밝혔다. 본 연구의 30례 환자 중, 치료 전에는 모두 소난포였는데 치료 후에 임신된 17례를 제외한 나머지 13례 중 10례는 초음파를 통해 난포를 관찰하였고, 그중 우성난포가 3례, 소난포가 7례였다. 표본의 양이 적으므로 연구의 이론적 근거를 확인하기 위해서는 더 많은 관찰이 필요하다. 따라서 우리는 채씨 주기요법이 난포발육과 배란을 촉진하는 작용이 있다고 초보적인 추론을 하였다.

⑤ 혈액 내분비에 대한 영향

난포의 생장발육과 성숙에서 배란에 이르기까지는 하나의 복잡한 과정이다. 시상하부-뇌하수체-난소축에 어떠한 일련의 이상이 있다면 난포발육의 이상과 배란 실패를 야기할 수 있다. 채 선생의 육신통락育腎通絡하는 잉 I 방孕一方에 육신배원育腎培元하는 잉 II 방孕二方을 더하여 주기를 조절하고, 치료 후 임신된 17례를 제외한 나머지 13례의 환자 중 11례는 내분비 검사를 진행하였다. 치료 후 LH/FSH의 비율은 하강하였고, 현저한 차이가 있었다($P<0.05$). 비록 치료 전후의 에스트로겐과 프로게스테론이 통계학적인 의의는 없었지만 관찰된 수치는 정상적인 추세에 있었다. 무배란의 병리적 특징으로 종종 성선자극호르몬의 분비실조가 나타난다. LH 수치가 높아지는데, 그 원인은 성선자극호르몬 방출호르몬(GnRH)의 분비 파동이 증가되어 뇌하수체의 LH에 대한 민감성 증가를 야기시키고, 동시에 시상하부에서 도파민의 억제작용이 약해져 더더욱 LH상승을 일으킨다. GnRH의 고빈도의 파동은 LH의 분비증가를 일으키나, FSH의 분비는 증가시키지 않는다. 이에 따라 두 호르몬(LH, FSH)의 비율 실조가 나타난다. 채소손 선생은 배란기능장애의 핵심병인병기를 신허腎虛라고 인식하여, 육종용肉蓯蓉, 파극천巴戟天 등의 보신補腎하는 한약이 뇌하수체의 LRH에 대한 반응성과 난소의 LH에 대한 반응성을 높임으로 시상하부-뇌하수체-난소를 강화시켜 황체기능을 촉진한다고 보았다.

⑥ 약물작용기제 분석

《소문·육절장상론六節藏象論》에서 "신장은 숨기는 것을 주로 하는데, 봉하여 보관하는 근본이며, 정이 머무는 곳이다[腎者主蟄, 封藏之本, 精之處也]"라고 하였다. 신腎은 정精을 저장하고, 생식을 주관하며, 신腎의 정기精氣의 성쇠盛衰는 인체의 정상적 생장발육과 생식을 주재한다. 오직 신기腎氣가 성盛해야 천계天癸가 이르고, 월경이 와야 바야흐로 자식을 가질 수 있다. 따라서 신기腎氣가 채워지고 신腎 중의 음양陰陽이 평형을 이루는 것이 월경의 발생과 임신, 태아를 키우는 전제가 되고 관건이 된다. 현대의학과 결합해서 보자면, 신음腎陰은 난자의 발육·성숙의 전제조건이자 물질적 기초이며, 신양腎陽은 난자의 생장발육을 부추기고 배란하는 내부동력이며 동시에 신음腎陰이 고갈되지 않게 도움을 주는 동력이다. 그래서 신정부족腎精不足은 무배란성 난임의 기본 원인이다. 이로 인해 채소손 선생은 육신조잉育腎助孕 주기치료법을 만들어 본병을 치료하였고, 항상 생지生地, 숙지熟地, 석남엽石楠葉, 음양곽淫羊藿, 선모仙茅, 녹각상鹿角霜, 자석영紫石英, 파극육巴戟肉, 육종용肉蓯蓉, 숙여정자熟女貞子 등으로 신腎의 음양을 평보平補하였으며, 또한 제황정制黃精, 회우슬懷牛膝 등으로 익신전정益腎塡精하였다. 현대연구에서는 보신補腎하는 한약이 시상하부-뇌하수체-성선축(HPG)에 대해 조절작용이 있음을 밝혔고, 특히 난포자극호르몬(FSH), 황체형성호르몬(LH) 등에 대해 뚜렷한 조절작용이 있다고 하였다.

채소손 선생은 자의방인 잉Ⅰ방孕一方, 잉Ⅱ방孕二方을 만들었는데, 두 개 처방은 배합이 적절하고 용약이 정묘하다. 그중 육종용肉蓯蓉은 성온性溫, 미감味甘하고, 보신조양補腎助陽, 윤장통변潤腸通便할 수 있다. 《일화자본초日華子本草》에서 말하길 "남자의 발기부전, 여성의 난임을 치료하고, 오장을 윤택하게 하고, 기육을 기르며, 허리와 무릎을 따뜻하게 하고, 남자의 유정, 뇨혈, 유뇨, 대하와 음부통에 쓴다[治男絕陽不興, 女絕陰不產, 潤五髒, 長肌肉, 暖腰膝, 男子泄精, 尿血, 遺瀝, 帶下陰痛]"라고 하였다. 일부 학자는 육종용肉蓯蓉이 부신副腎을 활성화하여 피질호르몬을 분비하는 작용이 있다고 하였다. 채소손 선생은 육종용肉蓯蓉의 보신조양익정補腎助陽益精하는 효능을 이용해 정혈精血이 서로 생할 수 있도록 하였다. 음양곽淫羊藿은 성온性溫, 신감辛甘하고, 신腎, 간경肝經으로 들어간다. 보신장양補腎壯陽, 거풍제습祛風除濕하는 효능이 있다. 채소손 선생은 두 약을 배오하면 보신조양補腎助陽, 익정혈益精血하여 난포의 생장발육을 촉진할 수 있다고 여겼다. 동시에 회우슬懷牛膝, 제황정制黃精과 배합하여 보신補腎하는 힘을 더 강하게 하였다. 이 외에 회우슬懷牛膝은 또한 거어통경祛瘀通經, 인혈하행引血下行하여, 혈血이 머물러 어瘀가 되지 않도록 하였다. 생지生地와 숙지熟地 두 약은 하나의 기원에서 나왔고, 생지生地는 감한甘寒하고 질윤質潤하며, 숙지熟地는 성미가 감온甘溫하다. 일부 연구에서는 생지生地가 부신피질호르몬의 합성을 촉진시키기도 하고, 또한 당질 코르티코이드의 뇌하수체-부신피질 계통에 대한 기능적, 형태적 영향을 감소시킬 수 있다고 밝혔다. 생지生地는 심신지음心腎之陰을 기르는 장점이 있고, 숙지熟地는 양혈자음養血滋陰, 전정익수塡精益髓를 전문적으로 한다. 두 약을 함께 사용하면 일한일온一寒一溫하고, 자음양혈滋陰養血의 효능을 발휘한다. 여정자女貞子는 간신음휴肝腎陰虧를 치료하고, 강요슬強腰膝한다. 맥동麥冬과 함께 배합하여 모든 양성약陽性藥의 치우친 온성溫性을 억제하고 음양陰陽이 평형을 이루도록 하여, 서로 협력하여 각자의 장점을 더욱 잘 나타낼 수 있게 하였다.

이 외에 잉Ⅰ방孕一方은 보신補腎할 뿐만 아니라 동시에 통락通絡을 고려하며, 월경후기에 적용한다. 처방 중 천산갑편穿山甲片은 성미한性微寒, 미함味鹹하고, 간肝, 위경胃經으로 들어가며, 그 주찬走竄하는 특성으로 세세한 곳까지 미치며, 무릇 혈응血凝으로 병이 된 것을 전부 개통할 수 있다. 노로통路路通은 미고味苦, 미삽微澁하고, 성평性平하여, 간肝, 위경胃經으로 들어가며, 거풍습祛風濕, 활혈통락活血通絡, 이수하유利水下乳하는 작용이 있다. 두 약은 모두 활혈통락活血通絡하는 약으로 포맥胞脈을 소통할 수 있어 임신에 유리한 조건을 만들 수 있다. 잉Ⅱ방孕二方은 보신조양補腎助陽, 육신배원育腎培元에 치우쳐, 황체를 튼튼하게 하여 임신과 태아의 배양에 유리하므로 경간기經間期와 경전기經前期에 응용한다. 이 때문에 채소손 선생은 처방 중에 선모仙茅, 자석영紫石英의 약재를 거듭 더하였다. 선모仙茅는 신腎, 간경肝經으로 들어가 온신양溫腎陽, 장근골壯筋骨하며, 음양곽淫羊藿과 함께 사용하여 온보신배원溫補腎培元의 작용을 한다. 자석영紫石英은 《본초경소本草經疏》에 "자석영은 그 성질이 가라앉고 무거우며, 기운은 따뜻하여 보한다. 고로 심신이 불안하고, 간혈이 부족하며, 여자의 혈해가 허한하여 임신하지 못하는 경우에 진실로 요긴한 약이 된다[紫石英其性鎭而重, 其氣暖而補, 故心神不安, 肝血不足及女子血海寒虛不孕者, 誠爲要藥]"라고 하였다.

(5) 대표 임상례

① 임상례1

셰謝 씨, 여성, 33세.

【초진】 2011년 6월 15일

속발성 난임으로 2년 되었다. 환자는 평소 월경이 선후로 불규칙하였고, 초경은 13세에 하였다. 월경량은 적지만 7~10일간 하고, 월경주기는 21~40일이다. 산과력은 0-0−2-0이다. 2009년 4월 클로미펜으로 배란을 촉진한 뒤 임신이 되었으나 임신 3개월 만에 태아발육정지로 소파술을 하였다. 호르몬 검사의 결과는 다음과 같다. E_2 807.3 pmol/L, FSH 4.1 IU/L, LH 15.7 IU/L, P 1.2 nmol/L, PRL 388 mIU/L.

초음파 관찰에서 우성난포의 성장은 없었고, HSG검사에서 양측 난관은 개통되었고, 남편의 정액검사는 정상이었다. LMP는 5월 30일이며 환자의 안면에 여드름이 자주 발생하고, 기초체온은 단상單相이며, 맥약세脈略數, 태박백苔薄白, 질홍質紅하였다. 신허간울腎虛肝鬱로 진단하고 육신조리育腎調理를 치법으로 하였다.

> 운복령雲茯苓 12g, 대생지大生地 10g, 선모仙茅 10g, 음양곽淫羊藿 12g, 사인砂仁 3g, 자구판炙龜板 10g, 녹각상鹿角霜 10g, 파극천巴戟天 10g, 육종용肉蓯蓉 10g, 시호柴胡 3g, 청피靑皮, 진피陳皮 각 4.5g, 여정자女貞子 10g ×14제

【재진】 2011년 6월 29일

월경이 올 때가 되었으나 아직 오지 않았고, BBT는 단상單相이며, 다른 불편한 점은 없었다. 맥약세脉略细, 태박苔薄 질편홍質偏紅하다. 이전 치법과 같이 육신育腎하는 치법으로 치료한다.

> 운복령雲茯苓 12g, 생지生地, 숙지熟地 각10g, 선모仙茅 10g, 음양곽淫羊藿 12g, 사인砂仁 3g, 자구판炙龜板 10g, 녹각상鹿角霜 10g, 파극천巴戟天 10g, 육종용肉蓯蓉 10g, 청피靑皮, 진피陳皮 각4.5g, 여정자女貞子 10g, 하거분河車粉(충복) 6g ×7제

【3진】 2011년 7월 6일

BBT가 상승한 지 1주일 되었고, 다른 불편감은 없었다. 맥약삭脈略數, 태미백苔微白, 변첨편홍邊尖偏紅하다. 충임衝任을 조리한다.

초당귀炒當歸 10g, 대생지大生地 10g, 운복령雲茯苓 12g, 천궁川芎 6g, 백작白芍 10g, 목향木香 3g, 청피靑皮, 진피陳皮 각4.5g, 여정자女貞子 10g, 두충杜仲 10g, 육종용肉蓯蓉 10g, 택사澤瀉 10g ×5제

【4진】 2011년 7월 13일

BBT는 하강하였고, 월경은 아직 오지 않았으며 다른 불편함은 없다. 맥평脈平, 태박苔薄 질편홍質偏紅하다. 충임衝任을 조리하며, 월경이 시작되면 아래 처방을 복용한다.

초당귀炒當歸 10g, 대생지大生地 10g, 운복령雲茯苓 12g, 제향부制香附 10g, 초회우슬炒懷牛膝 10g, 천궁川芎 6g, 초두충炒杜仲 10g, 천속단川續斷 10g, 초지각焦枳殼 4.5g, 청피靑皮, 진피陳皮 각4.5g, 여정자女貞子 10g ×7제

【12진】[06] 2011년 10월 26일

BBT는 쌍상雙相으로 20일이 되었고, (10월 25일) 혈청hCG는 942.46mIU/ml이다. 잇몸에 출혈이 있고, 간혹 허리가 시큰거리며, 맥세약삭脈細略數, 태박백苔薄白 질편홍質偏紅하다. 안정을 시키기로 하고, 처방은 아래와 같다.

운복령雲茯苓 12g, 초백출炒白朮 10g, 초두충炒杜仲 12g, 천속단川續斷 12g, 상기생桑寄生 12g, 백작白芍 12g, 한련초旱蓮草 10g, 소경蘇梗 10g, 진피陳皮 4.5g, 천석곡川石斛 10g, 외목향煨木香 3g, 저마근苧麻根 10g ×7제

【부연설명】 채소손 선생은 무배란성 난임이 항상 월경실조 때문이라고 보았고, 신腎—천계天癸—충임衝任—포궁胞宮의 생식축 평형이 실조되어 배란기능의 장애를 유발하므로 임신할 수 없다고 하였다. 본 의안의 환자는 월경이 선후로 불규칙하고, 또한 일찍이 임신에 급급하여 클로미펜을 사용하여 배란을 촉진하였으나 결과적으로 태아발육정지로 소파술을 하여, 신허간울腎虛肝鬱의 경향이 있었다. 채소손 선생은 다년

06 원서에는 【5~11진】이 생략되어 있다—역자 주.

간의 경험을 총괄하여 만든 주기치료법을 운용하였는데, 환자의 현재 증상과 결합하여 융통성 있게 가감하였다. 초진 시에 환자는 마침 월경중기에 이르렀고, 유산력이 대부분 신기부족腎氣不足이 원인임을 고려하여, 주요하게 육신배원방育腎培元方으로 치료를 하였다. 선모仙茅, 음양곽淫羊藿, 녹각상鹿角霜, 육종용肉蓯蓉 등으로 온보신양溫補腎陽하고, 여정자女貞子, 자구판炙龜板 등으로 자양신음滋養腎陰한다. 이 외에 청피靑皮, 진피陳皮, 시호柴胡 등으로 소간해울疏肝解鬱하는 것을 잊지 않았다. 두 번째 진료에서 기초체온이 여전히 단상單相이므로 종전의 치법을 유지했고, 세 번째 진료에서 기초체온이 상승하였고, 네 번째 진료에서 기초체온이 상승한 지 14일 후에 떨어져 월경이 곧 올 듯하였다. 이처럼 주기에 맞춰 치료한 지 4개월 뒤에는 월경주기가 규칙적으로 되었다. 열두 번째 진료에 임신이 되었고 곧 보태保胎치료를 하여 조기유산을 예방하였다.

② 임상례2

장姜 씨, 여성, 30세.

【초진】 2011년 6월 15일

속발성 난임인 지 1년여가 되었다. 환자는 평소에 자주 월경후기가 되었고, 기간은 3~5일, 주기는 30~90일이다. LMP는 5월 27일이고 그전 월경(PMP)은 3월 7일로 월경이 80일 미루어졌고, 월경량은 정상보다 적었고, 9일간 하였다. 산과력은 0-0-1-0이며, 2010년 자연유산을 하였다. 초음파 검사에서 자궁의 크기는 38mm×39mm×42mm이고, 내막두께는 5mm이고, 양측 난소에는 이상이 없었다. HSG검사에서 양측 난관은 통해 있었고, 남편의 정액검사는 정상이었다. 환자는 평소에 가끔 허리가 시큰거리고 피곤함을 느끼며, 기초체온은 단상單相이고, 설질홍舌質紅 태백苔白, 맥세脈細하였다.

신기부족腎氣不足으로 진단하고 육신조리育腎調理한다.

운복령雲茯苓 12g, 생지生地, 숙지熟地 각10g, 초두충炒杜仲 10g, 천속단川續斷 10g, 제황정制黃精 10g, 선모仙茅 10g, 음양곽淫羊藿 12g, 자구판炙龜板 10g, 녹각상鹿角霜 10g, 파극천巴戟天 10g, 육종용肉蓯蓉 10g ×14제

별도로 하거대조환河車大造丸 3통, 1일 2회 복용하였다.

【재진】 2011년 6월 29일

LMP는 5월 27일이다. 월경기가 되었으나 아직 오지 않았고, BBT가 상승한 지 4일째이나 전형적이지 않다. 처방을 바꾸고, 육신배원育腎培元을 치법으로 한다.

운복령雲茯苓 12g, 생지生地, 숙지熟地 각10g, 선모仙茅 10g, 음양곽淫羊藿 12g, 천속단川續斷 10g, 자구판炙龜板 10g, 녹각상鹿角霜 10g, 파극천巴戟天 10g, 자석영紫石英 12g, 여정자女貞子 10g, 하거분河車粉(충복) 6g×10제

【3진】 2011년 7월 13일

현재 월경이 시원스럽게 나오고 있고, 혈괴는 줄어들었으며, 기초체온은 쌍상雙相이었으나 전형적이진 않았다. 처방을 바꾸고, 육신통락育腎通絡하는 치법을 세우고, 월경이 끝난 후에 아래 처방을 복용하도록 하였다.

운복령雲茯苓 12g, 생지生地 10g, 천석곡川石斛 10g, 초회우슬炒懷牛膝 10g, 노로통路路通 10g, 왕불류행王不留行 10g, 맥동麥冬 12g, 공정향公丁香 2.5g, 음양곽淫羊藿 12g, 파극천巴戟天 10g, 육종용肉蓯蓉 10g ×7제

이처럼 월경주기에 따라 4개월을 치료하여 9진에 이르러 기초체온이 쌍상雙相이 되었고, 덜 전형적이지만 이전에 비해 좋아졌다. 10진 시에는 집에서 소변 hCG를 스스로 측정하여 양성이 나왔다고 하여, 바로 건신안화健腎安和하는 치법으로 바꾸어 처방하였다.

【부연설명】《부과요지婦科要旨》에서 "부인이 자식이 없는 것은 모두 월경부조 때문이며……임신하는 법도는 곧 조경에 있다[婦人無子, 皆由經水不調……種子之法, 即在於調經之中]"라 말한 것은 조경調經과 임신에는 중요한 관계가 있다는 것을 설명한다. 월경부조月經不調처럼 매월 때에 맞게 월경이 오지 않는다면 임신의 "확실한 시기"를

파악할 방법이 없다. 월경이 미루어져 오는 것 또한 신기부족腎氣不足하여 정상적으로 시기에 맞게 경수經水로 변화할 수 없음을 말해준다. 따라서 채소손 선생은 조경調經과 임신은 마땅히 보신補腎이 중요한 치법이라고 여겼다. 본 의안의 환자는 월경이 자주 뒤로 미루어졌고, 기초체온을 측정해도 단상單相이므로 현대의학에서 말하는 무배란의 증상에 해당되었다. 또한 자연유산의 기왕력은 신허부족腎虛不足으로 보고, 초진 시 환자는 월경이 3개월이나 오지 않았기 때문에 육신育腎으로 조리하여 신腎을 튼튼하게 함으로써 기초체온을 올리고 난포발육을 촉진시켰다. 언급할 만한 것은, 환자는 오랫동안 외지에 살아서 불편하게 왕복하였기 때문에 매번 다른 사람이 대신 진료하였다는 것이다. 채소손 선생은 주기치법을 응용하여 월경기에 충임衝任을 조리하고, 월경이 끝난 후에는 육신통락育腎通絡하고, 배란 후에는 육신배원育腎培元하여, 대신 진료하는 의사에게 호소하는 병정病程과 기초체온의 변화 상황을 다시 참고하여 용약하였으니, 비록 한 번쯤에 대면하지 않았지만 주기치료법을 변함없이 사용하여 결과적으로 환자가 임신에 성공하도록 하였다.

제6장
경험 의안의 선택과 분석

01 인공유산 후 난임

팡方 씨, 여성, 31세.

【초진】 2011년 10월 19일

피임하지 않은 1년간 임신되지 않았다. 환자는 2001년, 2004년 각각 인공유산을 1차례씩 하였다. 월경량은 점차 줄어들고 있고, 2010년 12월 임신 50일에 자연유산되어 소파술을 하였고, 이후에 피임하지 않았는데 다시 임신되지 않았다. 평소에 월경이 규칙적으로 30일에 한 번씩 하였고, 월경량은 적어서 3일이면 끝난다. LMP는 10월 7일이다. 허리가 가끔 시큰거리고, 피로하고 무기력하며, 대하량은 적고, 식욕은 정상이며, 대소변은 정상이고, 수면도 안정적이다. 2011년 6월에 혈액 내분비 검사에서 FSH 10.81 IU/L, LH 4.27 IU/L, E_2 83.16 pmol/L이었다. 남편의 정액검사는 정상이었다. 설적舌赤, 맥약삭脈略數이다. 간신부족肝腎不足으로 진단하였고, 육신배원育腎培元을 치법으로 하였다. 처방은 아래와 같다.

> 운복령雲茯苓 12g, 생지生地, 숙지熟地 각10g, 선모仙茅 10g, 음양곽淫羊藿 12g, 천속단川續斷 10g, 맥동麥冬 12g, 자구판炙龜板 10g, 녹각상鹿角霜 10g, 파극천巴戟天 10g, 육종용肉蓯蓉 10g, 구척狗脊 10g ×14제

【재진】 2011년 11월 16일

LMP는 11월 2일이다. 월경중기에 이르렀으나 BBT의 상승은 높지 않았고, 다른

불편한 점은 없었다. 맥약삭脈略數하고, 태박苔薄, 질편홍質偏紅하다. 육신배원育腎培元을 치법으로 하고 처방은 아래와 같다.

> 운복령雲茯苓 12g, 생지生地, 숙지熟地 각 10g, 선모仙茅 10g, 음양곽淫羊藿 12g, 녹각상鹿角霜 10g, 파극천巴戟天 10g, 육종용肉蓯蓉 10g, 여정자女貞子 10g, 자구판炙龜板 10g, 천속단川續斷 10g ×12제

하거대조환河車大造丸 2통.

【3진】 2011년 11월 30일

LMP는 11월 2일이다. 월경이 올 때가 되었는데 기초체온이 상승하여 떨어지지 않았고, 소변 hCG가 양성이고, 혈청hCG는 295 IU/ml이었다. 태박백苔薄白, 질미홍質微紅하다. 안태安胎하기로 하고 처방은 아래와 같다.

> 운복령雲茯苓 12g, 초백출炒白朮 10g, 초두충炒杜仲 10g, 천속단川續斷 10g, 상기생桑寄生 12g, 시호柴胡 4.5g, 백작白芍 10g, 소경蘇梗 10g, 진피陳皮 4.5g, 초조금炒條芩 6g, 저마근苧麻根 12g ×7제

【부연설명】 만약 월경량이 적다면 신수腎水가 생화生化하는 원천이 부족하여 기혈氣血이 충분치 못한 것이므로, 아래로 태원胎元을 영양할 것이 없게 된다. 본 의안의 환자는 두 번의 인공유산 후 월경량이 감소하였고, 이후에 임신하였지만 태아가 유지되지 못하였고, 계속 임신되지 않았다. 채소손 선생은 이를 신기腎氣가 손상을 입고 충임衝任이 부족하기 때문이라 여겼다. FSH는 10.81 IU/L로 난소예비력이 좋지 않다는 것을 보여주며, 허리가 시큰거리고 피곤한 것은 신허腎虛의 증거이다. 초진 시에 월경중기에 이르러 육신배원育腎培元을 치법으로 하였다. 처방 중 복령茯苓은 담삼이수淡滲利水하고, 생지生地, 숙지熟地는 자음양혈滋陰養血하고, 선모仙茅, 음양곽淫羊藿은 보신전정補腎塡精하고, 녹각상鹿角霜, 파극천巴戟天, 육종용肉蓯蓉은 보신조양補腎助陽하고, 맥동麥冬, 구판龜板은 자음양혈滋陰養血하여 모든 양성陽性약의 조燥함을 제어하였다. 천속단川續斷,

구척狗脊은 보간신補肝腎, 강근골強筋骨하여, 전체 처방은 보신조양補腎助陽, 보혈전정補血塡精의 효능이 있다. 두 번째 진료 시 다시 월경중기에 이르렀고, 이전과 같은 치법으로 하였다. 세 번째 진료 시 환자는 월경기인데 아직 월경하지 않아 소변 hCG 검사를 스스로 하였는데 양성이었다. 따라서 보태保胎하는 처방으로 바꾸었고, 임신 3개월까지 복용하였으며, 임신검사에서 아무 이상이 없었다.

02 골반염으로 인한 난임

천陳 씨, 29세.

【초진】 2011년 10월 19일

속발성 난임으로 3년이 되었다. 환자는 2004년 약물유산으로 완전히 제거되지 않아서 소파술을 하였고, 2006년에는 임신 2개월에 태아정지발육으로 소파술을 하였다. 2008년에는 임신 2개월에 자연유산을 하였고, 이후에 피임하지 않았으나 임신되지 않았다. 월경은 규칙적으로 30일에 한 번을 하였고, 기간은 7일이며, 월경량은 중등이고, 월경색은 선홍이며, 마지막 월경(LMP)은 9월 23일이었다. 2011년 7월에 HSG검사에서 우측 난관은 통해 있으나 약간 좁아져 있고, 좌측은 통하지 않는 상태였다. 초음파 검사에서 이상은 없었다. 평소 아랫배 통증이 하지까지 미치고, 허리가 시큰거리고, 대하의 색은 노랗고 냄새가 났다.

부인과 검사의 결과는 다음과 같았다. 외음부(−), 질(정상), 자궁경부(경도의 미란), 자궁(전굴, 일반적인 크기, 약간의 압통), 자궁부속기(좌측 비대, 우측 정상).

설편홍舌偏紅, 태박미백苔薄微白, 맥약세脈略細하다. 습열내온濕熱內蘊의 증후에 속하며 난관에 장애가 있다. 소어통락消瘀通絡을 치법으로 한다.

생황기生黃芪 20g, 복령茯苓 12g, 초백출炒白朮 10g, 패장초敗醬草 12g, 적작赤芍 10g, 춘근피椿根皮 12g, 계지桂枝 3g, 청피靑皮, 진피陳皮 각 4.5g, 노로통路路通 10g, 왕불류행王不留行 10g, 생지生地 10g ×7제

【재진】 2011년 11월 2일

LMP는 10월 22일이고 월경중기에 이르렀다. 월경이 끝난 후에 양측 서혜부에 부푼 느낌이 있었고, 대하의 색이 노랗다. 맥약세脈略細, 태미황苔微黃, 첨편홍尖偏紅하다. 육신청어育腎淸瘀의 치법으로 하고, 처방은 아래와 같다.

운복령雲茯苓 12g, 생지生地, 숙지熟地 각 10g, 선모仙茅 10g, 음양곽淫羊藿 12g, 자구판炙龜板 10g, 녹각상鹿角霜 10g, 파극천巴戟天 10g, 사상자蛇床子 10g, 패장초敗醬草 12g, 춘근피椿根皮 10g ×14제

별도로 하거대조환河車大造丸 3통.

【3진】 2012년 1월 11일

LMP는 12월 16일이었다. 환자의 말에 따르면 복약 후에 소복통과 요슬산창腰膝酸脹이 호전되었다고 하였다. BBT는 쌍상雙相이나 전형적이지 않았고, 대하는 콩비지와 같은 노란색이고, 때때로 물 같았으며, 냄새가 있어서 부인과 검사를 지시하였다. 처방을 바꾸고, 육신통락育腎通絡에 청습열淸濕熱을 추가하여, 월경이 끝난 후에 아래 처방을 복용하도록 하였다.

운복령雲茯苓 12g, 대생지大生地 10g, 회우슬懷牛膝 10g, 왕불류행王不留行 10g, 노로통路路通 10g, 맥동麥冬 10g, 공정향公丁香 2.5g, 음양곽淫羊藿 12g, 사상자蛇床子 10g, 춘근피椿根皮 12g, 청피靑皮, 진피陳皮 각 4.5g ×8제

치료 후 환자의 요산腰酸과 복통은 호전되었고, 대하는 맑게 변하였다. 2012년 2월에 월경이 때가 지나서 자가검사를 해보니 소변 hCG가 양성이었다.

【부연설명】 골반염은 "대하병帶下病"의 범주에 속하는데, 《소문·골공론骨空論》에서 말하길 "충맥이 병들면 기가 거슬러 속이 당긴다[沖脈爲病, 逆氣裏急]", "임맥이 병들면……여자는 대하병, 하취가 생긴다[任脈爲病……女子帶下瘕聚]"라고 하였다. 이 병은 골반의 유착으로 인해 난관의 정상적인 연동운동에 영향을 주거나 직접적으로

난관의 폐색을 일으켜 난임이 되게 할 수 있다. 채소손 선생은 이런 환자에 대해서 병의 원인을 제거하는 것이 치료의 우선이라 여겼다. 본 의안의 환자는 때로 냄새나는 황대하를 동반하는 복통이 있었고, 부인과 검사에서 좌측 부속기가 커져 있어 만성 골반염의 습열하주濕熱下注로 보였다. 난관조영술 검사에서 좌측이 폐쇄되고, 우측은 좁아진 소견이 있어 소어통락消瘀通絡을 치법으로 하고 계지복령환桂枝茯苓丸에 가감을 하였다. 패장초敗醬草, 춘근피椿根皮를 더하여 청열지대清熱止帶하고, 노로통路路通, 왕불류행王不留行으로 소어통락消瘀通絡하며, 청피青皮, 진피陳皮로 간위지기肝胃之氣를 조리하여 약물의 흡수를 도왔고, 황기黃芪를 중용하여 부정청어扶正清瘀하고 청열약清熱藥이 과도하게 정기正氣를 손상시키는 것을 막았다. 치료 후에 다시 월경주기의 상황에 따라 보신조주법補腎調周法을 사용하였다. 두 번째 진료 시에 월경중기에 이르러 육신배원育腎培元을 위주로 하였고, 사상자蛇床子, 패장초敗醬草, 춘근피椿根皮로 청하초습열清下焦濕熱을 도왔다. 세 번째 진료 시에 월경기에 가까워져 육신통락법育腎通絡法으로 바꾸고 청습열清濕熱을 추가하였고, 월경이 끝난 후에 복용하도록 하였다. 치료한 지 3개월에 환자는 임신에 성공하였다. 이후 추적·조사하였는데, 지금 이미 한 명의 여아를 순산하였고, 모녀가 모두 평안하였다.

03 자궁내막증으로 인한 난임

정鄭 씨, 35세.

【초진】 2011년 6월 9일

결혼 후 4년간 피임하지 않았으나 임신되지 않았다. 2011년 5월 5일 자궁복강경 검사를 하면서 다발성 자궁근종 절제술, 양측 난관통수법을 시행하였고, 수술 중 Douglas와(곧창자자궁오목)에 산재된 보라색의 결절을 발견하였다. 수술 후 우측난관이 통해 있긴 하지만 원활하지 않았고, 좌측 난관은 간질부(자궁에서 난관이 시작되는 부위)에서 막혀 있었다. 월경은 불규칙하여 35~52일에 한 번 하였고, 7일간 하였다. LMP는 4월 27일이다. 남편 정액검사에서 이상은 없었다. 2010년 5월 25일 CA125 수치는 49.7 U/ml(정상치는 0~35)였다. BBT는 단상單相이고, 월경은 아직 오지 않았으며, 허리가 시큰거리고 피곤해하며, 맥세약삭脈細略數, 태박苔薄, 변첨편홍邊尖偏紅, 치흔이 있다. 신기부족腎氣不足으로 낙도絡道에 장애를 받고, 충임실조衝任失調한 것으로 진단하였고, 육신조리育腎調理하는 치법을 세우고 처방은 아래와 같다.

> 초당귀炒當歸 9g, 생지生地, 숙지熟地 각 9g, 천궁川芎 6g, 백작白芍 9g, 초두충炒杜仲 12g, 천속단川續斷 12g, 음양곽淫羊藿 12g, 파극천巴戟天 12g, 선모仙茅 9g, 여정자女貞子 12g, 육종용肉蓯蓉 9g ×7제

【재진】 2011년 6월 15일

BBT가 상승한 지 1주일이 되었으나 전형적인 양상은 아니었고, 월경은 아직 오지 않았다. 수술 후 오래 앉아 있을 수 없었고, 양측에 요산동통腰酸疼痛이 있고 가끔 사타구니와 미골부위에 통증이 있었으며, 피곤하고 무기력하였다. 맥세脈細, 태박苔薄 질편홍質偏紅, 치흔이 있었다. 재차 부정扶正하는 것을 치법으로 하고 처방은 아래와 같다.

> 초당삼炒黨參 12g, 생황기生黃芪 12g, 생지生地, 숙지熟地 각 9g, 천궁川芎 6g, 백작白芍 9g, 초두충炒杜仲 12g, 천속단川續斷 15g, 제향부制香附 9g, 회우슬懷牛膝 9g, 보골지補骨脂 12g ×7제

【3진】 2011년 7월 7일

LMP는 6월 28일이고, 8일간 하였다. 피로하면 허리가 시큰거렸고, 대변은 2일에 한 번 보았으며, 태박苔薄, 질눈홍質嫩紅, 설변에 치흔이 있고, 맥약삭脈略數하였다. 육신통락育腎通絡을 치법으로 하였고, 처방은 아래와 같다.

> 생황기生黃芪 12g, 운복령雲茯苓 12g, 초회우슬炒懷牛膝 10g, 초두충炒杜仲 10g, 천속단川續斷 12g, 노로통路路通 10g, 조각자皂角刺 20g, 왕불류행王不留行 10g, 맥동麥冬 10g, 계지桂枝 2.5g, 전과루全瓜蔞 12g, 음양곽淫羊藿 12g, 육종용肉蓯蓉 10g, 광지룡廣地龍 10g, 생지生地 10g ×7제

【4진】 2011년 7월 4일

월경중기를 지났고, BBT는 상승하였으나 다시 하강하였다. 설홍舌紅, 태약황후苔略黃厚, 맥세脈細하다. 육신조리育腎調理를 치법으로 하였다.

> 운복령雲茯苓 9g, 생지生地, 숙지熟地 각 9g, 선모仙茅 9g, 음양곽淫羊藿 12g, 자구판炙龜板 9g, 녹각상鹿角霜 12g, 파극천巴戟天 12g, 육종용肉蓯蓉 9g, 여정자女貞子 12g, 전과루全瓜蔞 12g, 자석영紫石英 12g ×8제

이처럼 치료한 지 4개월 후 환자가측정한 소변 hCG 검사는 양성이었고, 이후 다시 초음파 검사에서 자궁내 임신이 확인되었다. 지금 이미 한 명의 건강한 여아를 출산하였고, 모녀 모두 평안하였다.

【부연설명】 자궁내막증은 원인불명의 난임여성 가운데 최대 70~80%를 차지하여, 여성 난임의 주요 원인 중 하나이다. 채소손 선생은 자궁내막증의 기본병기를 "숙어내결宿瘀內結"이라 보았고, 만약 합병증으로 난임이 있다면, 치료에서 단순히 활혈화어活血化瘀의 치법만 사용할 것이 아니라 환자의 상태에 따라 단계적으로 치료를 논해야 한다고 하였다. 병의 증상이 뚜렷하면 활혈화어活血化瘀를 위주로 얼마 동안 치료를 하고, 증상이 완화된 후에 처방을 바꾸어 사용하던가 혹은 보신조주법補腎調周法을 더하여 쓴다. 증상이 불분명하면 보신조주補腎調周를 위주로 하여 환자가 되도록 빨리 임신하게끔 한다. 본 의안의 환자는 수술을 강행한 지 오래지 않아 월경이 오지 않았기에, 채소손 선생은 보신법補腎法을 위주로 하여 월경을 먼저 고르게 한 뒤 임신되도록 하였다. 처방 중 당귀當歸, 천궁川芎은 양혈활혈조경養血活血調經하고, 생지生地, 숙지熟地, 백작白芍은 자음양혈滋陰養血하고, 파극천巴戟天, 육종용肉蓯蓉, 선모仙茅, 음양곽淫羊藿 등은 배보신양培補腎陽하며, 여정자女貞子, 두충杜仲, 천속단川續斷은 보간신補肝腎, 강요슬强腰膝하여 전체 처방이 익신양혈조경益腎養血調經의 효능을 발휘한다. 용약 후에 기초체온은 상승하였으나, 요산골통腰酸骨痛이 뚜렷하고 피로하고 무기력하여 당삼黨參, 황기黃芪를 사용하여 부정扶正하고, 생지生地, 숙지熟地로 양혈자음養血滋陰하고, 백작白芍, 향부香附, 천궁川芎, 우슬牛膝로 활혈조경活血調經하였다. 재차 두충杜仲, 천속단川續斷, 보골지補骨脂 등

을 더하여 보간신補肝腎, 강근골強筋骨, 장요슬壯腰膝하였다. 세 번째 진료 시 월경이 이미 회복되어 보신조주법補腎調周法으로 계속 치료하였고, 마침내 환자는 임신이 되었다.

【역자 보충】

난관통수법卵管通水法(hydrotubation)

난관개통검사의 하나. 자궁강 내로 물을 주입해서 압의 변화를 본다. 자궁이나 부속기에 이상 내진소견이 없는 자에게는 20ml를 주입할 수 있으면 개통성으로 본다. 난관폐쇄나 협착에 진단만이 아닌 치료법으로써 반복·이용할 수 있다. 금기는 생식기관 염증이 있는 경우이다.

04 항자궁내막항체 양성으로 인한 난임

리李 씨, 37세.

【초진】 2011년 9월 29일

속발성 난임인 지 2년째이다. 환자는 평소에 월경이 자주 뒤로 밀린다. 초경은 12세였고, 월경기간은 5~6일이고, 주기는 28~45일이며, 월경량은 중등이고 혈괴가 있다. 월경통이 있고, LMP는 9월 3일이다. 결혼한 지는 5년째이고 3년 동안 피임하지 않았으나 임신되지 않았고, 남편 정액검사는 정상이다. 산과력은 0-0-0-0이다.

2010년 초음파에서 자궁의 크기는 일반적이었고, 15mm의 자궁근종이 있고, 자궁내막의 두께는 15mm이며 근층의 에코는 균질하지 않았다. 2011년 항자궁내막항체 검사에서 양성판정을 받았다. LH 1.63 IU/L, FSH 1.65 IU/L, E_2 244 pmol/L, T 0.37 nmol/L, PRL 446.4mIU/L이다. 백대하는 괜찮은 편이고, 소복에 가끔 은은한 통증이 있으며 나머지 불편한 점은 없다. 월경이 곧 오려고 하여, 기초체온 측정을 당부하였고, 맥약세현脈略細弦, 태박苔薄, 첨적尖赤하다.

습어濕瘀가 서로 막아 낙도絡道가 원활하지 못한 것이다. 육신통락育腎通絡을 치법으로 하고, 화어化瘀를 겸한다. 월경이 끝난 후 아래 처방을 복용한다.

운복령雲茯苓 12g, 생지生地 10g, 계지桂枝 3g, 적작赤芍 10g, 단피丹皮 10g, 도인桃仁 10g, 초회슬炒懷膝 10g, 귀전우鬼箭羽 20g, 맥동麥冬 10g, 공정향公丁香 2.5g, 음양곽淫羊藿 12g, 육종용肉蓯蓉 10g ×7제

【재진】 10월 13일

LMP는 9월 30일이다. 월경중기에 가까워졌고, 다른 불편함은 없었으며, 설질홍舌質紅, 태약후苔略厚, 변첨적邊尖赤, 맥세脈細하다. 육신배원育腎培元을 치법으로 하고 아래 처방을 복용한다.

운복령雲茯苓 12g, 생지生地, 숙지熟地 각 10g, 천석곡川石斛 12g, 택사澤瀉 9g, 선모仙茅 10g, 음양곽淫羊藿 12g, 자구판炙龜板 10g, 녹각상鹿角霜 10g, 파극천巴戟天 10g, 육종용肉蓯蓉 10g, 여정자女貞子 10g ×14제

【3진】 10월 27일

월경기가 곧 다가오고, BBT는 쌍상雙相으로 완만하게 오르고 있으며, 맥세脈細, 태약후苔略厚, 변첨적邊尖赤하다. 육신통락育腎通絡을 치법으로 하여 월경이 끝난 후 아래 처방을 복용한다.

운복령雲茯苓 12g, 생지生地 10g, 계지桂枝 3g, 적작赤芍 10g, 단피丹皮 10g, 도인桃仁 10g, 회우슬懷牛膝 10g, 노로통路路通 10g, 맥동麥冬 12g, 음양곽淫羊藿 12g, 파극천巴戟天 10g, 육종용肉蓯蓉 10g ×7제

【4진】 11월 17일

LMP는 11월 1일이고 혈괴가 많았다. 월경중기가 지났고 BBT는 상승하였으나 안정적이진 않고, 맥세脈細, 설첨홍舌尖紅, 태박苔薄하다. 육신배원育腎培元을 치법으로 하고, 아래 처방을 복용한다.

운복령雲茯苓 12g, 생지生地 숙지熟地 각 10g, 천석곡川石斛 12g, 선모仙茅 10g, 음양곽淫羊藿 12g, 파극천巴戟天 10g, 육종용肉蓯蓉 10g, 녹각상鹿角霜 10g, 자구판炙龜板 10g, 여정자女貞子 9g, 천속단川續斷 9g ×14제

【5진】 12월 1일

월경이 아직 오지 않았고 기초체온은 쌍상雙相이나 상승이 비교적 느리다. 맥약세脈略細, 혀 가운데 뿌리는 태약후苔略厚, 설첨은 편홍偏紅하다. 화어소견化瘀消堅, 육신통락育腎通絡을 치법으로 하여, 월경이 끝난 후 아래 처방을 복용한다.

운복령雲茯苓 12g, 계지桂枝 3g, 적작赤芍 10g, 단피丹皮 10g, 도인桃仁 10g, 조각자皂角刺 20g, 노로통路路通 10g, 맥동麥冬 10g, 음양곽淫羊藿 12g, 육종용肉蓯蓉 10g, 귀전우鬼箭羽 20g, 해조海藻 12g ×7제

2012년 2월 24일 진료: 3개월을 치료하고 다시 검사하였고, 항자궁내막항체는 음성이 되었다. 2012년 6월 월경이 때가 지나도록 오지 않았고, 소변 hCG 검사에서 양성이 나왔다. 이후 추적·조사에서 한 명의 아들을 제왕절개로 출산하였고, 모자母子 모두 평안하였다.

【부연설명】 이소성 자궁내막의 자극이 있거나 신체의 자가면역의 결합으로 항자궁내막항체의 양성이 야기된다. 면역반응임을 고려하여, 습열濕熱의 사기와 혈血이 서로 결합하여 습濕과 어瘀가 서로 장애를 일으켜 기혈불통氣血不通에 이르게 된다. 초진 시 환자는 아랫배에 은은한 통증이 있고 월경혈에 혈괴가 많음을 호소하였고, 채소손 선생은 단순히 대고대한大苦大寒한 청열해독약淸熱解毒藥을 사용하지 않고, 계지복령환桂枝茯苓丸을 기본방으로 사용하여 화어소견化瘀消堅으로 어결瘀結을 완만히 제거하고, 청리습열활혈淸利濕熱活血하는 효능을 겸하게끔 하였다. 다시 귀전우鬼箭羽를 더하여 파혈통경破血通經, 해독살충解毒殺蟲하고, 대생지大生地, 맥동麥冬, 초회우슬炒懷牛膝로 보좌하여 육음양혈育陰養血로 난포의 생장발육을 촉진하고 육신통락育腎通絡하였다. 두 번째 진료, 세

번째 진료에서 환자 BBT의 상승이 느리고 완만한 것은 신허부족腎虛不足의 증상이므로, 육신배원방育腎培元方으로 신체의 양기陽氣를 분발시키고, 황체를 튼튼히 하여 기초체온을 높은 수치로 유지하여 임신이 되거나 다음 월경이 정상적으로 오게끔 하였다. 이와 같이 화어소견化瘀消堅, 육신배원育腎培元하는 주기치료를 3개월 동안 한 뒤에 습열숙어濕熱宿瘀는 소실되었고, 때에 맞춰 성관계하여 임신이 되었다.

05 자연유산 후 난임

셰謝 씨, 35세.

【초진】 2011년 6월 15일

환자는 평소에 월경이 앞뒤로 불규칙했다. 초경은 13세에 하였고, 월경기간은 7일이며, 주기는 25~60일이다. LMP는 5월 30일이다. 결혼 후 5년간 임신되지 않았고, 산과력은 0-0-1-0이다. 2011년 3월에 클로미펜을 복용하고 배란을 촉진하여 임신되었으나 임신 3개월에 태아발육정지로 소파술을 하였다. 남편의 정액검사는 정상이다.

혈액 호르몬 검사는 T 2.58 nmol/L, E_2 165 pmol/L, FSH 4.2 IU/L, LH 14.5 IU/L, P 1.8 nmol/L, PRL 299.3 mIU/L이다. 초음파에서 자궁 크기는 41mm×45mm×31mm이고, 자궁내막의 두께(EN)는 5mm였다. 우측난소의 크기는 32mm×30mm, 좌측난소의 크기는 35mm×32mm이고, 양측 난소 내에 5mm×4mm의 무에코 구역이 많이 있다. BBT는 쌍상雙相이나 전형적이지 않았고, 체중은 75kg이며, 허리가 시큰거리고 기운이 없고, 맥약삭脈略數, 설질홍舌質紅 태박백苔薄白하다.

신기부족腎氣不足으로 지막脂膜이 옹체된 것이라 진단하였고 치법은 육신조리育腎調理이며 처방은 아래와 같다.

> 운복령雲茯苓 12g, 생지生地 10g, 사인砂仁 3g, 선모仙茅 10g, 음양곽淫羊藿 12g, 자구판炙龜板 10g, 녹각상鹿角霜 10g, 파극천巴戟天 10g, 육종용肉蓯蓉 10g, 백개자白芥子 3g, 청피靑皮, 진피陳皮 각 4.5g, 여정자女貞子 10g, 생산사生山楂 10g ×14제

【재진】 6월 29일

월경기에 이르렀으나 아직 하지 않았고, BBT는 불안정하였으며, 다른 불편한 점은 없었다. 설질눈홍舌質嫩紅, 태박苔薄, 맥세脈細하다. 이전 치법과 동일하게 육신조리育腎調理하였고, 처방은 아래와 같다.

> 운복령雲茯苓 12g, 생지生地 숙지熟地 각 10g, 사인砂仁 3g, 선모仙茅 10g, 음양곽淫羊藿 12g, 녹각상鹿角霜 10g, 파극천巴戟天 10g, 육종용肉蓯蓉 10g, 여정자女貞子 10g, 청피靑皮 진피陳皮 각 5g, 하거분河車粉(충복) 6g ×7제

【3진】 7월 13일

BBT는 떨어졌고, 월경은 아직 오지 않았으며, 다른 불편한 것은 없다. 맥평脈平, 태박苔薄, 질편홍質偏紅하다. 충임衝任을 조리하는 것을 치법으로 하고, 월경이 오면 아래 처방을 복용한다.

> 초당귀炒當歸 12g, 생지生地 10g, 운복령雲茯苓 12g, 제향부制香附 10g, 초회슬炒懷膝 10g, 천궁川芎 6g, 초두충炒杜仲 10g, 천속단川續斷 10g, 초지각焦枳殼 4.5g, 청피靑皮 진피陳皮 각 4.5g, 여정자女貞子 10g ×7제

【4진】 7월 27일

LMP는 7월 14일이고, 혈괴가 많았다. 월경중기에 이르렀고, BBT는 아직 상승하지 않았으며, 불편한 점은 없었다. 맥삭脈數, 설질홍舌質紅, 태박苔薄하다. 육신배원育腎培元을 치법으로 하고, 처방은 아래와 같다.

> 운복령雲茯苓 12g, 생지生地 숙지熟地 각 10g, 천석곡川石斛 12g, 초조인炒棗仁 10g, 원지遠志 4.5g, 선모仙茅 12g, 음양곽淫羊藿 12g, 파극천巴戟天 10g, 육종용肉蓯蓉 10g, 녹각상鹿角霜 10g, 자구판炙龜板 10g ×14제

【5진】 8월 10일

BBT가 상승한 지 4일이며, 근래 탈모가 있고, 맥평脈平, 혀 가운데 뿌리가 태박미황苔薄微黃, 질편홍質偏紅하다. 다시 육신조리育腎調理를 치법으로 하고, 처방은 아래와 같다.

운복령雲茯苓 12g, 제수오制首烏 12g, 생지生地 숙지熟地 각 10g, 선모仙茅 10g, 음양곽淫羊藿 12g, 파극천巴戟天 10g, 육종용肉蓯蓉 10g, 자구판炙龜板 10g, 녹각상鹿角霜 10g, 여정자女貞子 10g ×7제

【6진】 10월 19일

BBT는 쌍상雙相이고, 월경기가 지났는데 아직 하지 않았다. 소변 hCG를 자가측정하였는데 양성이었다. 맥약활삭脈略滑數, 설질홍舌質紅, 변미청邊微靑하다.

건신안화健腎安和를 치법으로 하고, 처방은 아래와 같다.

운복령雲茯苓 12g, 초백출炒白朮 10g, 초두충炒杜仲 10g, 천속단川續斷 10g, 상기생桑寄生 12g, 초황금炒黃芩 10g, 자소경紫蘇梗 10g, 진피陳皮 4.5g, 백작白芍 10g, 저마근苧麻根 12g ×7제

【부연설명】 《내경內經》에서 "신장은 숨기는 것을 주로 하는데, 봉하여 보관하는 근본이며, 정이 머무는 곳이다[腎者主蟄, 封藏之本, 精之處也]"라고 하였다. 신腎은 생식을 주관하고, 선천지본先天之本이 된다. 채소손 선생은 난임은 병의 근원이 신腎에 있고, 신기부족腎氣不足은 난포의 정상발육과 성숙, 배란에 영향을 주며, 또한 정자와 난자의 결합과 수정란의 착상에 영향을 준다고 보았다.

본 의안의 환자는 결혼하고 오래도록 임신하지 못하였고, 2011년 3월에 클로미펜으로 배란을 촉진한 후 마침내 임신이 되었다. 그러나 신기휴허腎氣虧虛로 태胎를 견고하게 할 수 없었기에 임신 3개월에 태아의 발육이 정지되어 자연유산을 하게 되었다. 초진 시에 환자는 자연유산으로 소파술을 한 뒤에 허리가 시큰거리고 무기력하여, 충임衝任이 손상되고 기혈氣血이 허손되었으므로 먼저 육신조충育腎調沖하였다. 음양곽淫羊藿, 선모仙茅, 여정자女貞子로 온신배원溫腎培元, 전정난궁塡精暖宮하여 계수癸水를 왕성하게 하고, 녹각상鹿角霜, 구판龜板으로 보기혈補氣血, 생정수生精髓하여 음중구양陰中求陽, 양중구음陽中求陰의 의미를 내포하였다. 또한 원래 있던 PCOS 병력과 비만하고 붓는 것을 담습痰濕으로 지막脂膜이 옹체된 것으로 여기고, 건비이기健脾理氣, 조습화담燥濕化痰하는 청피靑皮, 진피陳皮, 백개자白芥子를 더하였고, 동시에 소량의 사인砂仁을 배합하여 이기성비理氣醒脾함으로써 많은 보신약補腎藥의 자니滋膩한 성질로 위장장애가 발생하는 것을 방지하였다. 재진, 3진에서 월경이 후기가 되어 육신배원방育腎培元方에 이기행혈약理氣行血藥을 배합하여 온溫과 통通을 병용하였고, 아울러 월경기간에는 사물조충탕四物調衝湯 가감을 사용하여 어혈瘀血, 담탁痰濁 등의 병리산물이 월경혈을 따라 배출되도록 하였다. 이후에 주기치료법을 사용하였고, BBT의 상승 상황에 따라 때에 맞춰 황체를 건강하게 하고, 임신에 도움이 되도록 하였다. 아울러 천속단川續斷, 두충杜仲, 제수오制首烏를 더하여 요산腰酸, 탈발脫發 등의 겸증을 완화하였다. 4개월 후에 환자는 임신이 되었고, 적극적으로 보태保胎, 건신안화健腎安和하였다. 이후 추적·조사에서 상태가 좋았고, 곧 분만·출산을 기다리고 있었다.

06 난관의 염증으로 인한 난임

정鄭 씨, 35세.

【초진】 2011년 6월 20일

결혼 후 2년간 임신되지 않았고, 초경은 14세에 하였다. 월경기간은 7일이고, 주기는 35~52일이다. 2011년 5월 5일 자궁 복강경 검사를 하였는데, 좌측 난관간질부에 폐색이 있었고, 우측은 통하긴 하였으나 원활하진 않았다. 남편의 정액검사는 정상이었다. 아랫배가 때로 은은한 통증 있었고, LMP는 5월 26일이었다. 월경중기가 지났고 BBT가 상승한 지 4일이 되었으며, 대변은 이틀에 한 번씩 보았다. 맥세脈細, 태약황후苔略黃厚, 질편홍質偏紅하다.

습·어濕·瘀가 서로 장애가 되어 낙도絡道가 원활하지 못한 증상이다. 잠시 육신조리育腎調理하는 치법으로 하여, 월경이 끝난 후에 아래 처방을 복용한다.

운복령雲茯苓 12g, 생지生地 10g, 초회우슬炒懷牛膝 10g, 노로통路路通 10g, 왕불류행王不留行 10g, 조각자皂角刺 20g, 천궁川芎 10g, 공정향公丁香 2.5g, 맥동麥冬 12g, 음양곽淫羊藿 12g, 파극천巴戟天 10g, 육종용肉蓯蓉 10g, 광지룡廣地龍 10g, 전과루全瓜蔞 12g ×7제

【재진】 2011년 7월 14일

LMP는 6월 28일이고, BBT는 상승하여 아직 떨어지지 않았으며 다른 불편함은 없다. 맥세脈細, 태미황苔微黃, 질홍質紅하다. 육신조리育腎調理를 치법으로 하고 처방은 아래와 같다.

운복령雲茯苓 12g, 생지生地, 숙지熟地 각 10g, 선모仙茅 10g, 음양곽淫羊藿 12g, 자구판炙龜板 10g, 녹각상鹿角霜 10g, 파극천巴戟天 10g, 육종용肉蓯蓉 10g, 여정자女貞子 10g, 전과루全瓜蔞 12g, 자석영紫石英 12g ×8제

【3진】 2011년 7월 28일

월경기가 지났는데 아직 오지 않았고, 어제 기초체온이 상승하였고 아랫배가 약간 더부룩하고, 태박황苔薄黃, 변편홍邊偏紅하다. 재차 육신조리育腎調理하고 처방은 아래와 같다.

운복령雲茯苓 12g, 생지生地, 숙지熟地 각 10g, 사인砂仁 3g, 선모仙茅 10g, 음양곽淫羊藿 12g, 녹각상鹿角霜 10g, 파극천巴戟天 10g, 육종용肉蓯蓉 10g, 여정자女貞子 10g, 목향木香 3g, 청피靑皮, 진피陳皮 각 4.5g ×7제

【4진】 2011년 8월 11일

현재 기초체온이 상승한 지 16일째로 아직 떨어지지 않았고, 소변 hCG측정에서 양성반응이 나왔으며, 다른 불편한 점은 없었다. 맥세脈細, 태황苔黃 변첨홍邊尖紅하다. 먼저 건신안화健腎安和하며, 검사를 기다렸다.

운복령雲茯苓 12g, 초백출炒白朮 10g, 초두충炒杜仲 10g, 천속단川續斷 10g, 상기생桑寄生 10g, 백작白芍 10g, 초조금炒條芩 10g, 소경蘇梗 10g, 진피陳皮 4.5g, 저마근苧麻根 12g, 사인砂仁 3g ×7제

【부연설명】 난관의 개통과 규칙적인 연동운동은 정자와 난자의 운행, 결합으로 임신이 되는 필수적인 조건이다. 습濕·어瘀가 번갈아 장애를 주거나 신허腎虛로 연동에 힘이 없으면 난관강이 쉽게 막혀 통하지 않게 된다. 본 의안의 환자는 좌측 난관의 간질부가 폐색되었고, 우측은 뚫리긴 하였지만 원활하지 않은 상태이며, 또한 아랫배에 때로 은은한 통증이 있어 어조瘀阻로 폐색된 것이 분명했다. 따라서 치료에서는 육신통락育腎通絡을 위주로 하여 노로통路路通, 왕불류행王不留行, 광지룡廣地龍 등의 통락약通絡藥을 중용하였고, 전과루全瓜蔞를 더하여 이기통유理氣通幽하고 장도腸道의 연동을 증가시켜 난관강의 통창을 도왔다. 그리하여 환자의 BBT상승은 양호해졌고 배란기능도 좋아져, 환자에게 때에 맞춰 임신시도를 하도록 지시하였다. 두 번째 진료에서 환자의 BBT가 상승하였고 내려가지 않았기에, 때에 맞춰 육신배원방育腎培元方을 선택하여 황체가 잘 작동하도록 하였다. 세 번째 진료에서 환자의 증상이 호전되었고 BBT는 쌍상雙相으로 양호한 상태여서, 육신배원방育腎培元方에 청피青皮, 진피陳皮, 목향木香 등의 이기지품理氣之品을 가미하여, 수정란이 난관강에서 수월하게 운행되는 것을 도왔다. 네 번째 진료에서 환자는 단번에 효과를 보아 임신에 성공하였고, 현재 벌써 한 명의 자녀를 순산하였다.

07 다낭성 난소증후군으로 인한 난임

란蘭 씨, 28세.

【초진】 2010년 11월 17일

월경후기가 5년이 되었다. 다낭성 난소증후군의 병력이 5년이 되었고, 평소 비만한 체형이고, 월경이 항상 밀리며, 월경량은 적고, 항상 50~60일에 한 번 하였다. 일찍이 2007년에 한 번 임신을 하였으나 임신 40일에 자연유산을 하였고, 이후에는

현재까지 피임하지 않았으나 임신된 적이 없다. 2010년 7월 26일 초음파 검사에서 자궁의 크기는 43mm×45mm×38mm, 내막두께는 6mm였다. 우측 난소의 크기는 30mm×22mm×24mm, 안쪽의 난포는 10개 좌우로 가장 큰 난포의 크기는 약 6mm×6mm×5mm이다. 좌측 난소의 크기는 30mm×21mm×23mm, 안쪽의 난포는 10개 좌우로 가장 큰 난포는 약 6mm×6mm×5m m였고, 다낭성 난소로 보였다.

혈액 호르몬 결과는 다음과 같다. T 2.76 nmol/L, E_2 179.3 pmol/L, FSH 4.5 IU/L, LH 15.2 IU/L, P 1.4 nmol/L, PRL 200.6 mIU/L.

LMP는 9월 29일이고 월경중기가 지났으며 아랫배 양측에 때때로 자통刺痛이 있다. 월경 전에 유창乳脹이 있고, 평소 번조煩躁하고 쉽게 화를 낸다. 태박苔薄하고 혀뿌리는 약간 설태가 두터우며, 첨편홍尖偏紅, 맥약침세脈略沈細하다. 신허간울腎虛肝鬱에 속하며, 낙도絡道가 원활하지 않은 것이다. 육신이기화담育腎理氣化痰으로 치료하며 처방은 아래와 같다.

운복령雲茯苓 12g, 대생지大生地 10g, 선모仙茅 10g, 음양곽淫羊藿 12g, 파극육巴戟肉 10g, 육종용肉蓯蓉 10g, 백개자白芥子 12g, 청피靑皮, 진피陳皮 각 5g, 해조海藻 10g, 생산사生山楂 15g, 여정자女貞子 10g ×14제

【재진】 2010년 12월 8일

LMP는 12월 1일~4일이고, 환자 말에 따르면 월경기일이 밀렸고, 월경량은 많지 않고, 복통은 소실되었다고 하였다. 태니苔膩하고 약간 황후黃厚하며, 변첨편홍邊尖偏紅, 맥약침脈略沈하다. 육신통락育腎通絡을 치법으로 하고, 처방은 아래와 같다.

운복령雲茯苓 12g, 대생지大生地 10g, 사인砂仁(後下) 3g, 회우슬懷牛膝 10g, 노로통路路通 10g, 왕불류행王不留行 10g, 공정향公丁香 2.5g, 백개자白芥子 5g, 청피靑皮, 진피陳皮 각 5g, 생의이인生薏苡仁 12g, 음양곽淫羊藿 12g, 파극육巴戟肉 10g×7제

【3진】 2010년 12월 15일

LMP는 12월 1일이다. 월경중기에 이르렀고, 기초체온은 아직 상승하지 않았으

며, 요 며칠 동안 질분비물에 견사성이 있고, 맥평脈平, 혀뿌리가 태초후苔稍厚하다. 다시 육신배원育腎培元하기로 하고, 처방은 아래와 같다.

> 운복령雲茯苓 12g, 생지生地, 숙지熟地 각 10g, 사인砂仁(後下) 3g, 선모仙茅 10g, 음양곽淫羊藿 12g, 녹각상鹿角霜 10g, 자구판炙龜板 10g, 파극육巴戟肉 10g, 육종용肉蓯蓉 12g, 청피靑皮, 진피陳皮 각 5g, 여정자女貞子 10g×14제

【4진】 2011년 1월 5일

LMP는 12월 28일이다. 월경주기가 규칙적으로 되었고, 맥세脈細 태박후니苔薄厚膩하다. 화지통락化脂通絡을 위주로 하고, 육신育腎을 겸하는 치법을 세워 다낭방多囊方에 가감하였다.

> 운복령雲茯苓 12g, 창·백출蒼·白朮 각 6g, 대생지大生地 10g, 회우슬懷牛膝 10g, 천궁川芎 6g, 노로통路路通 10g, 왕불류행王不留行 10g, 조각자皂角刺 20g, 강향편降香片 3g, 음양곽淫羊藿 12g, 육종용肉蓯蓉 10g, 청피靑皮, 진피陳皮 각 5g, 백개자白芥子 6g, 초지각焦枳殼 5g ×7제

【5진】 2011년 1월 13일

최근 감기로 발열이 2일간 있다가 완화되었다. 월경중기에 이르렀고, 기초체온은 아직 오르지 않았고, 맥약세脈略細, 태박苔薄하고 눈홍嫩紅하며 치흔이 있다. 육신조리育腎調理를 치법으로 하였고, 처방은 아래와 같다.

> 운복령雲茯苓 12g, 대생지大生地 10g, 사인砂仁(後下) 3g, 음양곽淫羊藿 12g, 선모仙茅 10g, 파극육巴戟肉 10g, 석남엽石楠葉 10g, 녹각상鹿角霜 10g, 자구판炙龜板 10g, 길경桔梗 4.5g, 진피陳皮 5g×14제

【6진】 2011년 2월 9일

LMP는 1월 25일이다. 환자 말에 따르면 3개월간 월경이 규칙적이었고, 기초체온

은 쌍상雙相이나 약간 덜 전형적이었다고 한다. 맥약삭脈略數, 태박苔薄 변첨적邊尖赤하다. 육신배원育腎培元을 치법으로 하고, 월경 전 유창乳脹하는 시기에 복용하며, 처방은 아래와 같다.

> 운복령雲茯苓 12g, 대생지大生地, 숙지熟地 각 10g, 선모仙茅 10g, 음양곽淫羊藿 12g, 자구판炙龜板 10g, 녹각상鹿角霜 10g, 파극육巴戟肉 10g, 육종용肉蓯蓉 10g, 여정자女貞子 10g, 청피靑皮, 진피陳皮 각 5g, 시호柴胡 4.5g, 금령자金鈴子 10g, 하거분河車粉(충복) 6g×10제

상술한 주기치료를 계속하여 5개월 동안 하였고, 환자는 다른 병원에서 검사하여 소변 hCG가 양성으로 나왔다. 8개월 후 추적·조사하였는데, 태아의 발육은 좋았고, 출산을 기다리는 중이었다.

【부연설명】 다낭성 난소증후군(PCOS)의 발병 원인은 여러 가지이다. 임상에서 여러 형태의 내분비증후군으로 나타나는데, 비만, 다모多毛, 무월경, 난임이 그 주요한 임상증상이다. 채소손 선생은 이 질환의 무월경이 한의학에서는 담습痰濕이 기혈氣血을 막아 운행이 불리한 증에 속한다고 하였고, 신양허腎陽虛는 담습痰濕으로 인한 무월경을 유발하는 주요한 원인이라고 하였다. 그러나 경우에 따라 담습痰濕은 두드러지게 나타나지 않으며, 맥脈은 침세沈細할 수 있다. 임상증상이 병증과 부합하지 않는다면, 마땅히 증상을 따르고 맥脈을 포기한다. 이 때문에 채소손 선생은 PCOS의 비만 환자는 설진舌診과 맥진脈診이 어떠하든 상관없이 거듭 담습痰濕이 있다고 여겨, 자하거紫河車 등의 혈육유정지품血肉有情之品을 쓸 수는 있지만 가능한 한 적게 사용하였다. 본 의안의 환자 역시 이와 같았고, 다만 신허담습腎虛痰濕 이외에 간울肝鬱의 증상을 겸하고 있어서 육신이기화담育腎理氣化痰을 주요한 치료원칙으로 삼고 소간疏肝으로 보조하였다. 아울러 주기치료법을 채용하여 월경이 끝나면 육신통락育腎通絡하고, 월경기와 월경 후에는 육신배원育腎培元하였다. 또한 담痰이 포궁胞宮을 막아 기혈氣血이 막히고 난관이 원활하지 않게 되며, 배란에 장애를 일으켜 월경이 밀리는 것을 우려하여, 따로 조각자皂角刺, 노로통路路通, 왕불류행王不留行 등의 통락지품通絡之品을 가미하여 활혈통락活

血通絡으로 배란을 촉진하도록 하였다. 모든 약이 어우러져 육신育腎, 이기理氣, 화담化痰의 효과를 발휘하여 환자가 임신에 성공하도록 하였다.

08 IVF(체외수정)의 보조 치료

탕唐 씨, 31세.

【초진】 2010년 11월 17일

결혼 후 5년 동안 임신되지 않았다. 평소 월경은 규칙적이나 다만 월경량이 적었다. 산과력은 0-0-0-0이다. LMP는 10월 15일이고, BBT의 상승은 늦춰져서, 쌍상雙相이나 약간 덜 전형적이다. 배란검사를 하였는데 난포가 작았다. 2010년 5월 25일 난관조영술에서 양측 난관은 통해 있으나 완전하지 않았고, 남편 정액검사는 정상이었다. 현재 맥평脈平, 태박苔薄 질눈홍質嫩紅하다.

신기부족腎氣不足하여 낙도絡道가 원활하지 않은 것으로 판단하고, 육신통락育腎通絡을 치법으로 하고, 월경이 끝나고 아래 처방을 복용한다.

운복령雲茯苓 12g, 대생지大生地 10g, 회우슬懷牛膝 10g, 노로통路路通 10g, 강향편降香片 3g, 맥동麥冬 12g, 천궁川芎 6g, 조각자皂角刺 20g, 왕불류행王不留行 10g, 육종용肉蓯蓉 10g, 파극육巴戟肉 10g, 광지룡廣地龍 12g ×7제

【재진】 2010년 12월 1일

월경중기에 이르렀고, 기초체온은 분명하지 않았고, 맥평脈平 태약황苔略黃하다. 육신배원育腎培元을 치법으로 한다.

운복령雲茯苓 12g, 생지生地, 숙지熟地 각 10g, 사인砂仁(後下) 3g, 초두충炒杜仲 10g, 천속단川續斷 10g, 선모仙茅 10g, 음양곽淫羊藿 10g, 녹각상鹿角霜 10g, 자구판炙龜板 10g, 파극천巴戟天 10g, 육종용肉蓯蓉 10g×14제

【3진】 2010년 12월 15일

월경기에 가까워졌고, BBT는 쌍상雙相이나 약간 덜 전형적이고, 맥약삭脈略數, 태약황후苔略黃厚하고 비교적 말랐으며, 설변과 설첨은 약후略厚하다. 육신통락育腎通絡을 치법으로 하고, 월경이 끝난 후 아래처방을 복용한다.

> 운복령雲茯苓 12g, 대생지大生地 10g, 천석곡川石斛 10g, 초회우슬炒懷牛膝 10g, 노로통路路通 10g, 왕불류행王不留行 10g, 조각자皂角刺 20g, 맥동麥冬 12g, 공정향公丁香 2.5g, 음양곽淫羊藿 12g, 육종용肉蓯蓉 10g, 전과루全瓜蔞(찧는다) 12g ×7제

【4진】 2011년 1월 12일

월경중기가 지났고, 기초체온은 상승하였으며 다른 불편한 점은 없었다. 맥평脈平, 태박苔薄 설변에 자반紫斑이 있다. 육신배원育腎培元을 치법으로 한다(환자가 임신에 대해 조급해하여 IVF, 즉 체외수정과 배아이식술을 받기 원하였다).

> 운복령雲茯苓 12g, 생지生地, 숙지熟地 각 10g, 초두충炒杜仲 12g, 천속단川續斷 12g, 선모仙茅 10g, 음양곽淫羊藿 12g, 녹각상鹿角霜 10g, 자구판炙龜板 10g, 파극육巴戟肉 10g, 육종용肉蓯蓉 10g, 여정자女貞子 10g, 하거분河車粉(충복) 6g×7제

【5진】 2011년 1월 26일

BBT는 전형적인 쌍상雙相이고, 1월 11일에 IVF를 이미 시행하였다. 맥약현활脈略弦滑, 태박苔薄 설변과 설첨은 편홍약암偏紅略暗하다. 육신안화育腎安和를 치법으로 하였다.

> 운복령雲茯苓 12g, 초백출炒白朮 10g, 초두충炒杜仲 10g, 천속단川續斷 10g, 상기생桑寄生 12g, 백작白芍 12g, 초조금炒條芩 12g, 소경蘇梗 10g, 진피陳皮 5g, 저마근苧麻根 12g, 생감초生甘草 2.5g ×14제

【6진】 2011년 2월 9일

임신상태로 수면은 불편하고, 식욕이 없으며, 혀주변에 치흔이 있다. 재차 안태安胎하기로 하고, 검사를 기다렸다.

초당삼炒黨參 12g, 초백출炒白朮 10g, 복령茯苓 12g, 강반하薑半夏 4.5g, 초두충炒杜仲 10g, 천속단川續斷 10g, 구척狗脊 10g, 상기생桑寄生 12g, 담자금淡子芩 10g, 소경蘇梗 10g, 사인砂仁(後下) 3g, 진피陳皮 5g, 백작白芍 12g, 저마근苧麻根 12g, 생감초生甘草 3g ×7제

육신育腎하고 안태安胎하는 약으로 임신 3개월 후까지 계속 치료하였다. 반년 후 추적·조사에서 태아발육은 정상이었고, 이후 환자가 말해주길 한 명의 여아를 출산하였고 건강하다고 하였다.

【부연설명】 옛사람들이 이르길 "남자의 정이 건강하고 여자의 월경이 고른 것이 아이를 갖는 법도이다[男精壯而女經調, 有子之道也]"라고 하여, 남녀의 신기腎氣가 성盛하고, 천계天癸가 이르며, 충임맥衝任脈이 성盛한 것은 임신의 기본 조건이 된다. 채소손 선생은, 타고난 체질이 허약하고 신기腎氣가 부족하며 충임衝任이 허손되었거나 기혈氣血이 실조된 것은 난임의 주요 내인內因이 된다고 보았다. 따라서 치료에서는 육신育腎을 가장 중요시하였고 주기치료와 함께하였는데, 즉 음양소장陰陽消長, 기혈영휴氣血盈虧에 따른 월경기月經期, 경후기經後期, 경간기經間期, 경전기經前期의 변화에 있어 다양한 치료법을 채용하였다. 본 의안은 원발성 난임환자이며 초진 시 월경기가 가까워져, 육신통락育腎通絡하는 "잉Ⅰ방孕一方"으로 가감 치료하여 난포발육을 촉진시키고 또한 난관이 완전히 통하지 않는 것을 고려하여 따로 조각자皂角刺, 왕불류행王不留行 등의 통리지품通利之品을 더하였다. 2진과 3진은 경간기經間期와 경전기經前期였는데, 육신배원育腎培元을 치법으로 하여 "잉Ⅱ방孕二方"을 가감하여 치료하였다. 처방 중의 운복령雲茯苓, 생지生地, 숙지熟地는 건비익신健脾益腎하고, 음양곽淫羊藿, 선모仙茅, 녹각상鹿角霜, 파극천巴戟天은 보간신補肝腎, 조양익정助陽益精하여 난포의 발육을 촉진하고 황체를 온전하게 하며, 노로통路路通, 왕불류행王不留行, 조각자皂角刺와 배합하여 성숙된 난포가 수월하게 배출되도록 하였다. 맥동麥冬, 천석곡川石斛으로 보좌하여 화중익음和中益陰하여 모든 양약陽藥의 치우친 성질을 제어할 수 있다. 네 번째 진료에서 환자는 임신이 간절하여 IVF를 하고자 하였고, 채소손 선생은 귀녹이선탕龜鹿二仙湯을 기초로 가감하였으며, 정황을 참작하여 자하거紫河車를 더하여 혈육유정지품血肉有情之品으로써 자신전정滋腎塡精하여,

자궁의 국소 미세순환을 개선하였으며 배아이식하는 데 양호한 환경을 만들었다. 수정란이 이식된 후에는 육신育腎과 안태安胎를 중요시하였다.

09 자궁근종을 동반한 난임

우吳 씨, 30세.

【초진】 2011년 11월 24일

결혼 후 3년간 피임하지 않았으나 임신되지 않았다. 초경은 13세에 하였고, 매달 한 번씩 월경을 하며, 월경량은 쏟아지듯 많았고, 혈괴를 동반하였으며 7일간 하였다. LMP는 11월 9일이다. 자궁근종으로 인해 일찍이 빈혈이 있은 지 여러 해 되었고, 2007년과 2010년 두 차례의 자궁근종제거술을 받았고, 수술 중에 근종 10개를 모두 제거하였다. 올해 HSG검사에서 양측 난관은 정상이었고, 혈액내분비 검사에서 T 1.3 nmol/L, E_2 189.0 pmol/L, FSH 4.2 IU/L, LH 4.7 IU/L, P 1.8 nmol/L, PRL 297.3 mIU/L이었다. 다시 초음파 검사를 하였을 때 자궁근종이 재발하였다. 최근 측정한 BBT는 쌍상雙相이나 전형적이지 않았다. 현재 얼굴이 누렇고 화색이 적으며, 때로 어지럽고, 대소변은 정상이다. 맥약세脈略細, 설담태박舌淡苔薄, 혀뿌리는 약후略厚하다. 기혈부족氣血不足의 증상이며, 고질병이 되었다. 월경중기에 이르렀고, 부정육신扶正育腎을 치법으로 하였고 처방은 아래와 같다.

> 초당삼炒黨參 12g, 생황기生黃芪 30g, 운복령雲茯苓 12g, 생지生地, 숙지熟地 각 10g, 선모仙茅 10g, 음양곽淫羊藿 12g, 녹각상鹿角霜 10g, 파극천巴戟天 10g, 육종용肉蓯蓉 10g, 여정자女貞子 10g ×14제

【재진】 2011년 12월 8일

월경기가 곧 이르며, BBT는 쌍상雙相이나 약간 덜 전형적이고, 맥세약삭脈細略數, 설담홍舌淡紅, 태박苔薄하다. 부정조섭扶正調攝을 치법으로 하여 월경이 오면 복용한다.

초당삼炒黨參 12g, 생황기生黃芪 30g, 초당귀炒當歸 10g, 생지生地 10g, 단삼丹參 6g, 운복령雲茯苓 12g, 백작白芍 12g, 제향부制香附 10g, 생포황生蒲黃 20g, 숙군탄熟軍炭 10g, 선학초仙鶴草 10g ×8제

월경이 끝난 후 업무로 인해 타지에 1개월 가까이 출장하였고, 복약할 수 있는 조건이 되지 않았다.

【3진】 2012년 1월 2일

월경기가 곧 다가오고, 월경량은 약을 복용 후에 약간 줄어들었고, 매번 허리가 시큰거리고 혈괴가 많았으며, 맥약세脈略細, 태담박苔淡薄하다. 충임衝任을 조리하고, 처방은 아래와 같다. 월경이 오면 복용하기로 하고, 현재 관찰 중이다.

초당삼炒黨參 12g, 초당귀炒當歸 10g, 생지生地 10g, 초두충炒杜仲 12g, 천속단川續斷 12g, 초회슬炒懷膝 10g, 단삼丹參 6g, 백작白芍 10g, 제향부制香附 10g, 생포황生蒲黃 20g, 화예석花蕊石 20g ×8제

같은 치료법으로 3개월을 치료하였고, 월경량은 현저히 줄었고, 초음파에서 자궁근종의 증대가 보이지 않았으며, 이후에 hCG를 자가측정하여 양성이 나왔고 임신이 되었다. 추적·조사에서 현재 태아는 건강하다.

【부연설명】 자궁근종은 부인과 임상의 상견하는 고질병, 난치병[沈屙, 頑疾]이며, 한의학에서 "징하癥瘕"의 범주에 속한다. 《부과심법요결婦科心法要訣》에서는 일찍이 "모든 적을 치료할 때는 먼저 육체의 강약과 병세의 완급을 살펴 치료해야 한다. 사람이 허약하면 기혈氣血이 쇠약하므로 함부로 공벌해서는 안 되고, 병세가 비록 성하더라도 먼저 정기를 북돋은 다음에 그 병을 치료해야 한다. 만약 형체와 증상이 모두 실하다면 마땅히 먼저 그 병을 공벌해야 한다[凡治諸積, 宜先審身形之壯弱, 病勢之緩急而治之. 如人虛, 則氣血衰弱, 不任攻伐, 病勢雖盛, 當先扶正氣而後治其病; 若形

證俱實, 宜先攻其病也]"라고 하였다. 채소손 선생은, 또한 만약 자궁근종 환자가 월경량이 과다하고 심하면 붕루출혈을 하여 기혈氣血이 약해지고 체력이 떨어져 정기正氣가 부족해지는데 공벌攻伐하는 약을 쓴다면, 허한데 더욱 허하게 하는 실수를 범하기 쉽다고 하였다. 따라서 치료상으로 단계를 나눠 변증논치해야 하고, 경간기經間期(월경이 끝난 후)와 월경기月經期에는 계지복령환桂枝茯苓丸가감과 사물조충탕四物調衝湯가감으로 나눠서 치료한다. 그러나 본 의안의 환자는 다른 점이 있었는데, 그것은 자식을 가지고 싶은 염원이었다. 수년간 난임의 원인을 찾아보았는데, 자궁근종은 월경량이 과다하므로 기허혈소氣虛血少가 주된 원인이고, 또한 BBT가 비전형적인 쌍상雙相이었다. 이 때문에 초진 시 환자가 마침 경간기經間期였고, 음극생양陰極生陽하여 양기陽氣가 발동하므로 익기부정益氣扶正, 육신배원育腎培元, 온후조잉溫煦助孕을 치법으로 해야 한다. 처방 중 황기黃芪를 중용하고, 당삼黨參을 배합하여 건비익기健脾益氣함으로써 기혈氣血이 서로 생겨나게 하였고, 다시 잉Ⅱ방孕二方을 추가하여 육신배원育腎培元하였다. 재진과 3진에서는 월경이 곧 시작될 시기라서 화어조경化瘀調經을 우선으로 하였다. 또한 월경량이 많고 혈괴가 있는 것을 단순히 고삽지혈固澁止血해서는 안 되고, 자궁근종으로 인한 숙어내결宿瘀內結이 원인이므로, 통인통용通因通用하는 방식이 가장 좋다. 처방은 사물조충탕四物調衝湯에 가감하였다. 원방에서 천궁川芎을 제거하였는데, 지나치게 주찬走竄하여 동혈動血의 폐해가 있기 때문이다. 따라서 단삼丹參으로 바꿔 쓰고, 따로 생포황生蒲黃, 화예석花蕊石을 넣어 거어생신祛瘀生新하였다. 이 외에 처방 중 제향부制香附는 기중혈약氣中之血藥으로 이기理氣하되 음陰을 상하지 않으므로, 보혈약補血藥과 함께 쓰면 양혈養血하되 어瘀를 머무르지 않게 한다. 처방을 선택하는 데 있어 채소손 선생은 원인을 찾는 것을 주로 하고 지혈止血은 보조로 하는 것을 추구하여 대량의 고삽지혈지제固澁止血之劑를 사용하지 않았고, 변증논치辨證論治하고 표본標本을 함께 고려하여 익기조섭益氣調攝, 화어지혈化瘀止血하였으며, 결과적으로 매우 좋은 효과를 냈다.

제7장
채소손 선생과 함께한 치료 경험

01 자궁내막증(월경통)

쉬徐 씨, 여성, 34세.

【초진】 2011년 8월 10일

월경 복통이 점차 심해진 지 3년째이다. 월경주기는 규칙적이며 30일에 한 번 한다. 월경량은 많고, 혈괴가 있으며, 8~10일이면 끝난다. 월경통은 극심하여 인도메타신(indometacin)[07] 좌약을 4일간 사용해야만 비로소 지통이 되고, 통증이 있을 때 항문이 빠질 듯한 느낌이 동반된다. LMP는 7월 15일이었고, 10일간 하였다. 결혼한 지 1년여가 되었고, 피임 중이다. 2009년 복강경하 자궁근종 절제술을 시행하였다.

2011년 2월 초음파에서 자궁 크기는 75mm×92mm×87mm였고, 근층의 에코는 균질하지 않았다. 좌측 전벽의 에코는 혼탁한 부분이 있었고, 68mm×67mm×80mm으로 자궁선근증이었다. 피곤하고 무기력하며, 아랫배에 은은한 통증이 있다. 위염 진단을 받은 적이 있고, 양측 유방 소엽에 증식이 있는데 다발성 유선섬유종이며, 월경 전에 항상 유창乳脹이 있다. 설첨편홍舌尖偏紅, 태박苔薄, 맥삭脈數하다.

변증辨證은 숙어내결宿瘀內結이므로 화어조섭化瘀調攝을 치법으로 하고 처방은 아래와 같다.

07 매우 강한 해열 효과를 가지고 있는 인돌 유도체. 만성의 다발성 관절염을 치료하는 데 사용된다.

초당삼炒黨參 12g, 생황기生黃芪 10g, 초당귀炒當歸 10g, 대숙지大熟地 10g, 회우슬懷牛膝 10g, 천궁川芎 6g, 백작白芍 10g, 제향부制香附 10g, 제유향·몰약制乳·沒 각 6g, 현호색玄胡索 12g, 담오유淡吳萸 2.5g, 생포황生蒲黃(따로 주머니에 담아서 같이 끓인다) 30g 화예석花蕊石 15g ×7제

【재진】 2011년 8월 24일

LMP는 8월 17일이고, 월경은 규칙적이며, 복약 후에 월경량은 약간 감소하였으나 5일 후에 양이 또 많아졌다. 월경통은 현저히 가벼워져서 인도메타신 좌약을 원래 4일 썼는데 2일만 사용하였다. 막양성膜樣性 조직이 배출되었는데 크기가 컸고, 월경색은 선홍하고, 태박백苔薄白, 질담홍質淡紅, 맥약세삭脈略細數하다. 기허불섭氣虛不攝하고, 충임衝任이 견고하지 못해 항상 어체瘀滯가 있으므로 익기조섭益氣調攝을 치법으로 한다.

초당삼炒黨參 12g, 생황기生黃芪 30g, 초당귀炒當歸 10g, 숙지熟地 10g, 백작白芍 12g, 향부탄香附炭 10g, 생포황生蒲黃 20g, 화예석花蕊石 12g, 담오수유淡吳茱萸 2.5g, 삼칠말三七末(약물이랑 같이 삼킨다) 2g×3제

복약 후 환자가 9일간 월경하였고, 내이Ⅲ방內異三方으로 바꾸어 화어소징化瘀消癥하였다. 3개월 치료하고 환자의 월경량은 점차 정상이 되었고, 월경통 또한 소실되었다.

【난해한 의혹 풀이】

Q. 내막증의 월경통은 어떤 특징이 있나요? 기전이 어떻게 되죠?

A. 일반적인 월경통은 대부분 각종 원인으로 월경혈의 배출이 곤란해져 유발되는데, 만약 어혈瘀血이 통창되거나 덩어리와 자궁내막塊膜이 배출되면 복통이 바로 줄어들거나 소실됩니다. 그러나 내막증의 월경통은 그 어결瘀結이 자궁강 내에 있지 않고, 자궁 근육층 혹은 기타 조직 내에 있어 배출할 방법이 없기 때문에 어혈瘀血이 배출됨에 통증이 줄어들지 않고, 오히려 어혈瘀血의 배출이 많을수록 통증이 더 심해집니다.

Q. 치료에서 중요한 점과 주의사항에는 어떤 것이 있나요?

A. 치료의 중점은 월경기간에 증상을 제어하는 것이며, 월경 전 3~5일에 복약을 시작하여야 하고, 월경이 시작된 후에는 어혈瘀血이 이미 이루어져 약효가 빠르게 나타나지 않아 예상된 효과를 거두기 힘듭니다. 평소에는 활혈화어活血化瘀를 위주로 하여, 적극적으로 병소를 줄이고 다가올 월경통을 예방합니다. 치료 시에는 비위脾胃를 보호하는 데 주의를 기울여야 하고, 활혈화어活血化瘀하는 약을 지나치게 사용하여 정기正氣가 손상되지 않게 해야 합니다.

Q. 내막증의 월경통은 이따금 월경량이 더욱 많아지고 복통이 더욱 심해지는데, 그 용약에 어떤 특징이 있나요?

A. 내막증으로 유발된 붕중崩中이나 점적출혈은 숙어宿瘀가 오랫동안 엉겨 있었기 때문이며 "징고해癥痼害(고질병)"가 됩니다. 결과적으로 혈血이 경맥으로 돌아가지 못하고 자궁에서 분리되어 나옵니다. 징하癥瘕는 기기氣機의 운행을 막아 기체氣滯를 유발하는데, "불통즉통不通則痛"하여 월경량이 더욱 많아지고 복통도 더 심해집니다. 치료에서는 생포황生蒲黃을 쓰는데, 생용生用하면 거어지혈祛瘀止血의 효능이 비교적 강해지고 청향지기淸香之氣로 행기혈行氣血을 겸하기 때문에 어결瘀結을 이끌어 기혈응체氣血凝滯의 통증을 치료할 수 있으므로, 본 증의 월경과다와 복통에 매우 적절합니다.

02 붕루

다이戴 씨, 여성, 30세.

【초진】 2011년 8월 24일

월경이 조금씩 나오며 그치지 않는 것이 반복되었다. 환자는 15세에 초경을 한 이후로 월경할 때 항상 점적출혈이 있었고, 호르몬제를 복용하여 치료하면 나아지지만 중단하면 다시 재발한다. 2011년 6월 15일에 자가소변검사에서 hCG 양성이었으나 7월 1일 자연유산을 하였다. 소파술은 하지 않았고, 현재 피임 중이다.

8월 8일 초음파에서 자궁의 크기는 46mm×50mm×42mm이고, 우측 난소는 38mm×23mm이고, 좌측 난소는 37mm×20mm이며, 양측 난소 내에는 여러 개의 소난포가 염주 모양을 보였다. 성호르몬은 LH 9.47 IU/L, FSH 9.14 IU/L, PRL 15.6 mIU/L, E_2 156 pmol/L, T 1.06 nmol/L이다.

평소 월경주기는 뒤로 밀리고, 30~60일에 한 번을 하며, 때로 점적출혈이 보름이 되어야 끝나기도 하며, 월경량은 적고, 혈괴를 동반한다. LMP는 7월 28일이다. 월경 전에 짜증이 나며, 대변이 묽어지고, 설담홍舌淡紅 태약황후苔略黃厚, 맥세脈細하다.

비신부족脾腎不足, 충임불고衝任不固한 증이다. 월경기가 다가오므로 조섭충임調攝衝任을 치법으로 한다.

초당삼炒黨參 12g, 초백출炒白朮 10g, 초당귀炒當歸 10g, 대숙지大熟地 10g, 백작白芍 10g, 천궁川芎 6g, 외목향煨木香 3g, 초두충炒杜仲 10g, 천속단川續斷 10g, 여정자女貞子 10g ×7제

기초체온을 측정하도록 지시하였다.

【재진】 2011년 8월 31일

월경기가 지났으나 아직 하지 않았고, BBT는 단상이며, 다른 불편한 점은 없었다. 설홍舌紅, 태초후苔稍厚, 맥세脈細하고, 이전 치법과 동일하게 하였다.

초당삼炒黨參 12g, 초백출炒白朮 10g, 초당귀炒當歸 10g, 생지生地, 숙지熟地 각 10g, 백작白芍 10g, 천궁川芎 6g, 제향부制香附 10g, 초두충炒杜仲 10g, 천속단川續斷 10g, 여정자女貞子 10g, 제황정制黃精 10g ×7제

【3진】 2011년 9월 7일

LMP는 9월 4일이고, 월경은 원활하였고 다른 불편한 점은 없었다. 설눈홍舌嫩紅, 태약황후苔略黃厚, 맥세脈細하다.

육신통락育腎通絡을 치법으로 하고, 월경이 끝난 후 아래 처방을 복용한다.

운복령雲茯苓 12g, 생지生地, 숙지熟地 각10g, 회우슬懷牛膝 10g, 노로통路路通 10g, 왕불류행王不留行 10g, 조각자皂角刺 20g, 맥동麥冬 12g, 택사澤瀉 10g, 공정향公丁香 2.5g, 음양곽淫羊藿 12g, 파극천巴戟天 10g ×7제

【10진】[08] 2012년 1월 11일

환자 말에 따르면, 원래 월경이 오면 점적출혈이 그치지 않았는데, 복약 후 호전되었다고 한다. LMP는 12월 27일이고, 5일간 하였다. BBT는 쌍상雙相으로 상승하였는데 비교적 완만했고, 설홍舌紅 태박苔薄 맥세脈細하였다. 월경중기에 가까워졌고, 다른 불편함은 없었다. 육신배원育腎培元하기로 하고, 처방은 아래와 같다.

운복령雲茯苓 12g, 생지生地, 숙지熟地 각 10g, 선모仙茅 10g, 음양곽淫羊藿 12g, 자구판炙龜板 10g, 녹각상鹿角霜 10g, 파극천巴戟天 10g, 육종용肉蓯蓉 10g, 여정자女貞子 10g ×14제

별도로 하거대조환河車大造丸 3통을 복용한다.

다시 진료하였을 때 환자는 연속으로 3개월의 기초체온이 쌍상雙相이었고, 월경이 지연되는 시간이 짧아졌으며, 점적출혈은 아직 발생하지 않았다.

【난해한 의혹 풀이】

Q. 선생님, 당신은 붕루崩漏를 치료할 때 먼저 음양陰陽을 구분하시는데, 이 의안은 음陰에 속하는지 아니면 양陽인지, 어떻게 변증辨證치료를 하시나요?

A. 본 의안의 환자는 초경부터 월경 시에 점적출혈과 월경후기가 있었고, 대체로 타고난 체질이 약하여 기혈氣血이 쇠약하고 충임衝任이 견고하지 못하므로 비신양허脾腎陽虛에 속합니다. 점적출혈하고 월경량이 적고, 대변이 묽은 것은 모두 양허陽虛의 증상표현이므로 온보기혈溫補氣血, 조섭충임調攝衝任을 위주로 치료해야 합니다.

08 원서에서 【4~9진】은 생략되어 있다—역자 주.

Q. 해당 환자는 설태황후舌苔黃厚로, 이는 보통 습열濕熱의 징후로 인식되는데 어째서 청열화습淸熱化濕하는 약재를 사용하지 않았습니까?

A. 임상에서 종종 설태舌苔와 맥상脈象이 병증病證과 부합하지 않는 상황을 만나게 되는데, 설상舌象과 맥상脈象은 단지 질병 표현의 한 부분일 뿐이며, 단순히 설진舌診과 맥진脈診에 기대어 치법을 결정해서는 안 됩니다. 또한 질병의 본질적인 특징을 고려하여야 하고, 치료할 때는 "사맥종증舍脈從證(맥을 버리고 증상을 따른다)"하거나, "사증종맥舍證從脈(증상을 버리고 맥을 따른다)"하여야 합니다. 본 의안은 비신부족脾腎不足으로 인해 충임실조衝任失調하여 반복적인 월경 점적출혈에 이르게 된 것으로 증상을 위주로 하여야 하고, 설태황니舌苔黃膩는 단지 비허脾虛로 운화하지 못하여 수습水濕이 쌓이게 되어 화열化熱한 표현일 뿐 뚜렷한 습열濕熱의 증상은 없습니다. 질병의 본질에 집중하여 건비화위健脾和胃, 조보기혈調補氣血해야 합니다. 비위脾胃가 건강하게 돌아가면 기혈氣血이 조화되어, 수습水濕이 자연히 운화되어 흩어지게 되며, 이런 이유로 청열화습淸熱化濕의 약재는 사용하지 않았습니다.

Q. 본 의안에서 다낭방多囊方을 사용하여 치료하면 안 되나요?

A. 다낭방多囊方의 작용은 보신양혈補腎養血, 화담통락化痰通絡입니다. 처방 중 황기黃芪, 숙지熟地, 조각자皂角刺, 천궁川芎, 생지生地, 향부香附, 백개자白芥子, 육종용肉蓯蓉 등이 있는데, 다낭성 난소증후군 환자에게 적합하며, 증상은 월경후기月經後期, 무월경 등입니다. 본 의안의 환자는 비록 다낭성 경향이 있으나, 월경이 조금씩 새어 그치지 않는 것이 주된 증상이므로, 다낭방多囊方을 사용하면 모혈동혈耗血動血할까 봐 두렵습니다. 따라서 월경 전에는 사용하지 않고 월경이 그치기를 기다리되, 월경이 예정대로 오지 않으면 시기를 봐서 사용할 수 있습니다.

03 출산 후 허약

천陳 씨, 여성, 33세.

【초진】 2011년 7월 13일

출산한 지 2년이 되었고, 두훈頭暈과 이명耳鳴이 있다. 환자는 2009년 제왕절개로 출산하여 한 명의 자식이 있고, 출산 후부터 지금까지 자주 두훈과 이명, 피로감과 무기력, 구건, 변비, 월경량이 적어지고, 색담色淡하며, 때로 월경선기月經先期가 되고, 25~30일에 한 번 하며, 7일이면 그치고, 월경 시 두통을 동반한다. LMP는 6월 25일이다. 소화력은 보통이고, 수면은 좋지 않다.

기혈양허氣血兩虛이므로 화양조리和養調理를 치법으로 한다.

초당삼炒黨參 12g, 생황기生黃芪 20g, 초백출炒白朮 10g, 운복령雲茯苓 12g, 생지生地 10g, 천석곡川石斛 10g, 만형자蔓荊子 10g, 갈근葛根 4.5g, 택사澤瀉 10g, 전과루全瓜蔞 12g, 초조인炒棗仁 10g, 맥동麥冬 12g, 길경桔梗 4.5g ×7제

【재진】 2011년 8월 24일

환자의 말에 따르면 약 복용 후에 증상이 사라져서 스스로 한 달 반을 더 복용하였다고 한다. LMP는 7월 25일이고, 월경기가 곧 이르고, 아직 이명이 있다. 설홍舌紅 변첨략강邊尖略絳, 태박황苔薄黃, 맥약세脈略細하다.

충임衝任을 조리하는 것을 치법으로 하고, 월경이 오면 아래 처방을 복용한다.

초당귀炒當歸 10g, 생황기生黃芪 10g, 대생지大生地 10g, 운복령雲茯苓 12g, 만형자蔓荊子 10g, 갈근葛根 4.5g, 천궁川芎 6g, 백작白芍 10g, 택사澤瀉 10g, 천석곡川石斛 10g, 전과루全瓜蔞 12g ×7제

【3진】 2011년 9월 7일

약 복용 후 이명은 사라졌다. 피곤하고 기운이 부족하고, 소화력이 좋지 않고, 설홍舌紅 태박苔薄, 맥세脈細하다. 다시 화양조리和養調理를 치법으로 한다.

초당삼炒黨參 12g, 생황기生黃芪 12g, 초백출炒白朮 10g, 운복령雲茯苓 12g, 생지生地 10g, 천석곡川石斛 10g, 만형자蔓荊子 10g, 초조인炒棗仁 10g, 여정자女貞子 10g, 옥죽玉竹 10g, 향곡아香穀芽 20g ×7제

반년을 조리하고 모든 증상이 사라졌다.

【난해한 의혹 풀이】

Q. 선생님, 본 의안의 환자에서 나타난 증상의 주요한 병기는 무엇입니까?

A. 부녀가 출산하면, 원래 기혈氣血이 이미 손상되는데, 제왕절개를 하여 수술로 인한 창상이 있으니 기혈氣血이 더욱 부족해졌습니다. 만약 산후에 조리를 잘하지 못하면 기혈氣血이 회복되기 어렵습니다. 이로 인해 본병의 병기病機는 주요하게 기혈양허氣血兩虛이고, 치료는 마땅히 보기양혈補氣養血을 위주로 해야 합니다.

Q. 무엇 때문에 만형자蔓荊子, 갈근葛根을 사용하셨나요?

A. 이 두 약재는 이동원李東垣의 익기총명탕益氣聰明湯에서 취한 것으로, 이 처방의 약물 조성은 황기黃芪, 인삼人參, 만형자蔓荊子, 갈근葛根, 감초甘草, 백작白芍, 황백黃柏, 승마升麻입니다. 나는 이 처방 중 인삼參, 황기芪, 만형자蔓, 갈근葛의 네 가지를 취하였고, 인삼參·황기芪는 보기양혈補氣養血하고, 만형자蔓荊子·갈근葛根은 경양승법輕揚升法으로 양명陽明으로 들어가서 위기胃氣를 고무시키고 두목頭目으로 상행합니다. 익원기益元氣, 강정신強精神함으로써 이명이롱耳鳴耳聾, 목혼내장目昏內障을 치료하여 이목耳目을 총명하게 하는 효과가 있습니다.

Q. 선생님은 본병을 치료할 때 어떠한 주의가 필요하다고 생각하십니까?

A. 용약 이외에 생활에서의 양생이 매우 중요합니다. 응당 좋은 식습관을 기르고, 노동·휴식을 규칙적으로 하여야 하며, 늦게 자거나 과로는 적당하지 않습니다. 또한 산후에 몸매 회복을 위해 맹목적인 다이어트를 하는 것도 적당하지 않습니다. 이처럼 하지 않는다면 기혈氣血이 손상되어 여러 가지 질병을 발생할 것입니다.

04 다낭성 난소증후군

리李 씨, 29세.

【초진】 2010년 1월 12일

결혼 2년째 임신되지 않았다. 13세에 초경을 하였다. 2년 전 무리한 근무로 인해 자주 월경이 미뤄졌고, 매번 45~50일에 한 번 하였으며, 다른 병원에서 프로베라(메드록시프로게스테론아세테이트: 황체호르몬 제제)를 처방받아 경구복용하여 비로소 월경을 하였다. 결혼 후 월경지연이 가중되어, 심지어 5개월에 한 번을 하였다. 1년 전에는 뎬리電力의원(3급 종합의원)에서 진료 후 다낭성 난소증후군으로 진단받았고, 達英-35(경구 피임약의 상품명)로 반년간 치료하였다. 복약 기간 동안 월경이 규칙적이었으나, 체중이 현저히 증가하였고, 약을 중지한 뒤에 월경은 여전히 뒤로 밀렸다. 설담홍舌淡紅, 태박미니苔薄微膩, 맥세활脈細滑하다.

2010년 1월 15일 혈액 성호르몬 검사에서 T 2.11 nmol/L, E_2 149.0 pmol/L, FSH 7.1 IU/L, LH 15.2 IU/L, P 1.3 nmol/L, PRL 324.2 mIU/L이다.

2010년 1월 22일 초음파 검사에서 자궁 크기는 43mm×35mm×28mm, 내막의 두께는 5.7mm이고, 우측 난소의 크기는 33mm×20mm×26mm, 난포는 10개 좌우가 보이고, 가장 큰 난포는 약 6mm×5mm×5mm이다. 좌측 난소 크기는 33mm×21mm×24mm이고, 난포는 10개 좌우가 보이고, 가장 큰 난포는 약 6mm×5mm×5mm이다. 남편의 정액검사는 정상이다.

현재 월경 첫날이고, 양은 적고, 월경색은 어둡고, 아랫배가 은은히 아프고, 혈괴는 적다. 체형은 꽤 비만하고, 면색백面色白, 요산腰酸하며, 소화기능은 괜찮고, 수면도 좋으며, 대소변도 고르다.

신기부족腎氣不足, 충임실조衝任失調에 속한다. 이기양혈理氣養血, 조리충임調理衝任을 치법으로 하고, 처방은 아래와 같다.

초당귀炒當歸 10g, 대생지大生地 10g, 대숙지大熟地 10g, 백작白芍 10g, 천궁川芎 10g, 회우슬懷牛膝 10g, 제향부制香附 10g, 시호柴胡 5g, 초두중炒杜仲 10g, 천속단川續斷 10g, 익모초益母草 10g, 택란澤蘭 10g ×7제

【재진】 2010년 1월 19일

월경이 끝난 지 3일 되었고, 가끔 요산腰酸, 핍력乏力하고, 설질홍舌質紅, 태박백苔薄白, 맥세脈細하다.

보신양혈補腎養血, 화담통락化痰通絡을 치법으로 세우고, 다낭방多囊方 가감을 처방하였다.

> 생황기生黃芪 15g, 조각자皂角刺 24g, 초당귀炒當歸 10g, 대생지大生地 10g, 대숙지大熟地 12g, 회우슬懷牛膝 10g, 제향부制香附 10g, 음양곽淫羊藿 12g, 육종용肉蓯蓉 10g, 청피靑皮 5g, 진피陳皮 5g, 별갑鱉甲 10g, 자구판炙龜板 10g, 백개자白芥子 5g ×7제

복약 후 환자의 불편한 주소증이 소실되었으므로 이전과 같은 치료법으로 원방에 가감하여 1개월여를 치료하였다. 월경이 여전히 오지 않아 3월 23일 다시 진료하였고, 기초체온이 고온기로 20일이고, 소변임신검사에서 양성반응이었다. 보비익신補脾益腎하는 안태약安胎藥 7제를 재차 주어 태원胎元을 견고하게 하였다.

【난해한 의혹 풀이】

Q. 최근 들어 다낭성 난소증후군의 발병이 상승하는 추세인데, 유발된 난임 중 무배란성 난임이 반수 이상입니다. 선생님은 본병으로 인한 난임의 주요 병인병기病因病機가 무엇이라고 생각하십니까?

A. 본병은 신腎-천계天癸-충임衝任-포궁胞宮 축의 기능문란으로 일어난 월경이상과 난임입니다. 그 기본병인은 신허腎虛이고, 병리산물인 담습痰濕, 혈어血瘀을 겸하는데, 즉 신허腎虛는 본本이 되고, 담어호결痰瘀互結은 표標가 됩니다. 신정부족腎精不足은 난자의 발육과 성숙을 어렵게 하는 기본 원인이고, 담어교조痰瘀交阻는 월경을 문란하게 하고 배란을 방해하는 중요한 병리적 원인입니다. 따라서 다낭방多囊方으로 보신양혈補腎養血, 화담통락化痰通絡합니다. 처방 중 황기黃芪, 조각자皂角刺의 배오를 써서 익기통락益氣通絡, 촉배란促排卵하고, 육종용肉蓯蓉과 음양곽淫羊藿을 배오하여 난포의 생장과 발육을 촉진시킵니다. 구판龜板와 별갑鱉甲을 배오하여 간신지음肝腎之陰을 자양함으로써 음중구양陰中求陽하여 난포가 발육·성숙되도록 하고, 별갑鱉甲은 별도의 연견산결軟堅散結하는 효능으로 난자의 배출을 도울 수 있습니다. 청피靑皮와 진피陳皮는 배오하여 조습화담燥濕化痰하고 체중을 감소시킵니다. 이 외에 생지生地와 숙지熟地, 당귀當歸와 천궁川芎으로 보혈활혈補血活血, 양혈조경養血調經합니다.

Q. 다낭성 난소증후군의 난임에 대한 치료에도 주기치료법을 사용하나요?

A. 육신조주법育腎調周法을 이용하여 치료합니다. 즉 월경기에는 이기양혈理氣養血, 조리충임調理衝任하는 사물조충탕四物調衝湯을 사용하여, 월경혈이 원활하게 배출되도록 하여 내막이 완전히 박탈되도록 합니다. 본병의 주요 병인병기病因病機에 근거하여 월경이 끝난 후 혹은 기초체온이 단상單相일 때에 다낭방多囊方을 처방하며 보신양혈補腎養血, 화담통락化痰通絡하여 난포발육과 성숙, 배란을 촉진합니다. 배란이 된 후에 기초체온이 비전형적인 쌍상雙相이면 육신배원방育腎培元方을 사용하여 황체기능을 유지합니다. 본 의안의 환자에게 이처럼 하였습니다.

Q. 다낭방多囊方은 어째서 조각자皂角刺를 중용重用하나요?

A. 다낭성 난소증후군의 주요한 임상 특징 중 하나는 지속적인 무배란입니다다. 동시에 난소의 백막이 비후되고 뚜렷하게 콜라겐화되는 것도 배란에 영향을 주는 중요한 요인입니다. 조각자皂角刺는 성미가 신온辛温하고, 간경肝經·위경胃經으로 귀경歸經하며, 온경통락温經通絡, 활혈거어活血祛瘀할 수 있습니다. 현대의학의 복강경하 난소 천공술에 비해 좋은 점은 성숙난자의 배출을 촉진할 수 있고, 또한 비침습적이며 활혈통락活血通絡할 수 있다는 것입니다. 황기黃芪와 배오하면 "상사相使"작용을 발휘하는데, 일반적으로 매우 많은 양을 씁니다.

Q. 체형이 비만한 담습痰濕 환자는 또한 무엇에 주의할 필요가 있습니까?

A. 보신양혈補腎養血의 기초 위에 화담이기化痰理氣, 삼습이수滲濕利水하는 약을 증가시켜 통창포맥通暢胞脈하는데, 백개자白芥子, 초지각焦枳殼, 생산사生山楂, 사인砂仁, 복령茯苓, 제남성制南星 등을 자주 사용합니다. 동시에 환자에게 적당히 유산소운동을 하고, 기름진 음식을 피하고 체중감소에 주의하며, 합리적인 생활과 일과규율을 유지하도록 신신당부하여야 합니다.

05 체외수정(IVF)의 보조 치료

왕王 씨, 28세.

【초진】 2010년 12월 15일

결혼한 지 2년 되었고, 양측 난관의 수종으로 일찍이 시험관 아기를 2차례 하였으나 모두 실패하였다. 이번에 시험관 아기를 2개월 전에 이식하여 임신되었으나, 5일 전에 출혈이 약간 보였고, 혈색이 커피와 같이 묽었고, 양은 많지 않아 곧 그쳤다. 야간에 열감이 있고, 맥현활脈弦滑하고 약간 삭맥數脈이며, 태박苔薄 설약강舌略絳하다. 신허간울腎虛肝鬱에 속하므로, 보신안화補腎安和하여 치료한다.

운복령雲茯苓 12g, 초백출炒白朮 10g, 담자금淡子芩 10g, 상기생桑寄生 12g, 초두충炒杜仲 10g, 천속단川續斷 10g, 백작白芍 12g, 연교連翹 10g, 강천련자薑川楝子 2.5g, 담죽여淡竹茹 6g, 천석곡川石斛 10g, 저마근苧麻根 12g, 생감초生甘草 3g ×7제

【재진】 2010년 12월 29일

IVF 시술한 지 2개월이 되었고, 위완부가 약간 더부룩하고, 트림이 나며, 다른 불편감은 없었다. 맥현활삭脈弦滑數, 태약초후苔略稍厚 질홍質紅하여, 다시 안화安和하였다. 초음파에서 임신낭은 13mm×25mm×32mm이고, 배아는 6mm이고, 심박이 보였다.

운복령雲茯苓 12g, 사인砂仁(後下) 3g, 초백출炒白朮 10g, 초두충炒杜仲 10g, 천속단川續斷 10g, 상기생桑寄生 12g, 담자금淡子芩 10g, 백작白芍 12g, 진피陳皮 5g, 저마근苧麻根 12g, 생감초生甘草 3g×7제

【3진】 2011년 1월 12일

IVF시술한 지 2개월이 넘었고, 식사량이 적고, 트림을 하며, 맥현활脈弦滑, 약삭略數, 태박약박苔薄略剝 질홍質紅하다. 다시 안화安和한다.

운복령雲茯苓 12g, 담죽여淡竹茹 5g, 천석곡川石斛 10g, 상기생桑寄生 12g, 초두충炒杜仲 10g, 천속단川續斷 10g, 담자금淡子芩 10g, 사인砂仁(後下) 3g, 불수편佛手片 4.5g, 진피陳皮 5g, 백작白芍 12g, 저마근苧麻根 12g, 생감초生甘草 3g×7제

【4진】 2011년 1월 26일

임신 3개월이고, 수면은 편하지 않고, 다른 불편한 점은 없었다. 맥현활삭脈弦滑數, 태박苔薄 변첨강邊尖絳하고, 재차 안화安和한다.

운복령雲茯苓 12g, 초두충炒杜仲 10g, 천속단川續斷 10g, 초백출炒白朮 10g, 상기생桑寄生 12g, 담자금淡子芩 10g, 백작白芍 12g, 강천련薑川連 2.5g, 자소경紫蘇梗 10g, 저마근苧麻根 12g, 생감초生甘草 3g ×7제

【난해한 의혹 풀이】

Q. 시험관아기 시술은 이미 광범위하게 난임의 치료에 응용되지만, 그 성공률은 비교적 낮습니다. 선생님은 보조 치료를 하여 성공률을 높이는 데 어떠한 방식으로 한의약을 응용하는지요?

A. 우선 난포의 수량과 품질, 자궁내막의 두께, 배아착상 등과 같이 성공률에 영향을 주는 원발 병변과 병소에 집중하고, 다시 변증논치를 전제로 주기치료법을 사용합니다. 즉 시험관아기의 보조 치료는 3부작이지요. 가장 먼저 익신주기요법益腎周期療法으로 조경촉잉調經促孕하고, 두 번째로 해당하는 주기의 순서에 따라 보기안양補氣安養하여 IVF의 성공을 돕습니다. 세 번째는 건신안화健腎安和하여 보태保胎하는 것입니다.

Q. 배아이식 후에 태루胎漏나 태동불안胎動不安의 징후가 있으면 어떻게 치료하나요?

A. 옛사람들이 이르기를 맥동脈動이 심하면 자식이 있는 것이라고 하였습니다. 본 의안은 이식술 후 2개월에 맥현활약삭脈弦滑略數하여 잉태가 된 상황이나 다만 소량의 커피색 출혈이 있어, 태루胎漏의 징후가 있었습니다. 대부분 모체가 비신허쇠脾腎虛衰하기 때문이며, 보신건비안화補腎健脾安和가 필요합니다. 그러나 이는 정상적인 임신에서 얻어진 것이 아니므로(IVF), 일반적인 안태약과 약간 차이가 있습니다.

Q. 용약用藥 측면에서 정상임신의 유산 징조와 어떠한 구별이 있습니까?

A. 시험관 아기는 정상적인 임신으로 이루어진 것이 아니고, 모체에 대한 외부의

이식물이라 할 수 있습니다. 일반적인 안태약을 기본으로 특별히 작약감초탕芍藥甘草湯을 더하여 이식에 대한 거부반응을 막아 태원胎元을 견고하게 합니다. 작약감초탕芍藥甘草湯은 《상한론傷寒論》의 명방名方으로 조화간비調和肝脾, 완급지통緩急止痛하는 효과가 있습니다. 보신안화補腎安和의 약에 작약감초탕芍藥甘草湯을 배합하여 보조생식술로 임신된 환자에게 비교적 좋은 안태安胎작용이 있습니다.

06 자궁내막종

저우周 씨, 32세.

【초진】 2004년 9월 14일

속발성 난임으로 2년 되었다. 환자는 평소에 월경을 규칙적으로 28~30일에 한 번 하였고, 산과력은 0-0-2-0이다. 2002년 8월에 마지막 인공유산을 한 뒤로 피임하지 않았는데 현재까지 임신되지 않았고, 월경 전에 때로 소복창小腹脹이 있다. HSG(난관조영술)에서 양측 난관 채부가 유착, 염전이 되었다. 올해 9월 2일 환자는 좌측 난소낭종 때문에 복강경하 난소낭종 적출술과 자궁경하 통액술通液術을 시행하였다. 수술 후 아직 월경이 오지 않았고, 병리적 소견으로는 내막종이었다.

부인과 검사에서 외음은 기혼의 모습(처녀막 파열)이고, 질은 막힘이 없고, 자궁경부는 깨끗하며, 자궁체부는 정상위치에 있고 정상 크기이다. 부속기에 뚜렷한 종괴는 없다. 현재 월경중기에 이르렀으며, 마이코플라즈마(mycoplasma)는 양성이고, CA125는 88 IU/ml, 태니미황苔膩微黃, 맥세脈細하다.

기체혈어氣滯血瘀로 낙도絡道가 장애를 받은 증이다. 치료는 건비익신健脾益腎, 활혈통락活血通絡한다.

> 초당삼炒黨參 12g, 초백출炒白朮 10g, 초당귀炒當歸 10g, 대생지大生地 10g, 적작赤芍 10g, 천궁川芎 5g, 패장초敗醬草 20g, 초두충炒杜仲 10g, 천속단川續斷 10g, 여정자女貞子 10g, 운복령雲茯苓 12g ×7제

【재진】 2004년 10월 26일

월경기가 지나서 소변검사를 해보니 hCG, 양성반응이 나왔다. 다른 불편함은 없다. 맥약삭脈略數, 태박苔薄하다. 안화安和하는 치료를 한다.

초백출炒白朮 10g, 백작白芍 10g, 천궁川芎 5g, 상기생桑寄生 12g, 진피陳皮 5g, 소경蘇梗 10g, 초두충炒杜仲 12g, 천속단川續斷 12g, 운복령雲茯苓 12g, 죽여竹茹 5g, 저마근苧麻根 12g ×7제

【난해한 의혹 풀이】

Q. 자궁내막증은 부인과에서 많이 발생하는 병으로, 여성 난임의 상견 원인이기도 합니다. 선생님은 자주 통법通法을 선택해 활혈화어活血化瘀함으로써 징괴癥塊를 제거하는데, 이 환자는 어째서 건비보신健脾補腎을 먼저 하셨나요?

A. 이 환자는 평소에 일상생활이 부주의하고 월경기와 산후의 체력저하가 회복되지 않았는데, 외사가 다른 사기와 함께 결박한 지 오래되어 기체혈어氣滯血瘀로 점차 징괴癥瘕가 되었고, 낙도絡道에 장애가 생겨 임신할 수 없는 것입니다. 활혈화어活血化瘀의 치법을 쓰는 것이 확실하나, 환자가 그달에 자궁경하 통액술을 강행하여 양측 난관에 약간의 공간이 생겼기에, 이때를 놓치지 않고 건비익신健脾益腎함으로써 임신을 돕는 것을 더 중요하게 여겼습니다.

【역자 보충】 통액술 덕분에 난관이 열려 있으므로 통법을 우선하지 않았다는 의미이다.

Q. 용약用藥 측면에서 건비익신健脾益腎의 치법 이외에 또 무엇에 주의해야 합니까?

A. 종종 사물탕四物湯을 더한 후 활혈양혈活血養血하여 난관의 연동운동을 증가시킵니다. 이 외에 청열해독清熱解毒하는 약재를 추가하여 난관의 염증과 수종을 감소시킵니다. 일반적으로 난관채부의 난자채집기능이 강화되고 난관의 연동이 증가되면, 단기간 내에 임신할 수 있습니다. 만약 임신하지 않았다면 월경이 끝난 후에 활혈소징活血消癥하여 유착의 재발을 방지해야 합니다.

07 갱년기 증후군

추邱 씨, 43세.

【초진】 2003년 3월 3일

홍열한출烘熱汗出과 무월경이 동반된 지 반년이다. 환자는 반년 전에는 월경이 규칙적이었고, 28일에 한 번 하였는데, 최근 반년 이래로 월경이 종종 오지 않았고, 프로베라(프로게스테론제제)를 복용해야 비로소 월경이 시작되었다. 아울러 홍열한출烘熱汗出하고 번조煩躁하여 울려고 하였고, 요통을 동반하였다. LMP는 12월 말이다. 이전에 난관결찰술을 한 적이 있다. 환자 말에 따르면, 환자 어머니 또한 42세에 폐경을 하였다고 한다.

부인과 검사에서 외음부는 혼인·출산을 한 형태이고, 질에는 이상이 없다. 자궁경부는 정상이고, 자궁체부의 위치와 크기도 정상이다. 부속기도 이상이 없다.

2003년 2월 5일 혈액 성호르몬 검사에서 FSH 70.22 IU/L, LH 292 IU/L, E_2 91 pmol/L이었다. 현재 수면불량이 있고, 구건과 변비가 있으며, 태박苔薄 미황니微黃膩, 맥세약삭脈細略數하다. 신정휴허腎精虧虛, 심음부족心陰不足의 증에 속하며, 치료는 보신양심補腎養心에 소간疏肝을 겸한다.

【역자보충】 일반적으로 FSH수치가 30~40IU/L 이상이면 폐경으로 진단할 수 있다.

> 초당귀炒當歸 10g, 생지生地, 숙지熟地 각 10g, 자구판炙龜板 10g, 천궁川芎 6g, 백작白芍 10g, 천석곡川石斛 10g, 시호柴胡 5g, 회소맥淮小麥 30g, 숙여정자熟女貞子 10g, 육종용肉蓯蓉 10g, 음양곽淫羊藿 10g, 자감초炙甘草 3g ×7제

【재진】 2003년 3월 10일

약 복용 후 수면이 조금 편해졌고, 다른 증상은 비슷하다. 맥미현脈微弦, 태니苔膩 질눈홍質嫩紅하고, 이전과 같이 치료한다.

> 초당귀炒當歸 10g, 대생지大生地 10g, 자구판炙龜板 10g, 천석곡川石斛 10g, 천궁川芎 6g, 백작白芍 10g, 시호柴胡 5g, 생감초生甘草 3g, 회소맥淮小麥 30g, 복신茯神, 복령茯苓 각 10g, 원지遠志 4.5g, 택사澤瀉 10g, 제향부制香附 10g ×7제

【3진】 2002년 5월 9일

치료한 지 2개월이 되었고, 모든 증상은 이미 소실되었으나 오직 월경만 오지 않았다. 치료효과를 다지는 데 집중하였다.

【난해한 의혹 풀이】

Q. 본 의안의 환자는 이제 막 40을 넘겨 폐경할 나이가 아닌데 이미 갱년기의 증상이 나타나고 있습니다. 주된 병인병기는 무엇입니까?

A. 《소문·상고천진론上古天眞論》에서 이르길 "여자는 49세가 되면 임맥이 허하고 태충맥이 쇠약해지며, 천계가 고갈된다[女子七七任脈虛, 太沖脈衰少, 天癸竭……]"라고 하였습니다. 본 의안의 환자는 선천적으로 부족하게 타고났고 수술의 창상이 더해져, 42세(6×7)의 나이로 폐경될 시기가 아닌데도 신기腎氣가 쇠약하고 충임衝任의 정혈精血이 부족해지고 음혈陰血이 부족해진 탓에, 혈해血海가 공허하여 무월경이 되었습니다. 간실소양肝失所養하여 간화상염肝火上炎하므로 번조煩躁하여 울려고 하였고, 심음부족心陰不足으로 허화왕성虛火旺盛하므로 수면이 불량하고, 구건과 변비 등이 있고, 요통 또한 신허腎虛로 영양받지 못했기 때문입니다.

Q. 이런 환자에게는 어떻게 변증辨證하여 치료해야 합니까?

A. 신기腎氣의 쇠퇴로 인해 오장부터 전신에 이르기까지 기능실조를 야기한 것이 갱년기 증후군을 유발하는 근본 원인입니다. 그래서 임상에서는 종종 화火, 담痰, 어瘀, 기체氣滯 등 병리변화가 서로 영향을 주고 원인과 결과가 되므로, 본병은 본허표실本虛標實의 증이며 부정거사扶正祛邪로 함께 거들어야 합니다. 다만 처음 진료 시에 표실標實의 모든 증상이 중하다면, 초진에는 화火, 담痰, 체滯 세 가지에 집중하여 그 가운데 경중완급輕重緩急을 잘 살펴서 먼저 그 표標를 치료하고, 환자의 믿음이 증가하면 이후에 보비익신補脾益腎으로 본本을 치료합니다. 일단 증상을 완화시키고, 다시 원인 치료를 늘리면 대부분 좋은 효과를 얻을 수 있습니다.

Q. 선생께서 본 의안의 환자에 대해 용약用藥하는 데 어떤 특징이 있습니까?

A. 처방은 사물탕四物湯을 기본으로 양혈화혈조경養血和血調經합니다. 시호柴胡와 백작白

芍을 배오하여 소간해울疏肝解鬱하였습니다. 감맥대조탕甘麥大棗湯은 양심안신養心安神으로 급박을 완화합니다. 육종용肉蓯蓉과 음양곽淫羊藿의 배오는 온보신양溫補腎陽할 수 있고, 자구판炙龜板은 익음잠양益陰潛陽하고, 여정자女貞는 자음간신滋陰肝腎하며 천석곡川石斛은 양음익위養陰益胃합니다. 전체의 처방배합은 자보간신滋補肝腎, 양심안신養心安神, 소간사화疏肝瀉火의 효능이 있고, 이후에 증에 따라 가감하여 모든 증상을 완화하였습니다.

08 골반염

천陳 씨, 29세, 여성.

【초진】 2011년 10월 19일

아랫배가 은은하게 아픈 지 3년이다. 환자는 평소에 월경을 30~35일에 한 번씩 규칙적으로 하였고, 7일간 하였으며, 월경량은 중등이고, 월경색은 선홍하며, 월경 시 복통이 있다. LMP는 9월 23일이고, 산과력은 0-0−2-0이다. 2004년, 2006년 두 차례 자연유산으로 소파술을 하였고, 수술 후 지금까지 임신되지 않았다. 2011년 7월 HSG검사에서 우측 난관은 뚫려 있으나 약간 좁아져 있고, 좌측은 막혀 있다. 초음파검사에서 이상은 없었다. 평소 자주 아랫배의 통증이 하지까지 이르렀고, 요산腰酸하고, 대하의 색은 노랗고 냄새가 있다.

부인과 검사에서 외음부(−), 질에 이상은 없고, 자궁경부에 경도의 미란이 있다. 자궁체부는 전위前位되어 있고, 일반적인 크기이며, 압통이 있다. 좌측 난소는 비대되었고, 우측은 (−)이다. 설편홍舌偏紅, 태박미백苔薄微白, 맥약세脈略細하다. 습열어조濕熱瘀阻한 증후에 속하고, 치료는 청열활혈淸熱活血, 화어통락化瘀通絡한다.

> 생황기生黃芪 20g, 복령茯苓 12g, 초백출炒白朮 10g, 패장초敗醬草 12g, 적작赤芍 10g, 춘근피椿根皮 12g, 계지桂枝 3g, 청피靑皮, 진피陳皮 각 4.5g, 노로통路路通 10g, 현호색玄胡索 10g, 생지生地 10g ×7제

【재진】 2011년 11월 2일

LMP는 10월 22일이다. 월경중기에 이르렀고, 월경이 끝난 후 양측 사타구니에

시큰거리고 땡땡한 느낌이 있었고, 질분비물은 누렇고, 맥약세脈略細, 태미황苔微黃, 첨편홍尖偏紅하다. 육신청어育腎淸瘀를 치법으로 한다.

> 운복령雲茯苓 12g, 생지生地, 숙지熟地 각 10g, 선모仙茅 10g, 음양곽淫羊藿 12g, 자구판炙龜板 10g, 녹각상鹿角霜 10g, 현호색玄胡索 10g, 사상자蛇床子 10g, 패장초敗醬草 12g, 춘근피椿根皮 10g ×14제

【3진】 2012년 1월 11일

LMP는 12월 16일이다. 환자 말에 의하면 약 복용 후 소복통과 요슬산창腰膝酸脹은 호전되었고, BBT는 비전형적인 쌍상雙相이며, 질분비물은 콩 찌꺼기 같고 노란색이다. 때로 물과 같으며, 냄새가 난다. 처방을 바꿔서 육신통락育腎通絡에 청습열淸濕熱을 겸하고, 월경이 끝난 후에 아래 처방을 복용한다.

> 운복령雲茯苓 12g, 대생지大生地 10g, 회우슬懷牛膝 10g, 왕불류행王不留行 10g, 노로통路路通 10g, 맥동麥冬 10g, 공정향公丁香 2.5g, 음양곽淫羊藿 12g, 사상자蛇床子 10g, 춘근피椿根皮 12g, 청피靑皮, 진피陳皮 각 4.5g ×8제

치료한 뒤 환자의 요산복통腰酸腹痛은 호전되었고, 질분비물도 맑아졌다. 2012년 2월에 월경이 예정일을 지나서, 자가 소변측정을 해보니 hCG 양성이었다.

【난해한 의혹 풀이】

Q. 본 의안의 환자는 만성 골반염이고, 이후에 또한 속발성 난임이 있었는데, 골반염과 같은 질병은 어떻게 난임을 유발하나요?

A. 만성 골반염은 대부분 습열내침濕熱內侵, 습어교조濕瘀交阻가 오랫동안 낫지 않아 골반강의 유착, 충혈을 일으켜 난관의 형태와 난자를 포획하는 기능에 영향을 줍니다. 만성 자궁내막염도 또한 자궁내막의 수용성에 영향을 미쳐 수정란의 착상에 불리하지요. 본 의안의 환자는 여러 차례 유산력이 있어 신허腎虛를 유발하였고, 어혈瘀血이 머물러 낙도絡道가 원활하지 못하게 되어, 난관 섬모의 흔들림 운동에 영향을 미쳤

고, 이에 따라 임신에 영향을 받은 것입니다.

Q. 이 환자는 여러 번의 유산으로 골반염이 발생하였고 습열내온濕熱內蘊의 증證에 속하는데, 어째서 보기補氣하는 황기黃芪를 사용하였습니까?

A. 본병의 병기는 습열내온濕熱內蘊으로 낙도絡道가 장애를 받은 것이고, 치료는 당연히 청열이습통락清熱利濕通絡 해야 합니다. 그러나 청열약清熱藥만 쓰기에는 효과가 부족하고, 정기正氣를 손상시킬 염려가 있습니다. 황기黃芪는 보기補氣의 성약聖藥으로 이수利水작용을 겸하며, 생용生用하면 보기補氣의 효능이 더 강해지지요. 생황기生黃芪에 패장초敗醬草, 적작赤芍 등의 청리습열清利濕熱의 약재를 배오하여 골반염과 같은 질병을 치료하는 데 사용하면, 첫 번째로는 부정扶正하고 청어清瘀하며 기행氣行하면 수행水行하므로 습열지사濕熱之邪도 물을 따라 배출됩니다. 두 번째는 청열清熱 약물이 심하게 정기正氣를 손상하는 것을 피할 수 있습니다.

Q. 본병을 치료하는 데 또 어떠한 주의사항이 있습니까?

A. 골반염으로 인한 난임은 우선 병의 원인부터 제거해야 하므로 적극적으로 염증을 치료해야 합니다. 그러나 임상에서 변증辨證 시 허실협잡증虛實夾雜症으로 나타날 때가 종종 있어서, 필자는 청열거습清熱祛濕 약물에 국한되어서는 안 된다고 생각합니다. 장기간 고한苦寒한 약물로 청열清熱하는 것은 또한 비위운화脾胃運化에 손상을 입히게 되지요. 보신補腎과 활혈活血도 마찬가지로 중요합니다. 이 외에도 일부 신온통산辛溫通散하는 계지桂枝와 같은 약재를 적당히 가미하여 온통경락溫通經絡합니다. 적당한 시기에 임신을 도우면 치료목적에 도달할 수 있습니다.

09 난관의 염증성 난임

양楊 씨, 여성, 32세.

【초진】 2011년 6월 29일

피임하지 않은 2년 동안 임신되지 않았다. 환자는 평소 월경이 그런대로 괜찮았고, 37일에 한 번 하며, 7일간 하였다. 월경량은 중등이었고, 월경색은 선홍하고 혈괴가 있었고, 월경통이 있다. LMP는 6월 20일이다. 2009년 자궁외 임신으로 복강경하 우측 난관절개술을 하였다. 환자에 의하면, 남편의 정액검사는 정상이라고 한다. 월경중기에 때로 아랫배가 빠질 듯한 통증으로 불편하고, 요산腰酸, 정신적인 피로감, 수면불량이 있다. 대변은 2일에 1회를 보고, 자궁경부염증 기왕력이 있고, 질분비물은 그런대로 괜찮은 편이다. 설홍태박舌紅苔薄, 변첨약강邊尖略絳, 맥약세脈略細하다.

신기부족腎氣不足하고 낙도絡道에 장애가 있으므로, 육신통락育腎通絡한다.

생황기生黃芪 12g, 운복령雲茯苓 12g, 대생지大生地 10g, 회우슬懷牛膝 10g, 노로통路路通 10g, 왕불류행王不留行 10g, 조각자皂角刺 20g, 맥동麥冬 12g, 계지桂枝 2.5g, 천궁川芎 6g, 음양곽淫羊藿 12g, 육종용肉蓯蓉 10g, 광지룡廣地龍 10g ×7제

【재진】 2011년 7월 6일

월경중기에 이르렀고, 다른 불편함은 없으며, BBT는 측정하지 못했다. 맥평脈平, 태후백苔厚白, 변첨홍邊尖紅하다. 육신배원育腎培元을 치법으로 한다.

운복령雲茯苓 12g, 대숙지大熟地 10g, 초백출炒白朮 10g, 선모仙茅 10g, 음양곽淫羊藿 10g, 파극육巴戟肉 10g, 자석영紫石英 12g, 목향木香 3g, 녹각상鹿角霜 10g ×14제

별도로 하거대조환河車大造丸 ×3통을 복용한다.

【3진】 2011년 7월 20일

월경이 올 때가 되었으나 아직 하지 않았고, BBT도 명확하지 않다. 아랫배 좌측에 자통刺痛이 있고, 맥미현脈微弦, 설홍태박舌紅苔薄, 변첨적邊尖赤하다. 육신통락育腎通絡을 치법으로 하고, 월경이 끝난 후에 복용한다.

운복령雲茯苓 12g, 대생지大生地 10g, 회우슬懷牛膝 10g, 노로통路路通 10g, 왕불류행王不留行 10g, 조각자皂角刺 20g, 맥동麥冬 12g, 공정향公丁香 2.5g, 청피靑皮, 진피陳皮 각 4.5g, 음양곽淫羊藿 12g, 육종용肉蓯蓉 10g ×7제

이렇게 치료를 4개월 한 후, 환자는 월경중기에 복통과 요산腰酸이 뚜렷이 감소했다. 계속 치료하여 2012년 1월에 이르렀고, 월경 예정일이 지났기에 자가 소변검사를 하여 hCG 양성반응이 나왔다.

【난해한 의혹 풀이】

Q. 선생님, 난관폐색의 병인病因은 무엇입니까?

A. 난관폐색의 주요한 병인病因은 4가지가 있습니다. 첫째는 태어날 때부터 신허腎虛하고 기허혈어氣虛血瘀하여 낙도絡道가 원활하지 않은 경우이고, 둘째는 인공유산수술 등과 같은 자궁내 수술로 습열어사濕熱瘀邪가 낙도絡道에 엉겨붙어 폐색을 일으키는 경우입니다. 셋째는 자궁내막증 등의 병으로 기체혈어氣滯血瘀하여 낙도絡道가 폐색된 경우이고, 넷째는 부인과 염증(난소염, 골반염 등)이 난관을 침범하여 폐색을 초래한 경우입니다. 임상에서는 종종 허실협잡虛實夾雜하여 각종 원인이 서로 영향을 주며, 이에 따라 난관의 폐색을 유발합니다.

Q. 선생님은 난관폐색을 치료할 때 용약用藥 방면에 어떠한 견해를 가지고 있습니까?

A. 저는 난관폐색을 치료할 때 상용하는 노로통路路通, 광지룡廣地龍, 왕불류행王不留行 등의 약물 이외에 항상 아래의 몇 가지 방법을 사용하여 난관을 개통하는 데 도움을 줍니다. 첫 번째는 활혈거어통락법活血祛瘀通絡法으로 조각자皂角刺, 천궁川芎 같은 것이고, 두 번째는 이뇨법利尿法으로 구맥瞿麥 같은 것이고, 세 번째는 통유법通幽法으로 전과루全瓜蔞, 육종용肉蓯蓉, 월계화月季花 같은 것이며, 네 번째는 익기법益氣法으로 당삼黨參, 황기黃芪 같은 것입니다.

Q. 난관폐색을 치료할 때, 선생님은 주기치료와 어떻게 결합하나요?

A. 난관폐색성 난임은 월경기에는 활혈화어活血化瘀, 이기통체청열법理氣通滯清熱法을 사용하여, 혈류血流를 원활히 흐르게 하고 국소의 어체瘀滯를 제거함으로써 어혈瘀血과 습열濕熱의 병사病邪가 월경혈을 따라 체외로 배출되게 하여 난관이 통창되게 합니다. 용약에 있어서는 대부분 사물탕四物湯에 패장초敗醬草, 노로통路路通 등을 더하여 쓰지요.

월경 후에는 포궁胞宮의 기혈氣血이 부족하였다가 채워지며, 신기腎氣는 점차로 왕성해지므로, 조경調經, 종자種子, 소징消癥의 기초단계이며, 본병을 치료하는 주된 시기입니다. 마땅히 활혈청열活血清熱, 이기통락理氣通絡의 치법에 육신育腎하는 치법을 겸하는데, 활혈통락活血通絡하는 약은 또한 난관의 유착을 분해하고 배란을 촉진하는 작용을 할 수도 있고, 보신양혈補腎養血하면 난포의 생장발육과 성숙을 촉진하므로 통락방通絡方 가감을 사용합니다.

월경 전 시기에 이르면 신기腎氣는 실實해지고 균형을 이루며 기혈氣血이 충성充盛하므로, 이 시기에는 단순히 청열활혈통락清熱活血通絡해서는 안 되고, 익신온후益腎溫煦를 위주로 합니다. 신양腎陽을 온후溫煦하는 것은 황체의 생장에 유리하고, 기초체온을 고온기로 유지하지요. 따라서 육신배원방育腎培元方 가감을 사용하여 난궁섭정暖宮攝精함으로써 임신에 도움을 줍니다. 때에 맞춰 관계한다면 쉽게 큰 효과를 낼 수 있습니다.

제8장
깨달음心得의 계승

01 부허소어법扶虛消瘀法으로 유산 후 잔류태반을 치료한다

인공유산 수술(임신중절술)과 약물유산은 피임 실패 후의 보완 조치이지, 주된 피임수단이 되어서는 안 된다. 또한 각종 합병증을 일으키고, 건강과 업무, 학습에 좋지 않은 영향을 주므로 많이 하는 것은 좋지 않다. 정상 상황에서는 초기임신에 인공유산수술을 한 뒤에 자궁출혈이 보통 7~10일이면 그치고, 짧으면 3~5일이면 그치게 되어 일반적으로 합병증을 일으키지 않는다. 현대의학의 약물유산이 확산됨에 따라 점점 많은 합병증이 임상의사의 관심을 일으키고 있고, 특히 유산 후 합병증으로 가장 많은 것은 "유산 후 출혈"이다. 출혈량이 많으면 월경양상과 같거나 점적출혈로 비교적 오랫동안 그치지 않게 되는데, 대부분 융모, 탈락막의 잔류 때문이다. 이제 채소손 선생이 약물유산 후 탈락막 잔류를 치료한 한 의안의 소감을 아래에 정리하였다.

(1) 전형적 병례

환자 36세, 사무원.

월경이 멈춘 지 52일이 되었고, 소변 hCG는 양성반응이어서 양방병원에 내원하였다. 미페프리스톤(Mifepristone) 제제와 프로게스테론을 경구복용을 하였고, 복약 당일에 융모조직의 유출이 보여 바로 집으로 돌아갔으며, 익모초益母草 과립제를 함께 복용하였다. 2주 후 오로가 끝나지 않았고, 양이 때때로 많거나 적거나 하였다. 병원에서 다시 진찰하였고, 초음파에서 자궁내 1cm 크기의 잔류물이 있을 가능성이 보여, 양방에서는 소파술을 하도록 요구하였다. 환자는 곧바로 방향을 바꿔 채 선생에게 진료를 받기로 하였다. 채 선생이 환자를 보니, 유산 후는 산후병에 속하고 산후에는 다허다어多虛多瘀한데, 태반잔류는 어조瘀阻가 분명하고, 출혈기간이 길다는 것은 기혈양휴氣血兩虧한 증상이라 여겼다. 따라서 치료법은 마땅히 부정양혈扶正養血, 청열활혈清熱活血을 고려해야 한다. 처방전은 아래와 같다.

황기黃芪 15g, 초당귀炒當歸 9g, 계지桂枝 3g, 천궁川芎 9g, 적작赤芍 9g, 도인桃仁 9g, 익모초益母草 12g, 우슬牛膝 9g, 패장초敗醬草 30g, 화예석花蕊石 12g, 생포황生蒲黃 12g×3제

【재진】 복용 후 첫날에 음부출혈이 증가했고, 복용 이틀째에는 복통이 나타나고 출혈이 많았으며 혈괴가 나왔는데 고깃덩어리 같은 조직이 배출되었다. 다음 날에는 출혈이 현저하게 줄었고, 다시 한 제를 더 복용하고 출혈이 멎었다. 다시 초음파 검사했을 때 자궁내 잔류물은 없었으며, 음식섭취와 휴식을 잘하도록 권유한 뒤에는 약을 다시 복용시키지 않았다.

【소감】 채소손 선생은 인공유산한 뒤에는 산후병으로 간주할 수 있고, 주로 출혈, 태반조직잔류, 자궁내 혹은 골반강 감염의 3대 병증이 나타난다고 하였다. 치료 시에는 월경실조, 월경통, 생식기염증 등의 관련 내용을 참고하고, 또한 유산 때문에 일어나는 몇 가지 특징에 주의해야 한다. 여자는 혈血을 위주로 하고, 자궁과 충임衝任은 혈血을 이용한다. 유산 후에 남은 혈血이 그치지 않고, 혈류血流가 원활하지 않으면 끝내 어혈瘀血이 된다. 본병을 치료할 때에는 "다어多瘀"라는 특징을 고려할 필요가 있고, 또한 머물러 다양하게 변화하는 특징도 고려해야 한다. "유산으로 인한 손상은 정상 해산보다 10배나 많다[小産之傷十倍於大産]"라고 한 옛사람의 말이 있다. 본병례는 약물유산 후 2주간 출혈하는데 여전히 다량으로 멈추지 않거나 혹은 약간씩 소량으로 흐르며 그치지 않았다. 초음파상으로 자궁 내에 태반잔류물이 있었고, 산후에는 다허다어多虛多瘀하며, 태반잔류가 오래되었으므로 어조瘀阻가 화열化熱하여 어열瘀熱이 안에 쌓여 있다고 판단하였다. 치료 시에는 익기양혈益氣養血, 활혈活血, 청열

淸熱하였고, 처방에서 황기黃芪는 보기補氣[09]하고, 당귀當歸와 배오하여 보혈補血하며, 천궁川芎, 적작赤芍, 도인·홍화桃·紅는 활혈거어活血祛瘀한다. 익모초益母草는 자궁을 수축하여 출혈을 감소시키고, 우슬牛膝은 인혈하행引血下行으로 사태死胎를 내보내는 의미가 있다. 계지桂枝를 더하여 적작赤芍, 도인桃仁과 배합하여 통양활혈通陽活血의 의미가 있고, 패장초敗醬草는 청열해독淸熱解毒하고, 화예석花蕊石, 생포황生蒲黃을 재차 더하여 모두 활혈화어지혈活血化瘀止血의 의미가 있다. 전체 처방의 배합은 허虛, 어瘀, 열熱의 병기를 각각 고려하였고, 확실한 효과를 거두었다.

02 임신오조의 용약 심득

임신오조는 임신 초기에 나타나는 오심과 구토, 어지러움과 권태, 심하면 먹자마자 토하는 증상이다. 채소손 선생은, 주된 병인병기病因病機는 임신 후 경혈經血이 배출되지 않아 충맥지기沖脈之氣가 비교적 성盛하게 되고 비위脾胃가 충기沖氣를 견뎌내기 힘들어 승강升降 조절을 잃게 되는 것이라 보았다. 만약 원래 비위脾胃가 허약하여 제대로 운화運化하지 못하면, 습濕이 모여 병을 만들고, 습질濕疾이 상역上逆하여 중주中州가 방해를 받게 된다. 만약 원래 우울감이 있다면, 간실조달肝失條達하여 기기氣機가 울결되고, 오래되어 화화化火하여 횡역범위橫逆犯胃하므로 위胃가 화강和降하지 못하게 된다. 만약 오랫동안 토吐가 멎지 않는다면, 음액陰液을 소모하고 정기精氣가 흩어져 위락胃絡이 손상을 받게 되는데, 그 병위病位는 위胃이지만 간肝·비脾·충임衝任까지 파급된다. 임상에서 간위불화肝胃不和 혹은 협담상역夾痰上逆한 경우는 대부분 임신 초기 혹 중기에 나타나고, 기음양허氣陰兩虛한 경우는 대부분 임신 후기에 나타난다.

치료원칙은 화위강역和胃降逆, 순기안태順氣安胎를 총칙으로 한다. 구체적인 용약과정 중 주의할 점은 다음과 같다.

(1) 약을 쓸 때 허虛, 담痰, 열熱 세 가지의 연관을 파악해야 한다. 비위허약脾胃虛弱에는 당삼黨參, 운복령雲茯苓, 백출白朮을 선택하고, 담痰이 많을 때 반하半夏, 강죽여薑竹茹를

---

09 원서에는 補血로 되어 있으나 문맥의 흐름상 補氣로 보인다—역자 주.

사용하면 일온일량一溫一涼하고 청열안태淸熱安胎하므로 태胎가 견고하지 않을 수 없다. 상기생桑寄生, 두충杜仲, 천속단川續斷은 보간신안태補肝腎安胎한다. 형한구담形寒口淡하면 계지桂枝를 선택하고, 구토가 꽤 심하거나 신물을 토하는 경우는 강천련薑川連(황련), 담오유淡吳萸를 가한다. 혹은 복룡간伏龍肝 전탕煎湯을 차 대신 사용하는데, 최대 30g까지 쓸 수 있다. 흉민완창胸悶脘脹하면 사인砂仁을 더하고, 복창腹脹하고 대변이 제대로 형성되지 않으면 외목향煨木香을 더하며, 음허陰虛하면 북사삼北沙參, 천석곡川石斛, 맥동麥冬을 더해 자음생진滋陰生津한다. 이 외에 모든 처방에 저마근苧麻根을 반드시 사용하는데, 임신 3개월 전에 사용한다. 다시 진피陳皮를 더해 건비이기健脾理氣, 화담지구化痰止嘔하고, 개위開胃를 겸한다. 소경蘇梗은 이기관흉理氣寬胸, 화담안태化痰安胎 할 수 있다. 임신 3개월 이후에는 반드시 남과체南瓜蒂를 사용하였는데, 선생은 남과등南瓜藤 위에 있는 장남과長南瓜는 남과체南瓜蒂에 의지하므로, 오이가 익으면 저절로 꼭지가 떨어진다[瓜熟蒂落](조건이 성숙되면 일은 쉽게 이루어진다)는 것은 10개월간 임신을 비유한다고 생각하였고, 매번 좋은 효과를 얻었다.

(2) 복약할 때 진하게 달여서 소량으로 여러 차례에 나눠서 복용하는 것이 좋고, 만약 구토가 심하다면 생강즙을 이용하여 개위開胃한 뒤에 다시 복약한다.

(3) 속성을 파악하는 것에 주의를 기울이고, 변증시치辨證施治에 따라 산감렴음酸甘斂陰하는 방약을 투여할지, 감온건비甘溫健脾하는 방약을 투여할지 구별해야 한다. 태니맥활苔膩脈滑한 경우는 두 가지 모두 쓸 수 없고, 사인砂仁을 가하여 화습성비지구化濕醒脾止嘔하는 것이 필요하다.

(4) 만약 치료하였는데 개선되지 않거나 소변 케톤체가 계속 양성인 경우는 한방, 양방을 결합하여 치료해야 한다.

(5) 임신초기에는 계원桂圓, 홍조紅棗, 아교阿膠 등의 온보지품溫補之品을 복용하지 말라고 지시한다.

(6) 생활면에서 잘 조절하고 분배하여야 하는데, 음식은 담백하고 쉽게 소화되는 것이 좋고, 기름지거나 매운 음식은 피해야 하며, 소량으로 여러 번 먹는 걸 권한다.

(7) 본병의 발생은 종종 정신적인 요소와 관련이 있는데, 환자는 낙관적이고 유쾌한 마음을 지녀야 하고, 근심걱정을 해소하고 정서적 자극을 피하며, 적당히 활동해야 한다.

03 채소손 선생이 옥촉산玉燭散으로 무월경을 치료하며 느낀 소회

옥촉산玉燭散은 장자화張子和의 처방이며, 사물탕四物湯과 조위승기탕調胃承氣湯을 합방하여 만들어졌고, 양혈사화養血瀉火하고 포락胞絡에 맺힌 열을 맑히는 기능이 있다. 이동원李東垣은 이 처방을 "혈맥을 조절하고 포락의 화사를 제거하여 월경이 저절로 오게 한다[調血脈, 除胞絡中火邪, 而經自行]"라고 칭하였다. 채소손 선생은 임상에서 이 처방을 유루증乳漏症 혹은 고프로락틴혈증을 동반한 부녀의 무월경을 치료하는 데 즐겨 사용하였다. 채소손 선생은 한의학에서 유루-무월경 증후군(AMENORRHEA GALACTORRHEA SYNDROME: 溢乳閉經綜合征)에 대한 논술이 많지 않고, 문헌자료도 매우 적다고 하였다. 오직 청대清代의 《왕욱고의안王旭高醫案》에서 이런 류의 병증에 대한 기재를 볼 수 있다. "유방은 위경에 속하고 유즙은 혈이 변화한 것으로, 자식이 없는데 유방이 팽창하여 유즙이 나오는 것은 혈의 나머지가 아니다. 이는 제대로 된 경로의 월수가 아니라 간기를 따라 유방으로 들어가 변하여 유즙이 된 것이다. 그러므로 순기시키고 화를 맑히며, 풍을 식혀 아래로 행하게 만든다. 경수와 유즙은 모두 충임과 기혈이 변화된 것이며, 위로 행하면 유즙이 되고 아래로 행하면 월경이 되므로, 월경혈과 유즙은 원천이 같다. 만약 정서적으로 억울되고 매운 음식을 과하게 먹어 위열이 옹체되면 모두 충맥의 기기가 원활함을 잃고 충기가 상역하여 혈이 내려올 길이 없어진다. 그래서 월경혈로 변화되지 않으면 상역하여 유즙이 되므로, 일유와 폐경이 된다[乳房屬胃, 乳汁血之所化, 無孩子而乳房膨脹, 亦下乳汁, 非血之餘, 乃不循其道爲月水反隨肝氣上入乳房變爲乳汁, 然則順其氣, 淸其火, 熄其風, 而使之下行. 經水與乳皆衝任氣血所化, 上行爲乳, 下行爲經, 經乳同源. 若如情志抑鬱, 過食辛辣, 胃熱壅滯, 皆可使沖脈氣機失於調暢而造成沖氣上逆, 血無下達之路. 於是不化經而上逆爲乳, 溢乳閉經遂成]." 따라서 채소손 선생은 옥촉산玉燭散을 가감하여 치료하는 데 사용하였고, 매번 좋은 효과를 얻었다. 처방에서 사물탕四物湯은 양혈조경養血調經하고, 조위승기탕調胃承氣湯은 하초실열下焦實熱을 제거하는데, 전체 처방이 양혈사화養血瀉火, 청포락결열淸胞絡結熱하여 유즙이 분비되지 않도록 하고, 혈血로 화생化生하여 원래의 길로 하행하게끔 하였다. 임상에서는 천궁川芎의 향이 건조하여 상찬上竄하는 폐해를 염려하여, 우슬牛膝을 더해 활혈하행活血下行, 통리하초通利下焦하고, 계혈등雞血藤, 맥아麥芽, 울금鬱金, 시호柴胡, 백작白芍, 차전자車前子, 창포菖蒲, 비파엽枇杷葉 등을 더한다.

(1) 전형적 병례

궈郭 씨, 여성, 39세.

【초진】 2003년 6월 9일

15세에 초경을 하였고, 30~35일에 한 번 하며, 6일간 하였다. 산과력은 1-0-4-1이며, 루프는 하지 않았다. LMP는 5월 23일(프로베라[10]를 사용)이다. 3년 전에 정신분열증으로 입원치료하였고, 리스페리돈(risperidone)[11]을 복용하고 나서 월경이 멈췄고, 2월 중순에 복용을 중지하였다. 프로락틴 수치가 높아서 브로모크립틴(Bromocriptine)을 복용하였고(MRI상 뇌하수체에 이상은 없다), 보름 동안 약을 중지하였는데 지난달 PRL검사에서 128ng/L까지 상승하였다. 배독양안교낭排毒養顔膠囊[12]을 스스로 복용하는 중이고, 맥세脈細, 태박미황苔薄微黃, 변첨눈홍邊尖嫩紅하다.

간위울열肝胃鬱熱, 충임실조衝任失調한 증에 속하여 소간사화疏肝瀉火, 조리충임調理衝任을 치법으로 한다.

> 당귀當歸 10g, 석창포石菖蒲 6g, 대생지大生地 10g, 회우슬懷牛膝 10g, 시호柴胡 5g, 차전車前 10g, 단삼丹參 10g, 백작白芍 10g, 운복령雲茯苓 12g, 천궁川芎 6g, 생군生軍 4.5g, 생초生草 3g ×7제

【재진】 2003년 6월 16일

복약 후 어깨가 시큰한 것이 뚜렷이 줄었고, 스스로 매우 편해짐을 느꼈다. 맥약연脈略軟, 태박苔薄, 가운데 뿌리는 미후微厚하고, 설변에 약간의 어반瘀斑이 있다. 이전과 같이 치료한다.

10 프로베라: 속발성 무월경 치료제이다.

11 리스페리돈(risperidone): 정신분열증 및 노인에서 치매와 관련된 비정신병성 증상의 치료에 사용되는 약이다.

12 배독양안교낭(排毒養顔膠囊): 익기활혈(益氣活血)하고 통변배독(通便排毒)한다. 기허혈어(氣虛血瘀), 열독내성(熱毒內盛)으로 인한 변비, 여드름, 안면 기미에 사용한다. 대황(大黃), 백출(白朮), 서양삼(西洋參), 망초(芒硝), 지실(枳實), 청양삼(靑陽參), 소홍삼(小紅參), 육종용(肉蓯蓉), 하엽(荷葉)으로 구성되어 있다.

> 초당귀炒當歸 10g, 석창포石菖蒲 10g, 대생지大生地 10g, 시호柴胡 5g, 백작白芍 10g, 회우슬懷牛膝 10g, 차전자車前子 10g, 천궁川芎 6g, 생군生軍 4.5g, 제향부制香附 10g, 생초生草 3g ×7제

이와 같이 2개월 가까이 치료하였고, 월경량은 적었고, 6일간 하였다. 이때 화火는 이미 줄어들었고 기혈氣血이 부족해졌으므로, 다시 사물탕四物湯에 음양곽淫羊藿, 파극천巴戟天, 복령茯苓 등을 더하여 사용하여 조보간신調補肝腎하는 치료를 반년간 하였고, 월경과 PRL은 정상이 되어 재발하지 않았다. 본 사례의 환자는 "마음 속에 어찌하지 못할 고민이 있다[心有不得隱曲]"로 심비心脾에 손상을 받았고, 심손心損하면 심주신지心主神志의 기능을 잃고 신지神志가 흐트러지고, 비손脾損하면 운화기능이 작동하지 않아 비脾의 운화부족으로 위胃를 위해 진액을 움직일 수 없게 된다. 기울氣鬱이 오래되어 양명陽明에 열熱이 쌓이고 포궁胞宮에 누적됨으로써 음혈陰血이 뜨겁게 되어 무월경이 되었다. 치료는 옥촉산玉燭散을 사용하였고, 양혈사화養血瀉火, 청포락결열淸胞絡結熱하여 심기心氣가 아래에 이르게 하고, 비위脾胃기능을 튼튼하게 하여 기혈氣血이 만들어지게 하였다. 고로 혈해血海가 제때 채워져 정상적으로 월경을 하게 되었다.

04 채소손 선생이 활혈화어活血化瘀로 붕루崩漏를 치료한 것을 논하다

붕루崩漏와 월경과다는 각종 원인으로 인해 유발된 자궁출혈이며, 부인과 상견 질환의 하나이다. 치료목적은 지혈止血을 위주로 하되, 병을 일으킨 원인이 같지 않으므로 치료방법 또한 각기 다르다. 예를 들어 보기섭혈補氣攝血, 건비통혈健脾統血, 온신지혈溫腎止血, 양음지혈養陰止血, 청열지혈淸熱止血, 축어지혈逐瘀止血 등 비록 방법은 많지만 필요한 것은 하나이다. 일반적인 출혈증에 지혈약을 쓰는 것은 이견이 없는 것 같다. 즉 붕루崩漏를 치료하는데, 소위 "색류塞流"는 가장 적절하여 일반적인 병력에 있어서는 충분히 효과를 낼 수 있다. 그러나 혈어血瘀로 발생한 출혈에는 종종 효과가 뚜렷하지 않거나 효과가 없고, 심하면 병세가 도리어 가중된다. 출혈의 원인은 어체瘀滯가 잔류하기 때문이며, 어혈瘀血이 제거되지 않으면 신혈新血이 생겨나지 못하고 혈血

이 경맥經脈으로 돌아올 수 없으므로 출혈이 그치지 않게 되는 것이다. 만약 변증辨證하여 원인을 찾지 않고 함부로 단순하게 지혈하면 흔히 더 막히게 되고 출혈은 더 심해지는데, 이는 임상에서 적지 않게 보인다. 채 선생은 혈血은 통하게 하는 것을 쓰임으로 삼는데, 붕루崩漏나 월경과다를 일으키는 어떠한 원인이든 간에, 각종 방법을 사용하여 목적을 달성하는 것 외에도 체내에 혈액을 순환시켜 막힘이 없게 해야 오장이 조화롭게 되고 육부에 퍼지며 전신에 영양을 줄 수 있다고 하였다. 장부경맥臟腑經脈이 혈血의 자양을 얻도록 해야 각자 상응하는 정상기능을 발휘한다. 만약 혈액 운행이 정상이 되면, 장부기능이 온전해지고, 충임衝任의 두 경맥이 견고해지며, 자궁은 출혈의 폐단을 피할 수 있다.

혈어血瘀는 당연히 활혈화어活血化瘀해야 하지만, 반드시 기분氣分을 같이 봐줘야 한다. 대개 기氣는 혈血을 통솔하고, 혈血은 기氣와 짝이 되니, 행혈行血하려면 반드시 먼저 기氣를 움직여야 한다. 혈血은 물질이 되고 기氣는 기능이 되니, 혈血은 기氣의 추동推動이 없으면 운행하여 흐를 수 없어 기체혈응氣滯血凝이 된다. 치료는 활혈화어活血化瘀에 이기소통理氣疏通을 겸해야 한다. 혈어血瘀는 실증實證에 속하지만 또한 기허부족氣虛不足으로 혈류血流가 원활하지 않으면 반드시 보기활혈補氣活血해야 하므로 둘은 서로 겸해서 치료해야 한다. 예를 들어 산후와 대량출혈 시에는 혈血과 기氣 모두 부족한데 어瘀를 끼고 있으므로 공보攻補를 같이해야 하고, 한응寒凝은 자주 어체瘀滯를 일으키므로, 활혈거어活血去瘀를 위해 약을 쓸 때에는 항상 온성溫性에 치우쳐서 쓰는데, 즉 혈血이 한寒을 만나면 체滯하고 열熱을 만나면 행行한다는 의미이다. 그러나 또한 적지 않은 병례에서 혈열血熱 때문에 어결瘀結이 되는 열결熱結과 관련이 있는데, 이때에는 마땅히 량혈활혈涼血活血의 약제를 써야 한다. 피부에 어반瘀斑이 있고, 맥삽脈澁하고, 면색面色이 자암紫暗 혹은 암황暗黃하며, 갈증이 나지만 마시려고 하지 않고, 복통腹痛이 있는데 만지기를 싫어하고, 월경혈은 자흑紫黑하거나 혈괴가 있고, 피부가 건조한 것 등은 모두 어혈瘀血의 증거이다. 임상에서 진단의 근거로 삼을 수 있으며, 전형적인 경우는 종종 몇 개의 증상이 동시에 나타나는데, 설태舌苔·맥진脈診과 결합하여 확진한다. 다만 때로 설태舌苔와 맥진脈診이 증상과 완전히 부합되지 않는 경우가 있고, 때로는 한 가지 증상만 나타나는 경우도 있으므로, 근거에 따라서 증상을 버리고 맥을 따르거나 맥을 버리고 증상을 따르되 원인을 상세히 하여 치료한다.

붕루崩漏와 월경과다의 처방과 용약에서는 반드시 활혈화어活血化瘀만 할 필요는 없으며, 통상적으로 각종 방제에 활혈화어活血化瘀하는 약재를 참고하여 사용한다. 약재 가짓수의 많고 적음과 약재량의 경중은 병에 따라 가감한다. 임상에서는 다른 지혈 방법으로 여러 번 치료하여도 반응이 없는 병례를 종종 만나게 되는데, 예를 들어 기능성 자궁출혈(자궁내막증식의 과도한 연장), 자궁내막증, 악성 포상기태(hydatidiform mole) 등의 병증으로, 채 선생은 다양한 정도의 활혈화어약活血化瘀藥을 치료에 사용하여 대체로 좋은 효과를 얻었다.

(1) 전형적 병례

리李 씨, 43세, 기혼, 농민.

【초진】 1977년 11월 14일

일찍이 4번의 임신을 하였다. 1964년 직장과 s상 결장에 부분절제술을 시행하였고, 좌측 난관과 난소를 절제하였다(임상병리: 난소의 양성 기형종, 만성 난관염). 1975년 복부가 불편하여 부인과 검사를 통해 우측 난관의 염증성 종괴를 진단받았고, 크기는 7cm×6cm×5cm이고, 월경은 규칙적이다. PMP(LMP 이전의 월경일)는 10월 15일이고, LMP는 11월 11일이다. 월경 4일째 미친 듯이 월경혈이 쏟아졌고, 큰 혈괴가 있었으며, 선홍하거나 검은색이었고, 허리가 시큰거리고 배가 아팠다. 설질편홍舌質偏紅, 태박苔薄, 맥약허脈略虛하다.

증상은 기허협어氣虛挾瘀, 충임불고衝任不固가 뚜렷해 보였다. 익기조고益氣調固에 거어생신祛瘀生新을 더하여 치법을 세웠다.

초당삼炒黨參 15g, 자황기炙黃芪 15g, 생포황生蒲黃 15g, 생지탄生地炭 30g, 화예석花蕊石 12g, 초백작焦白芍 10g, 지유탄地榆炭 10g, 숙군탄熟軍炭 9g, 초당귀炒當歸 9g, 진종탄陳棕炭 10g, 포강탄炮薑炭 3g, 삼칠말三七末 3g

3제(3일)를 쓰고 출혈이 그쳤다.

【고찰】 본병례는 허중협실虛中夾實에 속하므로, 단순히 지혈止血로 색류塞流하면 효과를 거둘 수 없다. 따라서 익기조고益氣調固하고 거어생신去瘀生新을 더하였고, 인삼人參, 황기黃芪를 써서 보기섭혈補氣攝血하고, 당귀當歸, 백작白芍으로 양혈조경養血調經하고, 생지生地, 포강炮薑으로 온량溫涼을 수용함으로써 서로의 치우친 성질을 억제하여 지혈고붕止血固崩한다. 진종탄陳棕炭(종려피 태운 것), 지유地楡, 숙대황熟大黃 등으로 양혈지혈涼血止血하면서 함께 거어去瘀하고, 포황蒲黃, 화예석花蕊石은 거어지혈생신去瘀止血生新한다. 보법補法에 공법攻法을 내포하였고, 복약 후에 출혈의 기세가 바로 완만해졌고, 혈괴는 소실되었으며, 3일 만에 그쳐 증세가 뚜렷하게 좋아졌다.

05 채소손 선생이 월경통을 활혈화어법活血化瘀法으로 치료한 일례

(1) 전형적 병례

텅藤 씨, 여성, 27세 미혼.

【초진】 1976년 12월 30일

환자는 초경을 18세에 하였고, 월경주기는 32일이며, 약 5일 동안 한다. 1972년부터 일을 시작한 후에 월경통이 있었으며, 초기에는 침치료로 완화될 수 있었으나 이후 점차 가중되어 매번 데메롤(Demerol)[13]을 복용해야 했고, 누워서 쉬어야 하므로 일을 할 수 없었다. 월경 첫날에는 양이 적고 혈색은 암홍暗紅하며, 이틀째에는 막양성膜樣性 물질이 배출되고, 그 후에 통증이 가까스로 줄어든다. 평소에는 백대白帶가 꽤 많고, 색황色黃하며 가렵진 않았고, 이전에 특별한 질환은 없었다.

부인과 검사에서 외음부의 발육은 정상이고, 처녀막은 온전하였으며, 항문검사에서 자궁은 전굴상태이고 정상 크기였으며 가동성이 좋았다. 좌측 난소에 이상은 없었고, 우측 자궁 옆면의 경부와 체부가 만나는 곳에 결절상의 비후가 있었고, 황두黃豆 크기의 결절이 돌출되어 있었으며, 경도의 압통이 있었다. 우측의 난소는 약 1.5cm였으며, 가동성이 있다.

규칙적으로 월경을 하였고, 매 월경 시 극심한 복통이 있었으며 따뜻하게 하거나

---

13 데메롤(Demerol): 마취를 하기 전에 사용되는 모르핀의 대용약제이다.

만져주면 좋았다.

한응어체寒凝瘀滯에 속하므로 온통溫通하는 치법으로 한다.

초당귀炒當歸 10g, 천궁川芎 10g, 천우슬川牛膝 10g, 적작赤芍 10g, 계지桂枝 2.5g, 제향부制香附 10g, 현호색玄胡索 10g, 소목蘇木 10g, 오수유吳茱萸 2.5g, 숙부자熟附子 10g, 실소산失笑散 15g

월경 4일 전 즈음에 복약을 시작해서 7제를 연달아 먹는다. 월경이 끝난 후에 사물익모환四物益母丸 9g을 매일 1주간 복용하고, 이후에 환자는 위의 치법에 따라 계속 처방하여 치료한다.

【재진】 복약 후에 월경을 하였고, 복통은 개선되어 데메롤 복용을 이미 중단하였다. 과거에 복통이 매우 심했기 때문에 다시 발생할까 염려하여 여전히 코데인(Kodein: 아편알카로이드계 제제) 1정을 스스로 복용하였고, 복부의 냉감은 뚜렷이 감소하였으며, 구토 또한 완화되었다. 맥세脈細 태박질홍苔薄質紅하다. 이전과 같이 치료한다.

초당귀炒當歸 10g, 천궁川芎 10g, 천우슬川牛膝 10g, 적작赤芍 10g, 계지桂枝 2.5g, 현호색玄胡索 10g, 소목蘇木 10g, 제향부制香附 10g, 도인桃仁 10g, 애엽艾葉 2.5g, 실소산失笑散 15g ×7제

【3진】 5월 27일 월경을 하였고, 이번 월경 첫날에는 통증이 없었으며, 구토 역시 없었다. 이틀째의 통증은 이전보다 뚜렷하게 줄었고, 혈괴와 막양성 물질도 적게 나왔으며, 맥세脈細 설적舌赤하였다. 이전의 치법으로 돌아간다.

초당귀炒當歸 10g, 적작赤芍 10g, 천궁川芎 10g, 천우슬川牛膝 10g, 현호색玄胡索 10g, 계심桂心 2.5g, 소목蘇木 10g, 담오수유淡吳茱萸 2.5g, 제유향制乳香, 제몰약制沒藥 각 4.5g, 홍화紅花 4.5g, 실소산失笑散 15g

【4진】 1975년 7월 2일

월경이 끝난 시기였고, 여전히 순조로웠다. 혈괴에 약간의 막양성 물질이 있었고, 복통은 약간 있었으며, 증세는 뚜렷하게 감소하였다. 최근에 요통腰痛과 장심열掌心熱이 있었고, 맥미현脈微弦, 태박질홍苔薄質紅하고 설변에 치흔이 있다. 간신부족肝腎不足에 속하므로 재차 조리調理하여 견고하게 한다.

초당귀炒當歸 10g, 회우슬懷牛膝 10g, 대생지大生地 10g, 적작赤芍 10g, 천속단川續斷 10g, 구신狗腎 10g, 운복령雲茯苓 12g, 택사澤瀉 10g, 단피丹皮 10g ×4제

복약 후 계속해서 매일 익모환益母丸 9g을 10일간 복용한다.

【5진】 월경할 때가 되었고, 소화가 좋지 않고, 다른 불편함은 없었다. 맥미현脈微弦, 태박苔薄하다. 이기조경理氣調經, 화어지통化瘀止痛을 치법으로 한다.

초당귀炒當歸 10g, 천궁川芎 10g, 천우슬川牛膝 10g, 오수유吳茱萸 2.5g, 적작赤芍 10g, 현호색玄胡索 10g, 제향부制香附 10g, 제몰약制沒藥 5g, 천계지川桂枝0.9g, 혈갈血竭 1.8g, 실소산失笑散 15g ×5제

【선생의 소고】 월경통이 있은 지 이미 5년이 되었고, 통증이 매월 더 심해져서 누워서 쉬어야 했으며, 두 번째 해에는 매월 데메롤과 코데인을 복용해야 했다. 본병은 어체瘀滯가 한寒을 낀 증에 속하므로 복통에 만져주거나 따뜻하게 하는 것을 좋아하고, 태苔가 흰 것이다. 일반적인 규율에 따르면 희안喜按은 허증虛證에 속하고, 거안拒按은 실증實證에 속하지만, 상술한 것처럼 만져주는 것을 좋아하는 것은 한증寒證이 있기 때문이지 허통虛痛이라고 말하면 안 된다. 혈괴와 내막이 배출된 후에 복통이 완만해지므로 이것은 어체瘀滯의 증상이다. 통하지 않으면 통증이 있으므로, 자궁을 따뜻하게 하고 잔여물을 내보내며溫宮逐殘, 활혈화어活血化瘀해야 한다. 실소산失笑散의 약량을 늘려서 처방하였고, 복약 후에 통증강도가 점차 줄었다. 4진에서는 간신음허肝腎陰虛의 증상이 있으므로, 잠시 양음사화養陰瀉火와 보간신補肝腎을 병행하였고, 이후에 다

시 사물익모환四物益母丸을 써서 공고히 하였다. 5진에서는 부인과 검사에서 여전히 결절이 있다고 하여, 처방 중 혈갈血竭을 증량하여 산어소결散瘀消結하고, 계지桂枝로 온경통락거어溫經通絡去瘀하였다. 환자가 변두리에 거주한 탓에 내원하기 불편하여 매번 사전에 처방을 갖춰두고 사용하였고, 증상이 뚜렷하게 좋아져서 데메롤, 코데인의 사용을 중지하였으며, (월경통으로 인한) 휴식도 불필요하여 주관적인 증상은 소실되었으나 병증은 아직 전부 사라지지 않았기에 여전히 공고히 해야 했다. 본 의안의 월경통 원인은 압통과 결절 때문으로 자궁내막증에 속하는데, 통증의 강도가 비교적 중하고 오랫동안 낫지 않기에 "혈어血瘀"의 병기로 여기고, 무거운 병증도 가볍게 처리하듯 하고 민첩하게 약을 쓰며 융통성 있게 변증辨證하였다. 채소손의 이와 같은 확실한 변증논치辨證論治, 정밀하고 간소화된 용약, 비교적 빠른 효과를 내는 대가大家다운 품격은 그의 실력이 일반적이지 않다는 것을 말해준다. 또한 필자에게 《황제내경黃帝內經》에서 말하는 "가볍고 맑은 약물로 실증을 제거한다[輕可去實]"는 임상적 의의를 체득하게 하였다.

06 채소손 선생이 신허腎虛와 난임에 대해 논하다

신기腎氣의 성쇠盛衰와 임신은 밀접한 관계가 있다. 한의학에서는 신腎이 인체생명의 근본이라고 인식하였고, 신腎이 저장하는 정精은 인체를 구성하는 기본물질이며, 신정腎精이 변화되어 만들어진 기氣는 신체기능과 활동의 원동력이 된다. 이중재李中梓의 《의종필독醫宗必讀》에서는 "신은 장부의 근본이고, 십이경맥의 뿌리이며, 호흡과 삼초의 원천이다. 사람은 이것에 힘입어 시생한다[腎爲臟腑之本, 十二經脈之根, 呼吸三焦之源, 而人資之以爲始者也]"라고 하였다. 신腎은 완전한 생명활동에서 주도적인 작용을 하고, 인간 생명의 전 과정을 결정한다. 부녀에 대한 신腎의 영향은 "신腎-충임衝任-천계天癸-포궁胞宮" 사이의 평형을 주재하는 것이다. 여기서 "천계天癸"라 말하는 것은 인체 성선발육과 관련 있는 각종 내분비기능과 활동을 광범위하게 가리킨다. 이러한 내분비기능의 협조로 인해 비로소 충임衝任이 채워질 수 있고, 천계天癸가 이르게 하고 고갈되지 않게 된다. 신기腎氣의 성쇠는 이러한 천계天癸의 생식기능에 직접 영향을 주고, 포맥胞脈은 신腎의 일족이며, 충임衝任의 근본은 신腎에 두고 있으므로,

《부청주여과傅青主女科》에서 "월경은 신으로부터 나온다[經水出諸腎]"라고 하였고, 또한 말하길 "부인이 임신을 하는 것은 신기의 왕성함에 기초한다. 신이 왕성하면 정을 받아들이는데 일단 정을 받으면 쉽게 임신이 된다[夫婦人受妊, 本於腎氣之旺也, 腎旺是以攝精, 然腎一受精而成娠]"라고 하였다. 반드시 품부稟賦의 허약, 신기腎氣의 부족, 충임衝任의 허손, 기혈氣血의 실조 등 본질을 살펴봐야 한다. 기타 병리요소와 결합하기도 하는데, 예를 들어 숙혈宿血이 자궁에 쌓여 어체瘀滯가 되어 임신할 수 없거나, 포한胞寒, 포열胞熱로 정자를 받아들여 임신할 수 없거나, 체형이 비만하여 담痰이 많은 탓에 지막脂膜이 자궁을 막아 임신할 수 없거나, 간울기결肝鬱氣結로 인해 낙도絡道가 막혀 임신할 수 없는 경우 등등이다. 현대의학의 부인과 검사에서 얻어진 병리적 특징을 참고하고 변병辨病과 변증辨證을 결합하며, 분기分期와 분형分型을 아울러 고려하는 치료원칙을 사용하면 뛰어난 치료효과를 얻을 수 있다.

【치료방법】

• 월경기에는 이기행혈理氣行血을 위주로 하며, 사물탕四物湯에 단삼丹參, 향부香附, 우슬牛膝, 복령茯苓, 진피陳皮를 더한 것이 기본방이 된다. 병리유형과 결합하고 가감하여 치료한다.

• 월경이 끝난 후에는 육신통락방育腎通絡方을 복용하여 배란을 촉진하고, 포맥胞脈을 소통하여 임신의 조건을 만든다.

• 배란기 전후와 월경 전의 기간에는 육신배원방育腎培元方을 복용하여 황체를 튼튼하게 하고 임신하고 유지되게 한다.

• 육신통락방育腎通絡方

생지生地, 숙지熟地 각 9g, 천우슬川牛膝 9g, 운복령雲茯苓 12g, 석남엽石楠葉 9g, 음양곽淫羊藿 12g, 제황정制黃精 12g, 공정향公丁香 2.5g, 노로통路路通 10g. 계지桂枝 3g.

• 육신배원방育腎培元方

생지生地, 숙지熟地 각 9g, 운복령雲茯苓 12g, 석남엽石楠葉 9g, 자석영紫石英 12g, 숙여정자熟女貞子 9g, 구척狗脊 12g, 육종용肉蓯蓉 9g, 선모仙茅 9g, 음양곽淫羊藿 12g, 호로파胡蘆巴 9g, 녹각상鹿角霜 9g.

난임으로 파급되는 부인과 질환이 매우 많고 병정病程이 복잡하기 때문에, 그리고 같은 환자라도 다양한 단계에 있는 이유로, 병인병기病因病機의 변화는 여러 형태의 병정病程이 혼합되어 나타나 보일 수 있다. 그래서 단순하게 병증에 집중해서는 안 되며, 또한 기계적으로 증형證型을 나눠서도 안 된다. 단지 조경調經하는 데 전념하고 시기와 유형을 나누어 변증시치辨證施治하는 가운데, 마땅히 월경기의 주증상과 환자의 신체상태의 통합을 강조해야 한다. 현대의학 부인과의 병증病症과 한의학의 병인병기病因病機를 통합하는 이런 형태가 되어야 치료효과를 끌어올릴 수 있다.

육신통락방育腎通絡方은 음양陰陽의 균형을 맞추고 통락通絡하는 기능도 겸하고 있어, 양기陽氣를 퍼트리고 음陰이 생화生化되도록 함으로써 음정陰精이 왕성해져 밖으로 넘쳐 흐르게 하는 데 도움이 된다. 보신배원방補腎培元方(육신배원방)은 자궁을 따뜻하게 하고 정자를 받아들이기 위해 원양元陽을 강하게 데움으로써 임신을 돕는다. 난관폐색된 환자는 또한 신기腎氣를 자극하는 작용을 기초로 하고 선화통락宣化通絡하는 약재를 더해야만, 비로소 자궁의 원활한 조절을 돕고 난관의 재개통과 임신에 유리해질 수 있다. 이 외에 또한 육신통락법育腎通絡法을 위주로 하고, 온신난궁溫腎暖宮하거나 이기치혈理氣治血하거나 자음조간滋陰調肝하거나 건비화담健脾化痰하거나 청설이습清泄利濕하는 등의 대증치료를 더하면, "신腎－충임衝任－포궁胞宮" 사이의 상호관계와 동태평형을 촉진할 수 있고, "천계天癸"의 작용을 강화할 수 있으며, 뇌하수체와 난소의 기능을 조정하여 이에 따라 배란을 회복할 수 있음을 알게 되었다.

07 채소손 선생의 임상에서 탄제炭劑 응용에 대한 소감

탄제炭劑의 약리작용으로 주요한 것은, 첫째 탄제炭劑의 푸석푸석한 질감은 분명한 흡착·수렴작용이 있다는 것이다. 둘째로 탄제炭劑는 완전한 흑색이기 때문인데 옛사람은 "혈이 열을 만나면 행하고, 태워진 약재를 만나면 그친다[血遇熱則行, 得黑即止]"라고 말하였다. 따라서 탄제炭劑는 보통 지혈止血작용이 있고, 그 이치 역시 여기에 있다. 이 외에 탄제炭劑는 태워지고 맛이 쓰기에 건위소식健胃消食의 기능이 있다. 탄제炭劑로 지혈止血하는 유명한 대표처방은 십회산十灰散으로 대계大薊, 소계小薊, 모근茅根, 측백엽側柏葉, 천초茜草, 단피丹皮, 진종陳棕, 숙군熟軍, 하엽荷葉, 산치山梔 등 열 가지 한약을 초탄炒炭한 뒤에 갈아서 만든 것이다. 현대에도 십회산十灰散을 쓰는데, 전탕煎湯뿐 아니라 넓게는 환丸을 만들어 "십탄환十炭丸"이라 부르고 작용은 같다. 모든 약을 초탄炒炭한 뒤에 합하여 사용하면 매우 강한 양혈지혈凉血止血의 작용이 있으므로, 임상에서 각종 출혈에 적용한다. 부인과 방면에서 탄제炭劑는 붕루崩漏를 치료하는 상용약이다. 포제炮制 방면에서는 반드시 약성을 남겨야 하는데, 만약 초탄焦炭을 하는 데 어쩔 수 없이 약효가 소실된다면 처방을 할 때 고섭固攝하는 힘을 돕는 몇 가지 약을 더하여 사용하는 것도 가능하다. 전부 혹은 대부분의 탄제炭劑를 사용하는 경우, 특히 어혈瘀血로 유발된 붕루崩漏에는 화어化瘀와 조섭調攝하는 약재를 상반되게 사용하여도 마찬가지로 기대한 효과를 얻는다.

선생은 임상에서 자주 변증辨證에 따라 다양하게 탄제炭劑를 사용하였다.

- **양혈지혈**凉血止血에는 생지탄生地炭 10~30g, 황백탄黃柏炭 10g, 단피탄丹皮炭6~10g, 지유탄地榆炭 10g, 관중탄貫衆炭 10g, 황금탄黃芩炭5~10g, 괴화탄槐花炭 10g, 천초탄茜草炭 10~15g, 계관화雞冠花 10~15g
- **온경지혈**溫經止血에는 진애탄陳艾炭 3~10g, 포강탄炮薑炭 2.5~5g,
- **거어지혈**去瘀止血에는 포황탄蒲黃炭 10~30g, 우슬탄牛膝炭 10g, 혈여탄血餘炭 10g, 산사탄山楂炭 10g, 숙군탄熟軍炭5~10g
- **승제지혈**升提止血에는 승마탄升麻炭 5g, 시호탄柴胡炭 5g
- **거풍지혈**祛風止血에는 형개탄荊芥炭, 방풍탄防風炭
- **고삽지혈**固澁止血에는 우절탄藕節炭 10~30g, 연방탄蓮房炭 10~15g, 진종탄陳棕炭 10g
- **이기지혈**理氣止血에는 향부탄香附炭, 오약탄烏藥炭

이 외에도 주의를 요하는 것은 어떤 약물은 제탄制炭 후에 그 고유의 약성에 변화가 일어나고, 어떤 것은 심지어 상반된 작용으로 변화가 나타난다는 것이다. 예를 들어, 생포황生蒲黃은 활혈거어活血去瘀하는데, 포황탄蒲黃炭하면 수렴지혈收斂止血할 수 있다. 천초茜草 등은 행혈화어行血化瘀하여 부인과 임상에서 "통경과 행혈하는 데 천초가 으뜸이다[通經行血茜草宜先]"라는 말이 있는데, 천초茜草를 탄炭하면 양혈지혈凉血止血할 수 있다. 이 외에 대황大黃, 단피丹皮 등은 제탄制炭 후에 그 화어지혈化瘀止血하는 작용이 비교적 두드러진다. 총괄해보면, 탄제炭劑로 포제炮制하여 약물의 성상을 변화시키는 것은 임상에서 복잡한 병증에 적응하기 위해서이다. 각종 병증은 그 한열허실寒熱虛實의 증상이 단순하게 나타나지 않기 때문에, 허중유실虛中有實, 실중유허實中有虛, 진한가열眞寒假熱, 진열가한眞熱假寒, 혹은 본허표실本虛標實, 리열외한裏熱外寒 등으로 종종 나타난다. 음허陰虛한 신체의 부녀는 붕루崩漏 혹은 구루久漏가 발생하면 기음氣陰이 크게 손상되므로, 안으로 허열虛熱이 있고 밖으로는 형한외랭形寒畏冷하며, 설질미홍舌質微紅, 태박백苔薄白으로, 모두 한열협잡寒熱夾雜의 증상이 나타난다. 치료는 온중溫中해야 하는데 음허陰虛를 함께 치료해야 하고, 양음養陰하는데 또한 양陽을 억누르는 것을 방지해야 한다. 교가산交加散[14]의 법法을 따라, 생지탄生地炭과 포강탄炮薑炭을 합하여 사용하는데, 생지生地를 탄제炭制하면 그 고한苦寒한 성질이 줄어들고 지혈止血하는 힘이 도리어 증가한다. 포강炮薑을 탄제炭制하면 신산辛散하는 힘이 점차 늘고, 온중지혈溫中止血의 기능 또한 증가한다. 두 약을 함께 사용하면 서로 보완하여 양음량혈養陰涼血하고 청허열淸虛熱할 뿐 아니라, 또한 온중난궁溫中暖宮하여 거한지혈祛寒止血할 수 있어 작용이 더욱 강해진다. 변증辨證이 분명하다면 종종 효과를 얻을 수 있다.

또한 월경혈과 산후 오로처럼 본래는 생리적 산물인데, 만약 출혈이 과다하거나 시간이 지나치게 길어지면서 어괴瘀塊가 있다면 병태病態가 된다. 만약 지혈하여 막는 것에만 전념한다면, 마치 도적을 남기고 문을 닫게 되는 것처럼, 어혈瘀血이 남아 병이 될까 두렵다. 또한 단순히 지혈止血만 한다면 반드시 목적을 달성하지 못할 수 있다. 임상에서 매번 포황탄蒲黃炭, 숙군탄熟軍炭, 단피탄丹皮炭, 화예석花蕊石 등의 화어지혈化瘀止血류 약물을 사용하여 행혈行血하는 중에 지혈止血하고, 지혈止血하는 가운데 행혈行血하고, 행할 때는 행하게 하고, 그칠 때는 그치게 하는 것은 활혈活血 약물을 제탄制炭하는 가장 큰 목적이다.

이 외에 한약 중에 다른 부류의 탄제炭劑는 원래 약에 포제법으로 가공하여 쓰지 않는데, 부제흑釜臍黑, 백초상白草霜과 같은 약들이다. 두 종류의 약물은 가마 밑이나 굴뚝

---

14 교가산(交加散)

【출전】《부인양방(婦人良方)》 2권

【구성】 생지황(生地黃) 5냥(갈아서 즙을 취한다), 생강(生薑) 5냥(갈아서 즙을 취한다)

【제법】 위의 약을 서로의 즙에 하루 저녁을 담가서 각각 누렇게 볶는데, 담가서 즙이 다 마를 정도로 하고 가루 낸다.

【효능주치】 부녀의 산후중풍(産後中風)

【용법용량】 일반적으로 복통에는 술에 가루 3돈을 섞어 쓰고, 산후에는 더욱 없어서는 안 된다.

에 있는 검댕을 재료로 사용하는데 수렴지혈收斂止血의 작용을 한다. 또한 순흑純黑이나 순묵純墨 등과 같이 글씨를 쓰는 용도의 묵을 재료로 쓰기도 하는데, 지혈수렴止血收斂하는 작용을 한다. 그러나 부제묵釜臍墨(혹은 경묵京墨 등)은 사용하는 묵을 재료로 하고, 그 작용은 지혈수렴止血收斂할 수 있다. 부제묵釜臍墨[15]과 순묵純墨은 본질적으로 모두 목탄이며, 약에 쓰이게 되면 탄제炭劑로 귀속된다. 복룡간伏龍肝은 다른 이름으로 두심토灶心土라고 하고, 부뚜막 내부의 누르스름한 흙이다. 오래도록 불에 그을리고 말려져, 그 성질이 탄제炭劑와 같아지므로 수렴하여 지혈지토止血止吐하는 작용이 있다.

08 보신법補腎法으로 남성 불임을 치료하다

채소손 선생은 임상에서 난임을 치료할 때, 남성 측의 요인으로 난임이 되는 경우가 매우 많다는 것을 늘 고려해야 한다고 지적하였다. 남성불임을 치료할 때에 채소손 선생은 특히 육미지황환六味地黃丸을 좋아하였는데, 육미지황환六味地黃丸은 송대宋代 전을錢乙이 금궤신기환金匱腎氣丸에서 계지桂枝, 부자附子를 제거하고 변화시킨 것으로 신허腎虛로 인한 여러 증상에 사용한다. 요즘 사람들은 육미지황환六味地黃丸을 자보신음滋補腎陰의 상용처방으로 사용하고, 처방은 숙지황熟地黃, 산약山藥, 산수유山茱萸, 택사澤瀉, 단피丹皮, 복령茯苓으로 구성된다. 처방 중 숙지황熟地黃을 중용하여 자보신음滋補腎陰, 전정익수塡精益髓하고, 장수壯水를 위주로 하여 군약君藥으로 삼았고, 산수유山茱萸는 보양간신補養肝腎하고, 산약山藥은 보익비음補益脾陰한데, 세 가지 약재는 사람들이 "삼보三補"라 부른다. 택사澤瀉는 이습사탁利濕瀉濁하고, 아울러 숙지황熟地黃의 기름지고 저체되는 성질이 사기邪氣로 변하는 것을 방지한다. 단피丹皮는 청설상화淸泄相火하고 산유육山萸肉의 온삽溫澁한 성질을 제어해주며, 복령茯苓는 담삼비습淡滲脾濕하고 산약山藥의 비위운화脾胃運化를 돕는다. 세 가지 약재는 사람들이 "삼사三瀉"라 부른다. 선생은 음양陰陽을 조절하고, 보補하는 중에 사瀉가 있고, 보補하되 사기邪氣를 막지 않으며, 보補하되 과하지 않아 항상 보신補腎의 기본방이라고 하였다.

신腎은 생식을 주관하고, 전음前陰과 후음後陰을 담당하며, 작강지관作強之官이 된다. 만

15 부제묵(釜臍墨): 잡초를 태운 후 가마 중앙 혹은 바닥 부위에 붙은 검댕. 성미(性味)는 신고(辛苦)하고 온(溫)하다.

약 신음腎陰이 채워지고 정기精氣가 왕성하다면 임신능력을 갖추게 되므로, 선생은 난임을 치료할 때 양음전정養陰塡精, 보신조양補腎助陽을 강조하였다. 남성 정자의 질 문제는 남성 생식기능의 대부분을 차지하는데, 정자의 질 문제에서 주요한 것은 "무정자증, 정자수 감소, 약정자증, 정자운동성 감소, 기형정자 증가" 등이다. 종자류 약물은 씨앗류로 사람의 정자, 고환과 비슷하게 생겼고, 보익간신補益肝腎하는 종자류 약물은 정精을 돕고 정精을 만든다. 따라서 채소손 선생은 위 처방을 기본으로 오자연종탕五子衍宗湯 등을 합방하여 자주 사용하였고, 익지인益智仁, 토사자菟絲子, 사원자沙苑子, 구채자韭菜子, 구기자枸杞子, 여정자女貞子, 오미자五味子, 복분자覆盆子, 금앵자金櫻子 등을 약으로 썼다. 이 외에 혈육유정지품血肉有情之品은 익신전정益腎塡精하고 보익간신補益肝腎하는 작용이 있는데, 녹용鹿茸, 녹각상鹿角霜, 해구신海狗腎, 귀갑龜甲, 별갑鼈甲 등이다. 간혈허肝血虛, 간왕肝旺을 겸하는 경우에는 질려蒺藜, 시호柴胡, 백작白芍 등을 추가하여 소간해울疏肝解鬱한다. 기허변당氣虛便溏한 경우는 당삼黨參, 백출白朮, 황기黃芪, 복령茯苓, 목향木香을 더하여 쓰고, 양위陽痿, 조설早泄 등의 성기능장애에는 사상자蛇床子, 선모仙茅, 음양곽淫羊藿, 파극천巴戟天, 육종용肉蓯蓉 등을 더하여 쓴다. 이 외에 정자 질의 문제는 종종 전립선의 염증 때문에 발생한다. 채 선생은 보신방補腎方을 기본으로 하고 항상 우슬牛膝, 포공영蒲公英 등의 활혈청열해독活血淸熱解毒하는 약재를 더하여 썼다.

(1) 전형적 병례

시施 씨, 남성, 37세.

【초진】 2003년 10월

결혼한 지 4년간 아이가 없었다.

일반 정액검사에서 액화시간 40분이고, 운동성 등급은 A급(빠르게 전향운동)+B급(느리거나 정체된 전향운동)이 47.73%, 활동률은 56.29%, 밀도는 77.11×10^6/ml이다. 간혹 양위陽痿나 조설早泄이 있고, 피곤하고 무기력하며, 흡연을 좋아하고, 맥삭현脈數弦, 태박미백苔薄微白, 설변첨홍舌邊尖紅하다. 신기부족腎氣不足으로 판단하고, 육신조리育腎調理한다.

생황기生黃芪 10g, 초백출炒白朮 10g, 운복령雲茯苓 12g, 생지生地, 숙지熟地 각 10g, 산유육山萸肉 10g, 회산약懷山藥 10g, 택사澤瀉 10g, 단피丹皮 10g, 동질려潼蒺藜 10g, 육종용肉蓯蓉 10g, 파극천巴戟天 10g, 복분자覆盆子 10g, 구기자枸杞子 12g ×7제

【재진】 약 복용 후 정력이 비교적 좋아졌고, 잠자리가 편해졌다. 요통은 약간 좋아졌고, 여전히 조설早泄은 있으며, 설태미백舌苔微白, 맥현脈弦하다. 이전과 동일하게 한다.

운복령雲茯苓 12g, 생지生地, 숙지熟地 각 10g, 산유육山萸肉 10g, 회산약懷山藥 10g, 택사澤瀉 10g, 단피丹皮 10g, 동질려潼蒺藜 10g, 육종용肉蓯蓉 10g, 파극천巴戟天 10g, 복분자覆盆子 10g, 구기자枸杞子 10g, 상심桑椹 10g, 토사자菟絲子 10g, 사인砂仁 3g ×14제

기존 처방에 가감하여 반년을 치료한 후 다시 정액검사를 하였고, 액화시간은 30분, 정자활동률은 70%, A+B급 49.5%, 양위陽痿, 조설早泄은 뚜렷이 개선되어 현저한 효과가 있었다.

【고찰】 처방 중 육미지황환六味地黃丸 가감은 보신補腎하여 정精을 만드는 원천을 성장시키는데, 정자활동률의 저하는 양기陽氣의 추동이 결핍된 것이므로 황기黃芪로 익기益氣하고, 파극천巴戟天, 육종용肉蓯蓉으로 온보신양溫補腎陽하여, 정자활동률이 증가되도록 하였다. 이로써 좋은 효과를 얻었다.

09 황기黃芪를 중용하여 붕루崩漏를 치료하다

채소손 선생은 임상에서 붕루崩漏를 치료하는 과정 중에 "원인을 찾는 것이 주가되고, 지혈은 부차적으로 한다[求因爲主, 止血爲輔]"를 여러 번 강조하였는데, 임상에서 활혈화어活血化瘀를 이용하여 본병을 치료하였고, 자못 느낀 바가 있었다. 붕루崩漏는 현대의학의 "기능성 자궁출혈"에 해당한다. 갱년기 여성에서 발병률이 상당히 높은데, 선생은 용약할 때 연령대에 따라 약을 중용해야만 좋은 결과를 얻을 수 있

다고 여겼다. 유하간劉河間의 "소녀는 신을 치료하고, 가임기 여성은 간을 치료하며, 노년 여성은 비를 치료한다[少女治腎, 育齡治肝, 老年治脾]"는 이론에 따라 선생은 "갱년기 기능성 자궁출혈"을 치료할 때 대부분 익기섭혈益氣攝血을 위주로 하였다. 황기黃芪의 용량은 보통 10~20g이었다. 그러나 때로 병정에 따라 중용해야 한다면 중용하였고, 이렇게 해야만 약력이 도달하여 병을 없앨 수 있게 된다.

(1) 전형적 병례

뤄羅 씨, 여성, 48세, 농민.

【초진】 2003년 6월 4일

환자는 4일간 월경량이 쏟아지듯 많았다. 초경은 12세에 하였고, 월경기간은 7일, 주기는 30일이며, 산과력은 1-0-0-1이다. 지난겨울에 월경이 3개월 동안 오지 않았는데, 환자 말에 따르면 부부관계를 하지 않았다고 한다. 월경이 오게 되자 월경혈이 격렬하게 나오면서 혈괴가 많아서 부인과 응급진료로 소파술을 한 뒤에 그쳤고, 약 복용 후에 월경이 규칙적으로 되었다. LMP는 5월 18일이고, 이번 월경도 규칙적이었다. 4일 후에 쏟아지듯 많이 나왔고, 가슴이 답답하고, 피로하며, 안색이 누러면서 생기가 적었다. 작년 겨울에 출혈하였을 때 헤모글로빈(Hb) 수치가 8g/L였고, 맥세脈細, 태박苔薄, 질눈홍質嫩紅하다. 부인과 검사는 출혈이 잠시 멎어 검사하지 않았고, 다른 병원에서 수액을 맞고 지혈하고 한약으로 치료하였으나 효과가 없었다. 현재 일반 혈액검사에서 Hb는 6.2g/L이다. 기왕력으로는 자궁내막증식이 오래되었다. 변증辨證은 비기脾氣가 허虛하여 통섭할 수 없어, 기氣를 따라 출혈이 일어난다고 분석하였다. 치료는 급즉치기표急則治其標하기 위해 익기고섭지혈益氣固攝止血한다.

초당삼炒黨參 12g, 당귀當歸 10g, 적백작赤白芍 각 10g, 향부탄香附炭 10g, 아교阿膠(녹여서) 9g, 우절탄藕節炭 30g, 한련초旱蓮草 30g, 생지탄生地炭 30g, 황기黃芪 30g ×3제

【재진】 2003년 6월 7일

약 복용 후 첫날에는 월경량이 많고 혈괴도 꽤 컸지만, 점심에 복약하고 한밤중에는 적어졌고, 다음 날 아침에는 더 적어졌다. 3일째에는 말끔해졌고, 요통이 있고

기운이 없으며, 맥脈에 힘이 없었고, 기혈氣血이 비교적 약해졌다. 다시 복약하여 치료를 공고히 한다.

> 초당삼炒黨參 12g, 생황기生黃芪 30g, 초두충炒杜仲 12g, 천속단川續斷 12g, 구척狗脊 12g, 보골지補骨脂 10g, 생지生地, 숙지熟地 각 10g, 백작白芍 12g, 선학초仙鶴草 10g, 울금鬱金 10g, 대조大棗7매 ×4제

【3진】 2002년 6월 17일

월경하기 2주 전에 3제만 투약하였다. 이후 계속해서 기혈氣血을 보충하며 후속조치를 하였고, 월경이 왔는데 완쾌되었다고 알렸다.

【고찰】 비脾는 혈血을 통섭하여 혈血이 그 길로만 돌도록 한다. 월경에는 기한이 있는데, 만약 근심이 지나치고 음식과 노권으로 비기脾氣를 손상시킨다면, 비기脾氣가 상하여 기氣가 가라앉아 통섭할 수 없게 되며, 충임衝任도 정상상태를 잃고 월경혈을 제어할 수 없게 되어 붕루崩漏가 된다. 본 의안의 환자는 농민이고 48세로 신기腎氣가 점차 쇠하고, 음식상과 노권상으로 비기脾氣가 손상을 입고, 비신脾腎이 부족하고 충임衝任이 실조되었으므로 월경이 오지 않거나 혹 거세게 나와 그치지 않았다. 환자의 경우는 쏟아지는 듯 월경이 과다하여 붕崩에 속한다. "병세가 급하면 표를 치료하고, 완만하면 본을 치료한다[急則治其標, 緩則治本]"는 원칙에 따라 치료한다. 지혈止血을 우선으로 선택하는데 이전 병원에서 양약으로도 지혈하려 하였고, 황기黃芪, 당삼黨參 등의 익기지혈약益氣止血藥을 모두 사용하여, 비록 출혈은 완만해졌으나 뚜렷한 효과는 보이지 않았다. 나에게 내원하였을 때, 안색이 좋지 않았고, 가슴이 답답하고 피곤하며, 헤모글로빈은 6.2g/L이고, 설담태박舌淡苔薄, 맥세脈細하였다. 채소손 선생은 기허氣虛가 분명한데, 이전 의사들의 용약이 비록 이법理法은 정확하나 아마도 약량이 부족하였을거라 생각하였다. 따라서 익기고섭益氣固攝을 중용하여 한편으로는 익기승기益氣升氣하고 한편으로는 다른 약물의 흡수와 운화를 도와 공동의 협조작용에 도달해야 한다. 그러므로 처방 중 황기黃芪를 30g까지 중용하고 초당삼炒黨參을 배합하여 함께 익기건비益氣健脾하고, 당귀신當歸身은 양혈조경養血調經하고, 생지탄生地炭, 적백작赤白芍은

량혈양혈거어涼血養血祛瘀하고, 한련초旱蓮草, 선학초仙鶴草, 우절탄藕節炭은 량혈지혈涼血止血한다. 향부탄香附炭, 울금鬱金은 이기관흉理氣寬胸하고, 아교阿膠를 더해 온양지혈溫養止血한다. 전체 처방의 배합은 익기량혈지혈益氣涼血止血을 중시하였고, 비록 이전의 의원에서 쓴 약이 효과가 없었지만, 오로지 황기黃芪를 30g으로 중용하였는데 그 힘과 효능이 매우 강하여 모든 약이 효과를 발휘하도록 하였고, 그리하여 약 복용한 지 3일 만에 출혈이 그친 것이다. 다만 요통이 있고 기운이 없으며 게다가 이전에 수술한 적이 있고, 평소에 피곤해하므로 충임衝任의 손상이 심각하고, 비신脾腎의 부족이 분명하므로, 재진 시에 조보비신調補脾腎을 위주로 하였고, 근본을 치료하여 원천을 회복함으로써 치료를 공고히 하였다.

10 의사가 의술을 펼치는 데에는 덕이 우선이다

채소손 선생은 항상 말하기를 채 씨의 가업에는 두 가지 규칙이 있다고 하였다. 첫째는 의사는 병을 치료하고 사람을 구하는 데 사례를 따져서는 안 된다. 둘째는 평생 좋은 일을 해야 하고, 일하는 중에 어쩔 수 없는 실수는 보완한다. "학문을 하길 원한다면 먼저 사람이 되는 것을 배워라[要做學問, 先學做人]." 이것은 선생이 학생에게 전수한 제일 첫 번째 수업이었다.

채소손 선생은 특히 당대唐代 명의 손사막孫思邈의 《대의정성大醫精誠》을 찬양하였다. "무릇 훌륭한 의사는 병을 치료할 때에 반드시 정신을 안정하고 의지를 든든히 할 것이요, 어떠한 욕심이나 바라는 생각이 없어야 한다. 또 병으로 고통받는 사람들을 다 구원하리라는 맹세와 염원이 있어야 한다. 병이 나서 고쳐달라는 사람이 있으면 직위가 높고 낮은 것, 돈이 있고 없고를 가리지 말며 나이와 생김새, 원한과 친분, 친구, 민족, 어리석거나 지혜로운지를 따지지 말고 모두 동일하게 대하여 다 가족처럼 생각하여야 한다. 또한, 이런저런 생각으로 자신의 길흉을 따지며 몸을 사려서는 안 된다. 환자들의 고통과 괴로움을 바라볼 때는, 이를 자신의 아픔으로 여기고 마음속 깊이 불쌍히 여겨야 한다. 험한 것을 피하거나 밤낮, 추위, 더위를 가리지 말며, 배고픔과 목마름, 피곤함을 이겨내며 한결같은 마음으로 치료하되 재주와 형적을 남기려고 해서는 안 된다. 이렇게 할 때 비로소 세상의 뭇사람들을 위하는 훌륭한 의사라 할 수 있다. 그렇지 않으면 도리어 중생의 큰 도적이 된다[凡大醫治病, 必當安神定志, 無欲無求, 先發大慈惻隱之心, 誓願普救含靈之苦. 若有疾厄來求救者, 不得問其貴賤貧富, 長幼妍媸, 怨親善友, 華夷愚智, 普同一等, 皆如至親之想, 亦不得瞻前顧後, 自慮吉凶, 護惜身命. 見彼苦惱, 若已有之, 深心淒愴. 勿避險峻, 晝夜, 寒暑, 饑渴, 疲勞, 一心赴救, 無作功夫形跡之心. 如此可爲蒼生大醫, 反此則爲含靈巨賊]." 언제나 이 말을 사용하여 우리를 가르쳤고, 아울러 몸소 체험하고 힘써 실천하였는데, 바로 의술의 실천으로 증명하였다. 만일 좋은 의사가 되고 싶다면 먼저 고결한 의덕醫德이 있어야 할 뿐만 아니라 고도의 기술도 있어야 하고, 더욱이 국민을 위해 일한다는 봉사정신이 있어야 덕도 높아지고 기술도 높아진다고 항상 우리에게 당부하였다. 특히 상품경제가 사회 조류인 오늘날 우리가 이득에 눈이 멀어 뜻을 잃어서는 안 되며, 더더욱 방향을 잃어서는 안 된다고 훈계하였다. 의사로서 아첨하거나 가난한 것을 싫어해서는 안 되며, 환자에게는 누구든 차별 없이 대해야 하고, 진실되게 진료를 해야 하며 보답을 요구해서는 안 된다. 문진할 때 환자가 비교적 많은데, 모든 환자에게 빠짐없이 관련된 병정과 주의사항을 물어보고자 하였다. 채소손 선생은 항상 환자의 절실한 고통을 고려하여 귀찮아하지 않았고, 환자와 가족에게 상세하게 병정과 주의사항을 설명하여 환자가 만족하고 돌아가게 하였다.

채소손 선생은 내성적인 사람으로 말하는 것을 즐기지 않았다. 그는 스스로 사람을 놀라게 하는 재주가 없고 특이한 성향도 없으며, 다만 독서를 몹시 사랑하고 가훈을 계승할 뿐이라고 여겼다. 가훈은 "서방의 큰 보물을 받아들이고, 동방의 정수를 보존하여, 서로 통하게 하고 화합하여 새로 창조한다[納西方之鴻寶, 保東國之粹言, 溝而通之, 和而鑄之]"이다. 즉, 될 수 있는 한 많은 지식을 배우고, 배운 지식은 일상에 운용하며, 필요한 사람에게 가능한 한 도움을 주고, 수많은 환자를 치료하는 것을 진정으로 묵묵히 헌신해야 한다. 스스로 노력하여 타인에게 도움을 주면 본인도 가치 있는 사람이 되는 것이다.

채소손 선생의 진료 규칙은 "환자의 고통에 관심을 갖고, 방약과 심리치료를 모두 중요하게 여기며, 의덕을 최고로 높여야 한다. 실사구시하며, 조금이라도 무서운 말로 환자를 놀라게 하거나 말로 환심을 사려 하지 말고, 특히 같은 직군(한의사)

을 존중해야 하며, 강호의 나쁜 습성이나 동종업자를 질투하고 타인을 비방하는 행위를 꼭 피해야 한다[關心病者疾苦, 方藥與心理諸療並重, 醫德至上, 實事求是, 絕不危言聳聽, 嘩眾取寵, 尤應尊重同道, 切忌江湖習氣, 同行嫉妒, 詆毀他人].” 매번 임상에서 환자들이 진료를 볼 때마다 먼저 다른 의사들에게 진료를 보고 나서 그 뒤에 채소손을 찾아 진료를 받는데, 보통 이전 의사의 처방이 어떠한지 (채소손 선생에게) 묻는다. 그는 유의儒醫의 가훈을 따라서 남에게 좋은 일을 하였고, 지금까지 타인을 깎아내려 자신을 높인 적이 없었다. 또한, 환자에게 개인마다 생각이 다를 수 있기 때문에 치료방법이 모두 같은 것은 아니라고 설명한다. 사실 임상의 의가들은 각기 장단점이 있으므로 자기의 장점으로 타인의 단점을 평가해서는 안 된다. 여기서 우리 후학들이 깨닫는 바가 적지 않다.

11 천인합일天人合一이라는 의학의 이치에 통달하다

채소손 선생은 어릴 적부터 선조의 가르침을 계승하였고, 아버지를 스승으로 모시고 채씨부인과의 정수를 깊이 터득하였다. 선생은 지금 중의中醫라는 무대에서 적극적으로 활동하고 있고 국내외에 명성이 자자한데, 이는 한의학에 대한 뜨거운 애정뿐 아니라 한의학 분야에서의 뛰어난 기술과 관련이 있다. 한번 몸담게 되었다면 정밀하게 하려고 몰두해야 한다. 한의학에 대한 깊은 애정이 기술을 뛰어나게 만든다.

《황제내경黃帝內經》은 한의학의 기초 저작이고 모든 의사에게 필요한 것이므로, 최선을 다해 터득하려고 노력해야 한다. “위로는 천기를 탐구하고 아래로는 지리에 도달하며 멀리는 사물에서 이치를 얻고 가까이서는 신체에서 이치를 얻어 서로 간에 토론한다[上窮天紀, 下極地理, 遠取諸物, 近取諸身, 更相問難].” 이러한 목적으로 의학자에게 요구되는 것은 응당 넓고 깊은 학술적인 조예를 갖추어야 한다는 것이다. 독서는 사물을 이해하고 사리를 분명히 하는 것이다. 의학을 배우는 사람이 의학 전문서적을 읽고 의학상식을 이해하는 것은 원래 나무랄 데가 없다. 그러나 의학을 배운다는 것은 수많은 사람과 수많은 종류의 병리상황을 만나게 되는 것으로, 만약 단순히 의서만 읽는다면 의학상식만으로 맴돌 뿐이니 그 의료수준과 질병치료의 관념은 좁아지게 된다. 이른바 “세상의 갖가지 사물과 결합하여, 인체의 생리와 병리

방면의 의학문제를 논한다"는 것이다. 이것은 《황제내경黃帝內經》의 "천인합일天人合一", "정체항동整體恒動"의 지도사상이고, 의학 공부하는 사람을 지도하는 가장 기본적인 토대이다.

채소손 선생은 넓고 심오한 한의학의 이론과 훌륭한 임상 치료효과는 영원히 쇠락하지 않는 상록수처럼 우리 한의학의 역사적 증인이 된다고 하였다. 그는 한의학이 오랜 역사를 가지고 지금에까지 이른 이유가 한의학을 배우는 데 넓은 학식과 뛰어난 기억력이 중요한 역할을 했기 때문이란 것을 다년간의 임상경험을 통해 잘 알게 되었다.

사마천司馬遷의 《사기史記》에 "하늘과 인간, 그리고 과거와 현재의 변화를 꿰뚫어 자신의 말과 뜻을 세상에 알린다[欲以究天人之際 通古今之變 成一家之言]"란 말이 있다. 만약 한의학의 관점에서 이 문장을 해석한다면 이와 같다. 의학을 전문적으로 연구할 뿐만 아니라 다른 학문도 연구함으로써 다방면으로 통달하고 고금을 통틀어 파악하여 변화가 두루 미치면, 이것으로 말미암아 자신만의 개성있는 학설이 형성된다. 이것은 "문학, 의학, 역사, 철학 네 가지의 통합"이 한의학 인재의 지식구조라는 특징을 충분히 반영한다. 우리의 학습 목표는 심오하고 예리한 철학적 사고와 하나를 보면 열을 아는 의학적 영감을 스스로 키우는 것이다.

장중경張仲景은 "여러 책을 많이 읽고, 널리 많은 처방들을 모은다[博覽群書, 廣采衆方]"라고 하였다. 손사막孫思邈은 "약관에는 장자, 노자와 많은 학파의 책을 읽는다[弱冠善讀莊老及百家之書]"라고 하였다. 장경악張景岳은 선진제자[16]와 성리학을 깊이 연구하고, 천문과 역법, 술수, 음악에 통달했다. 상술한 이러한 것들은 모두 이름 있는 가문들이 예외 없이 주장하는 것들이다. 의학을 공부할 때 전통문화의 소양을 풍부하게 갖추어야 비로소 한의학의 최고봉에 다다를 수 있다.

의사가 대면하는 것은 환자이고 생명이다. 이렇게 된 이상 환자는 삶의 희망을 당신에게 맡기고, 당신은 전적으로 책임감있는 태도가 필요하다. 그러나 때로는 치료 중에 완벽하게 치료할 수 없는 상황이 나타나기도 한다. 그래서 어떤 이는 일부분으로 전체를 평가하여 한의학의 효과를 헐뜯는다. 채소손 선생은 늘 우리에게 다음과

16 선진제자: 선진시대(춘추전국시대)의 사상가들(공자, 순자, 노자, 장자, 묵자, 한비자 등등)을 말한다.

같이 훈계하였다. "한의학이 아니면 병을 치료할 수 없는데, 일부 한의사들이 한의학이론을 제대로 파악하지 못하거나 현대의학에 눈이 멀어서 치료효과가 없다고 한다." 이 때문에 치료효과를 높이는 것이 한의학 생존의 근본이 된다. 그러나 치료효과를 높이는 것은 하루아침에 되는 것은 아니므로, 평소에 공부를 열심히 하고 끊임없이 많은 임상과 경험을 총괄하여 세월이 쌓이면 결국엔 달성할 수 있게 된다.

의사로서 일상에서 일하면서 의학의 법칙을 탐구하고 더 나아가 의학의 법칙을 숙달한 뒤에야 비로소 진료를 볼 때도 흔들리지 않고 의도한 효과를 낼 수 있다. 가령 급성병의 특징은 발병이 빠르고, 병의 경과가 짧고, 병세가 중하며, 변화가 빠른 것이다. 급성병은 예부터 "走馬看傷寒, 回頭看痘疹(치료하는 데 우선순위가 있다는 의미)"이라는 말이 있다. 의사가 병을 치료하려면 반드시 대담하고 식견도 있어야 대제大劑를 한 번에 복용시켜 위급한 상황에 처해도 환자를 구할 수 있다. 만성병의 특징은 병정病程이 비교적 오래되었고, 병정病情이 복잡하며, 정기正氣가 이미 부족해졌고, 양적量的인 변화도 이미 오래되어 빠른 효과를 낼 수 없다. 같은 허증虛證의 경우라도 어떤 허증虛證은 보할 수 있고, 어떤 허증虛證은 매우 심하여 보할 수 없어 천천히 조리해야 한다. 의사는 질병의 법칙에 숙달해야만 진료할 때 마음먹은 대로 좋은 효과를 낼 수 있다. 채소손 선생의 처방 특징은 주력하는 목표가 분명하다는 것이다. 따라서 약 가짓수가 적고 약량이 작은데 효과는 뛰어나다. 그래서 채소손 선생은 우리 학생들에게 이렇게 권유한다. "의학을 배우는 목적은 환자의 고통을 해소하는 것이다. 환자의 고통을 자신의 고통으로 여겨야 하며, 이렇게 해야 비로소 긴장감과 책임감이 있게 되고 끊임없이 탐구하고 발전할 수 있다. 성실하게 좋은 효과를 내려 하고 심오한 의술과 뛰어난 치료효과가 있어야만 비로소 위대한 의사大醫가 된다." 의사가 되려면 환자에 대한 책임을 져야 한다. 응당 손사막孫思邈의 《대의정성大醫精誠》에서 서술한 모습을 닮으려고 해야 한다. "의학을 배우는 사람은 넓고 깊게 각종 의학의 원류를 탐구하고, 정성스럽고 근면하게 하여 게을리하지 않고 열심히 해야 하며, 항간의 뜬 소문을 그대로 믿고 다른 사람에게 이야기해서는 안 된다. 그리고 자신의 치료가 적당하다고 고집하는 것은 결과적으로 자신의 발전을 지연시키게 된다[學醫的人, 必須廣博地, 深入地探究各種醫學的來源, 精心地, 勤勉地孜孜不倦, 不能根據道聽途說, 而宣稱對醫道已了然於胸, 這樣做結果會深深地貽誤自己]."

채소손 선생은 한의학의 이론을 새롭게 창조하고, 이론을 토대로 임상의 치료효과를 높이는 것을 매우 중요시했다. 선생은 특히 전통계승의 중요성을 강조했다. 그는 계승이 새로운 창조의 원천이며, 계승이 없는 임상에서의 창의성은 뿌리가 없는 것이라고 주장했다. 한의학의 정수는 고전에 있는데, 한마디 한마디가 참된 말이며, 절절이 독창적인 사고를 내포한다. 요즘의 의사는 서구화를 좇든지, 순수하게 이론만을 좇든지 하며 한의학을 현대화한다고 헛소리하는데, 전통을 중시하는 자가 매우 적다. 한의학의 생명은 치료효과이다. 우리에게 요구되는 첫 번째는 마음을 가라앉히고 독서와 임상을 많이 하여 식견과 시야를 넓히는 것이다. 두 번째는 겸허한 마음으로 어떤 의견이든 받아들여야 하는데, 특히 명노중의名老中醫의 경험과 의안분석을 공부하는 것은 다다익선으로 꽤 많은 이득을 얻을 수 있다. 세 번째는 임상을 중시하는 것으로, 한의학의 연구는 반드시 임상에 뿌리를 두어야 하고 실제 임상에서 발생한 문제는 확실하게 해결해야 하며, 자기만의 독특한 소견을 임상에서 보여주어야 한다.

12 원인을 찾아 병을 치료하고 상황에 맞춰 임기응변하다

치병구본治病求本은 채씨부인과의 중요한 학술사상적 특징이다. 본本이라는 것은 질병의 본질을 말하는데, 증證을 변별하여 원인을 찾고 원인을 분석하여 치료를 논한다는 것이 주요 내용 중 하나이다. 병인病因이 본本이 되고 증상이 표標가 되는데, 반드시 그 주된 바를 숨기므로 먼저 원인을 찾아야 한다. 한의학은 사람을 하나의 유기체로 인식하므로, 정체관념整體觀念과 변증시치辨證施治는 한의학의 중요한 특징이 된다. 선생은 항상 우리에게 다음과 같이 주의를 주었다. "임상에서 반드시 사진四診을 통해 환자의 혼인과 육아, 연령, 체력의 강약, 음양陰陽의 편중, 사계절 기후에 따른 정상상태와 변화, 음식의 기호, 정서적인 문제 등을 파악해야 한다." 그래서 같은 병이라도 치료법이 다르고, 다른 병이라도 치료법이 같지만, 병의 기전이 엄격히 지켜지고 각기 그 장부臟腑가 속한 바를 담당하므로, 이것이 변증시치辨證施治로 상변常變을 파악하는 요점이다. 병의 기전을 논할 때 분명하게 하여야 임상에서 음양陰陽을 뒤섞고 표리表裏를 나누지 않고, 한열寒熱을 뒤섞고 허실虛實을 불분명하게 하는 등의 망

목적인 치료를 하지 않게 되고 변통할 수 있게 되므로, 병을 치료할 때는 그 근본 원인을 찾아야 한다. 예를 들어 붕루崩漏의 치료에서 먼저 음양陰陽을 나누어야 하며, 그 월경의 기간, 양, 색, 질을 보고 이에 따라 음양陰陽의 편성편쇠偏盛偏衰를 변별하고, 치료는 복잡한 것을 없애고 간결하게 하여 증상에 맞춰 약을 사용한다. 다른 한편으로는 어瘀의 유무를 자세히 살피며, "병의 원인을 찾는 것을 위주로 하고, 지혈하는 것은 보조로 한다[求因爲主, 止血爲輔]"는 원칙을 강조하였다. 만약 어혈瘀血로 유발된 붕루崩漏라면 단순히 고삽固澁만 해서는 안 되는데, 고삽固澁하게 되면 강의 밑바닥이 막혀 홍수가 일어나는 것과 같이 된다. 이 때문에 임상에서는 병을 치료할 때 근본 원인을 찾아야 하고, 반드시 출혈의 원인을 찾아내어 그 원인을 상세히 살피고 치료법을 논해야지 절대로 단순하게 지혈하여 표증表症만을 치료해서는 안 된다.

또한 채소손 선생은 월경통의 치료에서 "병인을 찾는 것을 주로 하고, 지통은 보조적으로 한다[求因爲主, 止痛爲輔]"라고 제창하였는데, 그는 월경통의 변증辨證을 네 가지로 하는 새로운 견해를 제시하였고 임상에서 응용할 때 효과가 상당히 괜찮았다. 어체瘀滯로 인한 월경통의 맥상脈象은, 문헌의 기재로는 모두 삽맥澁脈에서 벗어나지 않는다. 그러나 실제로 삽맥澁脈은 많이 보이지 않고, 임상에서 관찰해보면 월경통이 비교적 심할 때의 맥상은 항상 현맥弦脈을 띠고, 심하면 긴현弦緊하기도 하다. 특히 위중한 병례에서는 극심한 통증으로 졸도할 때 일반적인 맥상은 도리어 세약細弱하므로, 월경통을 변증辨證할 때 세약細弱한 맥상 때문에 허증虛證에 속한다고 생각해서는 안 된다. 대개 허통虛痛은 대부분 은은한 통증이거나 지속적인 통증이고, 극심한 통증은 대다수가 실증實證으로, 어체瘀滯를 통하게 하지 않으면 통증으로 졸도할 수 있다. 임상에서 자궁내막증과 막양성 월경통에서 자주 보인다. 일반적으로 허증虛證의 월경통에도 비교적 심한 경우가 있으나 졸도에까지는 이르지는 않으며, 대부분 타고난 체력이 약하고 통증에 민감하며 통증에 대한 내성이 약한 경우이다. 그러므로 맥진 변증辨證을 월경통의 발병과정에 있어서는 고집스럽게 할 필요는 없고 마땅히 임기응변해야 한다. 이 외에 몇몇 월경통 환자는 평소에 음허陰虛로 부족한 체질인데, 월경기간에 날음식과 차가운 얼음을 과식하거나, 혹은 비를 맞고 물을 건너거나 찬물로 발을 씻는데 특히 우물물로 씻거나, 심지어 월경기간에 수영을 하는 등으로 말미암아 한습寒濕의 기운이 자궁으로 침입한 탓에 한응어체寒凝瘀滯하여 월경

시 복부의 냉통冷痛을 유발시킨다. 이치에 따르면 설질홍舌質紅, 태박백苔薄白이 나타나야 한다. 그러나 임상에서 이런 유형의 병례에는 경우에 따라 단지 설홍舌紅하고 백태白苔가 극히 얇거나, 혹은 혀뿌리에만 겨우 박백태薄白苔가 있거나, 극히 드물지만 무태無苔인 경우도 있다. 이로 인해 변증辨證 시에는 단순히 설홍소태舌紅少苔 혹은 무태無苔를 근거로 순수히 음허내열陰虛內熱 계통이라고 생각하여 한증寒證이 있음을 소홀히 하면 안 된다. 치료할 때에는 거듭 음허陰虛가 본本이고, 한통寒痛은 표標임을 염두에 두고 시작해야 한다. 월경기간에는 먼저 한통寒痛의 치료로 치표治標해야 하므로 온경산한溫經散寒하는 약을 주되, 만약 한증寒證에 약을 쓸 때 온조溫燥에 치우칠까 봐 두렵다면 적작赤芍, 단피丹皮 등 량혈행혈涼血行血하는 약재로 제어하여 음陰을 상하지 않게 한다. 월경이 끝난 뒤에는 다시 양음養陰으로 본本을 치료하는데, 이것이 표본標本·주차主次·선후先後를 논하여 치료하는 원칙이다. 이상의 몇몇 관점은 채소손의 치병구본治病求本, 심인론치審因論治, 통권달변通權達變의 학술사상을 충분히 보여준다.

【역자 보충】

막양통경膜樣痛經(막성통경膜性痛經)은 대부분 자궁내막염이나 활성화된 황체기능으로 자궁내막 모형이 형성되기 때문이며, 주요한 임상증상은 극심한 월경통, 월경혈에 막양의 혈괴가 있는 것이 특징이다.

13 보조생식기술에 대한 한의학의 방향

보조생식기술은 난임부부가 임신이 가능하도록 치료하는 것이 목적이며, 의학에서 임신을 돕는 주요한 파트이다. 이것은 배우자의 배아 혹은 유전물질을 체내·체외의 시스템 조작으로 새로운 생명을 얻는 기술이며, 인공수정, 체외수정, 배아이식과 파생기술을 대부분 포함한다. 상당한 규모의 보조생식기술 분야가 갖춰지고 있지만 아직도 만족스럽진 못하다. 현재 채소손 선생은 난임·불육증을 치료한 경험으로 그중에 개입하여 한의약이 치료에 참여할 만한 실마리를 찾고 있다.

(1) 자신전정滋腎填精하여 자궁내막의 환경을 개선한다

자궁내막은 배아이식을 받아들일 수 있는 상태로 분화가 필요하고, 자궁내막의 발육은 정상 착상을 위해 꼭 필요하며, 내막의 발육과 생장은 에스트로겐, 프로게스테론의 통제를 받는다. 현대의학에서는 대부분 황체호르몬, hCG 등을 사용하여 보조 치료를 한다. 한의학에서는 "사람이 임신하는 것은 양정이 퍼뜨려지고 음혈이 그것을 받아들이는 것으로, 정은 수정란이 되고 혈은 자궁이 되어 이에 임신이 되는 것이다. 오늘날 부인에게 자식이 없는 것은 혈이 부족하여 정을 받아들일 수 없기 때문이다. 혈이 적은 것은 진실로 가볍게 여길 일이 아니다. 그러므로 자식을 얻고자 한다면 반드시 정혈을 보하여 부족함이 없도록 해야 임신할 수 있는 것이다[人之育胎, 陽精之施也, 陰血能攝之, 精成其子, 血成其胞, 胎孕乃成. 今婦人無子, 率由血少不足以攝精也. 血少固非一端, 然欲得子者, 必須補其精血, 使無虧欠, 乃可成胎孕]"(《여과경륜女科經綸·사육문嗣育門》)라고 인식한다. 선생은 귀녹이선탕龜鹿二仙湯을 위주로 가감하여 자주 사용하였는데, 상용약물에는 녹각상鹿角霜, 자구판炙龜板, 음양곽淫羊藿, 선모仙茅, 파극천巴戟天, 속단續斷, 자석영紫石英, 여정자女貞子, 육종용肉蓯蓉, 맥동麥冬, 천석곡川石斛 등이 있다. 현대약리에서 이런 계통의 약물은 에스트로겐의 수치를 높이고, 자궁내막의 에스트로겐과 프로게스테론 수용체의 함량을 증가시킬 수 있음을 입증하였다. 정상을 참작하여 자하거紫河車 등의 혈육유정血肉有情의 약재를 가미하여 자신전정滋腎填精하기도 한다. 소량의 이기활혈理氣活血 약물을 좌약으로 하여 자궁의 국소미세순환을 개선함으로써 배아이식에 매우 이상적인 내부환경을 만들었고, 임신이라는 목적을 이루었다.

(2) 육신조주법育腎調周法으로 배란 촉진제의 민감도를 높인다

고령여성, 조기 난소부전, 면역성 요인 등의 원인으로 인해 보조 치료의 과정 중에 클로미펜(CC)과 생식선자극호르몬(Gn)의 배란촉진제, GnRH-a를 하향조절하는 방안, GnRH길항제(GnRH-A) 보조배란 등의 방안을 사용하는데, 난소반응성이 낮은 경우는 임신율이 이상적이지 않다. 보신補腎하는 한약은 월경을 고르게 하고, 배란을 촉진하며, 임신 및 초기의 배아발육을 촉진하는 작용이 있다. 먼저 육신조주법育腎調周法을 사용하고 다시 배아이식을 진행하는데, 육신조주법育腎調周法으로 난소의 예비력을 개선하고, 나이 때문에 유발된 난소기능저하를 원상복귀시킨다. 이후 다시 배란을 촉진하는 약을 사용하면 환자의 양약에 대한 민감성을 종종 높이고, 채취하는 난자를 증가시키고, 난자의 품질을 개선하며, 이식율과 임신율을 높일 수 있다. 난포기는 월경혈이 배출된 뒤라 혈해血海가 텅 비고 충임衝任과 기혈氣血이 부족하므로, 신음腎陰을 자양하는 것을 주로 하여 음정陰精의 물질기초를 다지는 것이 가장 중요하다. 처방으로는 채씨육신통락방蔡氏育腎通絡方을 쓴다. 배란기는 음양전화陰陽轉化의 시기로 온신전정溫腎塡精을 중요시하므로, 익신益腎을 전제로 하고 조기활혈調氣活血의 약재를 보조로 한다. 처방은 채씨육신배원방蔡氏育腎培元方을 쓴다. 황체기는 음陰이 양陽으로 변화하고 신기腎氣가 왕성하고 천계天癸가 채워지는 양기陽氣의 활동시기이므로, 치료는 익신조양益腎助陽하는 데 역점을 둔다. 진음眞陰을 채워 양陽으로 변화시켜 정精을 받아들이도록 해야 하며, 신양腎陽의 온후溫煦작용으로 황체의 성숙과 기초체온을 높은 상태로 유지하는 데 유리하게 만든다. 처방은 자신건비안태탕滋腎健脾安胎湯을 쓴다. 채소손 선생은 특히 자신음滋腎陰 약물의 응용을 강조하였는데, 몇몇 환자에게 배란촉진제를 사용한 뒤에는 난포가 빠르게 발육되어 정혈精血이 상대적으로 부족한 상태가 되기 때문이다. 천석곡川石斛, 맥동麥冬 등의 자음滋陰하는 약을 적절히 운용하여, 신腎의 음양陰陽이 평형을 이루도록 한다.

(3) 양혈소간養血疏肝하여 부부의 마음을 편하게 한다

일부 난임환자는 이미 수년간의 난임과 몇 차례의 유산, 몇 번의 보조생식에 실패한 뒤이므로, 기분이 가라앉고 걱정을 하며, 스스로 심리적인 압박을 만들어내 시상하부–뇌하수체–난소축에 부정적인 영향을 준다. 이에 따라 배란이 억제되고 정자와 난자의 결합에 영향을 주게 되어 치료효과를 떨어뜨린다. 결혼한 지 오래도록 임신되지 않으면 자식을 바라는 마음이 절실하여 정서의 변화가 더 가중되므로, 이에 따라 '난임→심리적 요인→생식기능저하→난임'의 악순환을 형성한다. 이 때문에 임상에서 월경부조, 소복창통, 월경 전 유방창통, 심하면 유방결핵 등의 증상이 나타나므로, "임신되지 않으면 먼저 월경을 고르게 하고, 월경을 고르게 하려면 먼저 기를 고르게 한다[不孕先調經, 調經先調氣]"는 학설에 따른다. 양혈소간養血疏肝, 이기통락理氣通絡하는 처방을 주는 것이 적당하며, 약으로는 시호柴胡, 울금鬱金, 향부香附, 청피青皮, 진피陳皮, 강향降香 등을 쓴다. 소통조화疏通調和하여 기기승강氣機升降이 제대로 돌아가고 충임衝任과 기혈氣血이 원활해지면 자궁이 다시 생기를 회복할 수 있다. 치료와 동시에 정서를 해소하고 몸과 마음을 돌보아야 비로소 성공적인 치료가 될 수 있다.

(4) 병과 증상을 결합하여 한의학과 현대의학의 치료를 완전하게 한다

보조생식술을 하기 전에 현대과학의 검사법을 사용하여 난임의 원인을 밝혀야 한다. 이후에 변병辨病과 변증辨證을 서로 결합하며 정확하게 치료하여 이식성공률을 높여야 한다. 자궁내막증이 합병되어 난임이 된 경우는, 먼저 내이방內異方을 복용하여 병소의 확대를 억제하고, 비정상 위치에 있는 내막의 활성을 떨어뜨리며, 배란촉진제의 감수성을 높이고 생식기능을 회복한다. 항인지질항체 양성인 경우는 자신거어법滋腎祛瘀法을 사용하고, 약으로는 상기생桑寄生, 토사자菟絲子, 천속단川續斷, 당귀當歸, 단삼丹參, 적작赤芍 등을 쓴다. 항정자항체 양성인 경우는 온신화습법溫腎化濕法을 사용하고, 약으로는 천속단川續斷, 파극천巴戟天, 자석영紫石英, 운복령雲茯苓, 생관중生貫仲, 흑대두黑大豆를 사용한다. 차단항체의 결핍인 경우에는 육신익기양혈법育腎益氣養血法을 사용하고, 약으로는 토사자菟絲子, 상기생桑寄生, 당삼黨參, 황기黃芪, 백출白朮, 천속단川續斷, 두충杜仲 등을 쓴다. 상술한 한의약의 변병辨病치료를 통해 임신에 불리한 모든 요소를 제거하고, 아울러 신체 내분비환경을 전체적으로 조정하며, 체질을 개선하고, 정기正氣의 요건을 돕고, 보조생식기술의 성공을 앞당길 수 있다. 동시에 한의학은 변증논치辨證論治가 정수라는 점을 다시 한 번 강조하고, 증症에 따라 가감하여 한의약이 보조생식술 분야에서 부단히 자기 위상을 발휘할 수 있도록 하고, 함께 도와서 한의약을 현대치료법에 결합시켜 새로운 형태의 의미를 부여하였다.

제9장
과학 연구의 성과

01 채씨 다낭방多囊方으로 다낭성 난소증후군을 치료한 임상 효과의 관찰

다낭성 난소증후군(Polycystic ovary syndrome: PCOS)은 가임기 여성에게 자주 보이는 생식내분비의 실조로 유발된 질환 중 하나이다. 그 복잡한 병리·생리 기전 때문에 임상증상은 다양하게 나타난다. 이 질환은 남성호르몬의 상승과 인슐린 저항성 등의 이상이 있어, 여성 생식 건강에 심각한 위해를 끼친다는 것이 최근 몇 년간 밝혀졌다. PCOS의 생식기능장애의 주된 특징은 난소의 안드로겐(androgen) 과다와 난포발육의 장애이며, 임상증상으로는 월경후기, 월경과소, 무월경과 난임 등이 있다. 현재 현대의학에서 PCOS의 고안드로겐혈증에 대한 치료는 達英-35(경구피임약 상품명)를 우선으로 사용한다. 현대의학의 치료는 적중률이 비교적 높으나 치료에 일정한 부작용이 있어 쓰임에 제한이 있고, 또한 약을 끊은 후에 증상이 쉽게 재발된다. 채씨부인과의 7대 전승자인 채소손 선생은 신허腎虛가 다낭성 난소증후군의 근본원인이며, 아울러 담습痰濕, 간울肝鬱, 혈어血瘀 등의 병인병기病因病機를 함께 고려해야 한다고 하였다. 보신양혈補腎養血, 화담통락化痰通絡의 치법을 선택하고, 다낭방多囊方을 만들어 주기치료법과 배합하여 임상에서 뛰어난 치료효과를 얻었다. 본 연구는 다낭방多囊方으로 다낭성 난소증후군을 치료한 임상적 치료효과를 관찰하고, 한의학으로 다낭성 난소증후군을 치료하는 작용기전을 연구 토론하며, 다낭방多囊方으로 다낭성 난소증후군을 치료한 임상적인 이점을 검증하여, 명노중의名老中醫의 경험을 확충하기 위해 이론적 근거를 제공하고, PCOS를 치료하기 위한 새로운 방법을 찾았다.

(1) 연구대상

2009년 6월부터 2011년 3월까지 룽화龍華의원 부인과진료소 상하이시 중의의원 명의진료소에서 진료받은 일체의 병례로, 연령은 18~40세이고 대상 포함 기준은 다낭성 난소증후군의 진단기준에 부합한다. 즉 희발 배란 혹은 무배란이고, 임상적 혹은 생화학 지표에 고안드로겐혈증이 나타나며, 아울러 고안드로겐을 유발할 수 있는 다른 요소를 배제한다. 초음파 검사에서 다낭성 난소 소견(편측 혹 양[illegible] 난소에 직경 2~9mm의 난포가 12개 이상 있거나 혹은 난소 부피≥10ml)이 있다. 임의의 증상 [illegible] 지 이상 있는 경우에 PCOS로 진단한다. 최근 반년 내에 호르몬류 약물을 사용[illegible] 않은 환자이어야 한다.

(2) 연구방법

① 복약방법

㉠ 치료군

비월경기에는 다낭방多囊方(황기黃芪, 당귀當歸, 숙지熟地, 조각자皂角刺, 천궁川芎, 생지生地, 백개자白芥子, 우슬牛膝, 청피靑皮, 진피陳皮, 육종용肉蓯蓉, 음양곽淫羊藿, 구판龜板 등의 약물구성)을 처방하고, 월경기간에는 사물조충탕四物調衝湯(당귀當歸, 생지生地, 숙지熟地, 백작白芍, 천궁川芎, 향부香附, 우슬牛膝 등 가감)을 처방한다. 매일 1제를 물에 달여 복용하고, 3~6개월 동안 연속으로 경구투약한다.

㉡ 대조군

월경주기 5~21일에 達英-35(경구피임약, 매일 1차 1정)을 경구투약하고, 연속 3개월간 복용한다.

② 검사 지표

• 치료 전과 1차 치료과정이 끝난 후 월경이 그치고 3~7일 뒤의 치료 전후를 기록·관찰한 누계 점수, 기타 증상의 누계 점수, BMI, 다모증, 여드름 개선 정도, 치료군의 용약과 약 복용 후 임신상황, 대조군의 약을 중지한 후의 임신상황.

• 방사면역 측정법[17]으로 측정한 혈청 T, FSH, LH, E_2의 수치와 초음파 검사상 난소의 부피.

③ 치료효과의 판정 기준

㉠ [illegible] 치료효과 판정 기준

국가위생부에서 배포한 《중약신약임상연구지도원칙中藥新藥臨床研究指導原則》의 월경부조月經不調의 치료와 《중의부과학中醫婦科學》을 참고하여 제정하였다.

• 완치: 월경과 배란(BBT 쌍상)의 회복, 정상적인 호르몬 T수치, 관련된 증상의 소실, 초음파 검사에서 정상 소견, 혹은 임신.

• 뚜렷한 효과: 치료 후 월경이 정상주기(40일 이내)에 가까워지고, 90%≥한의학적 증후의 치료율≥70%, 배란회복.

• 유효: 불규칙한 월경, 회복되지 않은 배란, 정상적인 호르몬 T수치와 상응하는 증상의 뚜렷한 개선, LH/FSH이 뚜렷이 개선되었거나 개선되지 않은 상태, 초음파 검사상 개선됨.

• 무효: 월경주기, T수치와 증상에 뚜렷한 개선이 없음, 초음파 검사상 뚜렷한 개선이 없음.

㉡ 한의 증후 치료효과 판정 기준

국가위생부에서 배포한 《중약신약임상연구지도원칙中藥新藥臨床研究指導原則》의 월경부조月經不調 치료를 참고하여 제정한다.

증후 치료율=(치료 전 총 누적점수－치료 후 총 누적점수)/치료 전 총 누적점수×100%

• 완치: 치료 후 증후 치료율≥95%

• 뚜렷한 효과: 95%>치료 후 증후 치료율≥70%

• 유효: 70%>치료 후 증후 치료율≥30%

• 무효: 치료 후 증후 치료율<30%

---

17 방사면역 측정법: 혈액, 체액, 소변 등을 채취하여 측정 시료와 방사성 동위원소의 항원항체 반응을 이용하여 질병 유무를 진단하는 검사다.

ⓒ **증상과 징후 기준**

(1) 비만: 2000년 국제비만 대책위원회에서 제시한 아시아 성인 BMI 진단기준에 근거

- BMI = 체중(kg)/신장²(m²)
- 저체중: BMI 〈 18.5
- 정상: BMI 18.5~22.9
- 과체중: BMI 23~24.9
- 비만: BMI 〉 25

(2) 다모多毛: Ferriman Gallwey의 다모증 스코어 기준에 따른다.

(3) 여드름: Rosenfield의 여드름 임상 스코어 기준을 사용하여 피부손상의 성질과 수량으로 스코어 기준을 삼고, 안면과 체간을 나누어 점수를 매긴다.

④ **통계 처리**

통계분석은 SPSS18.0 통계분석 소프트웨어를 이용하여 진행한다. 평균수(x)±표준편차(SD)로 측정 데이터를 표시하고, T-test를 함께 사용한다. 등급을 나눈 자료는 순위합 검정을 사용한다. 모든 통계 검정은 양측 검정을 사용하고, P치가 0.05보다 작거나 같으면 검사의 차이가 통계학적인 의의가 있다고 본다.

(3) 결과

① **총 치료효과**

치료 전후의 효과를 비교하였고, 한약인 다낭방多囊方으로 다낭성 난소증후군을 치료하였을 때 완치율은 12.12%이고, 뚜렷한 효과는 12.1%, 유효율은 54.6%로 총 유효율은 78.8%이다. 達英-35(경구피임약)군의 완치율은 3.6%이고, 뚜렷한 효과는 3.6%, 유효율은 75.0%로 총 유효율은 82.1%이다. 치료군과 대조군의 차이는 뚜렷하지 않다(P〉0.05).

② **월경주기와 임신 상황**

PCOS 환자의 두 군 모두 월경주기에 명확한 개선이 있었고, 대조군은 치료군보

다 월경주기를 개선시켰다($P<0.01$). 한약군은 치료기간에 모두 4례가 임신되었고, 그 중 3례는 4번의 월경주기 동안 복약 후에 임신되었고, 1례는 6번의 월경주기에 임신되었다. 達英을 사용한 집단의 난임환자 중 8례를 2개월 동안 추적·조사하였으나 임신되지 않았다. 케이스가 너무 적기 때문에 통계분석을 하지 않았다.

③ 월경 누적점수 비교

월경치료 전후에 치료군의 완치율은 42.4%이고, 뚜렷한 효과는 12.1%, 유효율은 3.03%로, 총 유효율은 57.6%였다. 대조군의 경우 완치율은 50.0%이고, 총 유효율은 50.0%였다. 다낭방多囊方은 월경양상의 개선에 있어 達英을 사용한 대조군과 뚜렷한 차이가 없었다($P>0.05$).

④ 기타 증상의 치료효과 비교

치료군의 치료 전후의 기타증상 누적점수의 완치율은 63.6%였고, 뚜렷한 효과는 18.2%, 유효율은 3.0%로 총 유효율은 84.9%였다. 대조군의 완치율은 53.1%였고, 뚜렷한 효과는 3.1%, 유효율은 3.1%로 총 유효율은 60.7%였다. 치료군의 치료효과는 대조군과 분명한 차이가 있었다($P<0.05$).

⑤ BMI

한약치료군의 치료 전(22.76±4.43)과 치료 후(22.45±4.16)를 비교해보면 BMI는 감소하였으나 통계로서 뚜렷한 차이는 없었다($P>0.05$). 達英 대조군의 BMI는 도리어 증가되었고, 치료의 전(23.32±3.79)과 후(23.70±3.66)의 BMI는 뚜렷하게 증가하였다($P<0.05$).

⑥ 다모F-G(Ferriman Gallwey) 점수, 여드름 점수

두 집단은 다모와 여드름에 모두 뚜렷한 개선작용이 있었고($P<0.01$), 치료군과 대조군을 비교했을 때 뚜렷한 차이는 없었다($P>0.05$). [표8] 참고.

[표8] 두 집단의 치료 전후 다모 F-G와 여드름 스코어 비교

	집단	case	치료 전	치료 후
다모	치료군	33	6.94±1.32	4.85±1.06※
	대조군	28	6.89±1.66	4.93±1.44※
여드름	치료군	33	1.45±1.25	0.45±0.75※
	대조군	28	1.43±0.84	0.75±0.65※

주: "※"는 치료 전후의 자체 비교를 가리킨다(P＜0.01)

⑦ T, E_2, LH, FSH, LH/FSH의 비교

두 집단의 치료 후 남성호르몬을 저하시키는 데 모두 현저한 효과가 있었고(P〈0.01), 집단 사이의 비교에도 뚜렷한 차이가 있었다(P〈0.01). 대조군은 치료 전후의 LH, LH/FSH에 현저한 차이가 있었다(P＜0.01). 치료군의 LH는 치료 전후에 분명한 차이가 있었고(P＜0.05), 치료군의 LH/FSH에는 뚜렷한 차이는 없었다(P〉0.05). 두 집단의 FSH, E_2 수치는 치료 전후에 뚜렷한 차이는 없었고(P〉0.05), 집단 간의 비교에도 분명한 차이는 없었다(P〉0.05). [표9], [표10] 참고.

[표9] 두 집단의 치료 전후 T, LH, FSH, LH/FSH의 비교

집단	치료처리	Case	T(nmol/L)	LH(IU/L)	FSH(IU/L)	LH/FSH
치료군	치료 전	27	2.24±0.73	15.91±6.95	6.16±1.36	2.52±0.82
	치료 후	27	1.50±0.71※	11.67±7.91※※	5.84±1.47	1.99±1.22
대조군	치료 전	22	3.07±1.23	17.91±7.04	5.56±1.13	3.31±1.41
	치료 후	22	1.75±0.72※△	11.65±6.58※	5.95±2.03	2.11±1.39※

주: 치료 전후 자체 비교 ※P＜0.01, ※※P＜0.05, 집단 간 비교 △P＜0.01

[표10] 두 집단의 치료 전후 E_2 수치 비교

집단	Case	치료 전(pmol/L)	치료 후(pmol/L)
치료군	27	232.99±205.50	182.94±168.09
대조군	20	229.64±120.32	218.55±161.89

주: E_2 자체 비교 P〉0.05, 집단 간 비교 P〉0.05

⑧ 초음파 검사(난소 부피)

대조군의 치료 전후의 양측 난소 부피는 뚜렷이 낮아졌다(P〈0.05). 또한 우측 난소의 부피에도 현저한 차이가 있었다(P〈0.01). 치료군의 좌측 난소는 치료 전후에 현저한 차이는 없었고(P〉0.05), 우측 난소에는 분명한 차이가 있었다(P〈0.05). [표11] 참고.

[표11] 두 집단의 치료 전후 난소 부피 비교

	집단	Case	치료 전(ml)	치료 후(ml)
좌측	치료군	25	8.67±3.47	7.88±2.73
	대조군	20	9.22±4.59	7.56±3.17※※
우측	치료군	24	9.27±2.93	8.38±2.64※※
	대조군	22	10.66±4.38	8.72±3.43※

주: 치료 전후 자체 비교 ※※P<0.05, 자체 비교 ※P<0.01

⑨ 안전성 관찰

達英 투여군은 복약 후 경도의 두통이 1례, 불규칙한 소량 질출혈이 1례, 비월경기 유방창통이 4례 있었다. 한약 투여군은 부작용이 없었다.

(4) 다낭방多囊方 작용기전의 분석

한의학에는 다낭성 난소증후군이란 병명이 없다. 임상에서 월경불순, 난임, 비만, 다모, 흑색가시세포증이 주된 증상으로, 한의학의 폐경閉經, 불잉不孕의 범주에 속한다. 《소문素問·상고천진론上古天眞論》에서는 "여자 7세면 신기가 성하여 이빨을 갈고 머리털이 길어진다. 14세에는 천계가 이르고, 임맥이 통하며, 태충맥이 성하여 월경이 때에 맞춰 오므로 자식을 가질 수 있다……. 49세가 되면 임맥이 허해지고 태충맥이 쇠하여 천계가 고갈되어 월경이 오지 않으니 형체가 무너지고 자식을 가질 수 없다[女子七歲, 腎氣盛, 齒更髮長. 二七天癸至, 任脈通, 太沖脈盛, 月事以時下, 故有子……七七, 任脈虛, 太沖脈衰少, 天癸竭, 地道不通, 故形壞而無子也]", "부인의 병은 혈을 우선으로 해야 한다[婦人之病, 當以經血爲先]", "월경이 고르면 자식을 가질 수 있다[經調則子嗣]"라는 이론을 제시하였다. 따라서 다낭성 난소증후군의 치료는 조경調經과 종자種子를 주된 목표로 한다. 월경혈의 왕성함과 규칙적인 월경은 신정腎精의 왕성함, 수곡정미의 영양, 기기氣機의 조화로움과 추동작용에 달려 있다. 만약 하나라도 부족하면 병변이 발생할 수 있다. 현재 PCOS의 병인과 발병기전에 대한 다수의 연구에서는 PCOS가 대사와 내분비 실조로 인한 질병이고, PCOS의 내분비 특징은 주로 고안드로겐혈증(HA), 난포자극호르몬 대비 황체화호르몬의 비율(LH/FSH)의 상승, 고인슐린혈증, 높은 LH 수치 등이며, 내분비, 대사, 유전, 면역 등 많은 원인이 작용한 결과로 보고 있다. 채소손 선생은 신기부족腎氣不足, 비실건운脾失健運, 기기불창氣機不暢, 담어조체痰瘀阻滯를 주요한 원인으로 보았고, 다낭성 난소증후군을 치료할 때 익기온양益氣溫陽, 화담활혈化痰活血을 주된 치료원칙으로 하고, 군신좌사君臣佐使를 상호 배합하여 상응하는 효과를 내게 하였다.

① 고안드로겐혈증의 저하

안드로겐의 증가는 다낭성 난소증후군의 내분비 변화에 가장 눈에 띄는 점이다. 다낭성 난소증후군의 발병원인은 시상하부-뇌하수체-난소축의 조절기능이상이며, 성선자극호르몬 유리호르몬(GnRH)에 대한 뇌하수체 민감도의 증가로 과량의 LH를 분비하여 난소간질을 자극하게 되고, 난포막세포에서 과량의 안드로겐을 생산하게 된다. 達英-35 약물성분 중 cyproterone acetate는 안드로겐과 수용체를 경쟁하고, 5-a 환원효소의 활성을 낮추며, 이에 따라 테스토스테론과 dihydrotestosterone의 작용을 억제하여 안드로겐의 모든 표적장기의 작용을 억제한다. 본 실험에서 관찰한 결과 達英-35는 혈청 테스토스테론의 수치를 현저히 떨어트리고, 다모多毛와 여드름에 뚜렷한 개선작용이 있었다. 치료군의 안드로겐을 저하시키는 효과는 대조군만 못하였지만 그래도 현저한 개선이 있었다. 처방 중 백개자芥子堿(sinapine)의 비교적 좋은 항안드로겐 작용과 관련되었을 가능성이 있으며, 음양곽淫羊藿 등이 보신조양補腎助陽하고 충임衝任을 조리하는 약물이 함께 작용을 발휘하여, 혈청 테스토스테론 수치를 낮추는 동시에 안면 여드름과 다모多毛에도 현저한 개선작용이 있었을 것으로 추측하였다.

② 지질대사의 촉진

본 실험관찰에서 발견한 것은 다낭방多囊方을 복용하면 환자의 체중이 증가하지 않을뿐더러 감량될 수도 있다는 것이다. 이것은 다낭방多囊方 중 음양곽淫羊藿, 당귀當歸가 당대사의 교란을 개선할 수 있고, 생지生地도 혈당을 낮추는 작용이 있으며, 별갑鼈甲, 향부香附 등의 유효성분이 활혈화어活血化瘀하는 동시에 혈액의 지질대사를 가속하고 소화계통기능을 조절하여 지방의 흡수를 낮추는 것과 관련이 있다. 실험관찰에서 대조군 환자의 체중이 눈에 띄게 증가한 것을 발견하였고, 어떤 연구에서는 達英-35가 비만이 아닌 PCOS의 고안드로겐혈증을 뚜렷이 개선시키는 동시에 인슐린 민감성을 저하시킨다고 밝혔다. Pandit 등(1993년)은 프로게스테론이 세포막 표면의 인슐린 수용체의 개수와 친화력을 감소시켜 표적조직의 인슐린 민감성을 저하시키고, 포도당의 이용률을 감소시켜 지질의 축적을 증가시킨다고 여겼고, 이는 일부 환자가 達英-35를 복용한 뒤 체중이 증가한 원인일지도 모른다.

③ 성선자극호르몬의 조절작용

PCOS의 가장 뚜렷한 병리생리적 특징은 성선자극호르몬의 분비실조이다. 증상은 LH 수치가 높고, LH의 분비빈도와 진폭이 증가하며, 진폭의 증가는 비교적 안정적이고, 빈도의 증가는 파동유형으로 나타난다. 그 원인은 GnRH 분비 펄스의 빈도증가로, 뇌하수체의 LH분비에 대한 민감성이 증가되고, 동시에 뇌하수체의 도파민 억제작용이 약해져 LH상승을 더욱 유발한다. GnRH의 고빈도펄스는 LH분비증가를 유발하지만 FSH의 분비증가는 일으키지 않는다. LH가 난포의 난포막세포(Theca cell)에 지속적으로 작용하여 안드로겐 합성을 과다하게 만든다. 다낭방多囊方의 황기黃芪는 시상하부-뇌하수체-부신피질축의 기능을 증가시키고, 전신 내분비 네트워크를 개선할 수 있다. 육종용肉蓯蓉, 향부香附 등은 에스트로겐양 작용으로 시상하부-뇌하수체-난소를 조절하여 황체기능을 촉진하고, 함께 작용을 발휘하여 환자의 성선자극호르몬의 수치를 뚜렷하게 개선할 수 있다. 達英-35는 그 자체에 프로게스테론을 함유하고 있기 때문에 성선자극호르몬의 분비를 억제할 수 있고, Negative Feedback을 통해 FSH와 LH의 비율을 정상으로 회복하며, 난소에서 유래된 안드로겐의 생산을 감소시켜 LH와 고안드로겐 사이의 악순환을 깨뜨린다. 따라서 대조군의 치료 전후 LH, LH/FSH 수치는 모두 현저한 차이($P<0.01$)가 있었고, 이로 인해 확실하게 치료효과를 나타내었다.

④ 난포기 에스트로겐 수치를 억제하고 저하시켜 임신율을 높인다

비록 다수의 PCOS 환자가 배란장애의 증상이 있고, 이론적으로는 혈청E_2의 수치가 낮다고 생각할 수 있다. 그러나 PCOS 환자에게 에스트로겐의 지속적인 작용은 ER-α(에스트로겐 수용체-α)의 유전자복사를 활성화 상태로 만들어 ER-α의 표출을 높인다고 연구에서 밝혔다. 또한 막세포膜細胞에서 안드로겐을 합성하는 과정 중에 에스트로겐은 중요한 조절작용을 발휘한다. 일부 연구에서 PCOS 환자의 에스트로겐 반응은 정상 대조군의 2~3배이고, 난소내 방향화효소의 활성은 정상에서 심하면 항진된 상태에 이르기도 한다고 밝혔다. FSH와 E_2 간에는 엄격한 생리적인 음의 되먹임 기전(negative feedback)이 있기 때문에, PCOS 환자의 에스트로겐 합성이 항진됨과 동시에 FSH는 상대적으로 부족하게 나타난다. 이 외에 PCOS의 인슐린 저항성과 안드로겐 합성 간의 관계도 명확하나, 에스트로겐 합성과의 관계는 논란의 여지가 있다. 다만 무배란과의 관계는 확실한 견해가 있는데, 즉 말초 인슐린 저항성은 PCOS의 에스트로겐 합성을 높임으로써 배란장애의 발생을 심화시킨다는 것이다. 達英 내의 ethinyestradiol(EE2)은 성호르몬 결합 글로불린(SHBG)을 높일 수 있고, 유리된 테스토스테론의 수치를 낮출 수 있으며, 동시에 유리된 에스트라디올(E_2)의 수치를 낮출 수 있다. 다낭방多囊方 가운데 음양곽淫羊藿, 육종용肉蓯蓉, 황기黃芪 등은 다양한 성분의 에스트로겐양 활성성분으로 쌍방향조절작용이 있고, 아울러 시상하부의 에스트로겐 수용체와 결합하여 이에 따라 FSH와 LH수용체의 분비에 대해 Negative Feedback을 일으켜 뇌하수체의 LH분비를 감소시키고 LH/FSH 수치를 낮춘다. 본 실험에서 達英군의 혈청 E_2 수치가 치료 전후에 뚜렷한 차이가 없었고 다만 경미하게 저하되었다. 한약군은 비록 어떠한 통계적 차이가 없었지만($P>0.05$), 평균수치는 오히려 하강하는 추세였다. 아마도 다낭방多囊方은 PCOS 난포의 초기 에스트로겐 수치를 감소하거나 억제하는 경향이 있는 것으로 추측된다.

동시에 일부 연구에서 정상 여성은 분비기 중기에 모든 세포의 ER-α(에스트로겐 수용체-α)의 발현이 비교적 낮은데, PCOS 환자는 분비기 중기에 모든 세포의 ER-α의 발현이 증가하였다고 밝혔다. 이는 PCOS의 자궁내막이 에스트로겐 자극에 과도하게 민감하다는 것을 보여주고, 이에 따라 배아의 착상에 영향을 주어 낮은 임신율과 높은 유산율을 유발한다. 임상관찰에서 보이듯 PCOS는 설령 안드로겐이 과

다해도 적당량의 성선자극호르몬을 보충하면 곧 난포발육을 유도할 수 있다. 이는 무배란의 주요 원인이 과다한 안드로겐이 아니며(안드로겐 수치가 낮아진 후에 배란이 회복되는 이유는 안드로겐이 저하된 뒤에는 에스트로겐으로 전환되는 안드로겐의 양이 감소되기 때문이다), 뇌하수체가 원인이 아니라 난소 자체의 원인이라는 것을 말해준다. FSH를 보충·사용하여 난포에 직접 작용시키거나 혹은 Letrozole 등의 방향효소 억제제(aromatase inhibitors), 타목시펜(tamoxifen), 클로미펜 등의 에스트로겐 합성과 작용을 억제하는 약물을 사용하여 내원성內源性 FSH의 방출을 높이면 모두 PCOS의 난포에 지속적인 발육을 일으킬 수 있다. 본 실험관찰에서 치료군에는 3례의 환자가 복약한 지 4번째 월경주기에 임신이 되었고, 1례의 환자는 복약한 지 6번째 월경주기에 임신이 되었다고 보고하였다. 達英군은 8례만을 추적·조사하였으나 임신이 보고되진 않았다. 이로써 추측하건대 다낭방多囊方은 이상 에스트로겐 수치를 억제하고 배란율과 임신율을 증가시킬지도 모른다는 것이다. 임신을 위해 達英을 복용한 환자는 일반적으로 한 번의 치료과정이 끝난 후(3개월)에 임신 시도를 하면서 기다리는 과정 중에 다시 재발될 가능성이 있었다. 그러나 다낭방多囊方은 복용기간에 임신을 도울 수 있는데, 환자를 질병 초기에 임신되도록 할 수도 있다. 이는 다낭방多囊方이 현저한 임상적 이점이 있음을 보여준다.

⑤ 활혈화어活血化瘀는 난소의 부피를 축소시킨다

임상적 관찰: PCOS 환자의 난소는 많은 수량의 난포를 가지고 있고, 선택과 우성화에 장애를 받아 발육이 정체되어 난소표면이 매끈하고, 백막이 두껍고 현저하게 콜라겐화되어 정상에 비해 거친 콜라겐섬유소 광대역이 형성됨으로써 층판상으로 난소를 둘러싸고 있는데, 난자의 배출을 방해하여 결국 무배란을 일으킨다. 또한 난소 부피도 커지고 표면이 창백하며, 난소과립세포층수가 감소하고, 세포기관수와 세포내 지방소립이 감소하고, 과립세포의 형태가 변형되어 베틀(spindle) 모양을 띠며, 세포핵의 핵형核型이 고르지 않고, 핵내 염색질(chromatin)이 농축되어 있고, 세포간 섬유가 증식되어 있다. 또한 미토콘드리아는 부어 있고, 미토콘드리아 릉(mitochondrial cristae)은 끊어지거나 소실되기도 하였고, 난포막세포층의 수는 증가되어 있고, 지방소립을 세포내에서 볼 수 있는 등의 병리변화가 있다. 이번 실험결과

에서 達英−35가 양측 난소 부피를 뚜렷하게 개선할 수 있고(P<0.05), 우측 난소에 더욱 분명한 개선이 있었음(P<0.01)을 밝혔다. 치료군은 단지 우측 난소 부피에서만 현저한 차이(P<0.05)가 있었고, 다낭방多囊方이 난소 부피를 감소시키는 경향이 있음을 알려주었다. 그 원인을 처방에 포함된 활혈화어活血化瘀 약물에서 찾았는데, 조각자皂角刺, 당귀當歸, 천궁川芎, 별갑鼈甲, 우슬牛膝 등은 혈액응고를 개선하고 혈액점도를 낮추는 등의 유효성분을 함유하고 있는 것과 관련이 있어, 난소의 혈액공 개선할 수 있다. 동시에 화담化痰 약물과 배합으로 담습痰濕을 운화하고 지질의 축 감소시키는 기능으로 난소의 부피를 감소시킨다.

종합하자면 다낭방多囊方은 達英−35의 작용기전과는 같지 않은데, 결코 단일에 단독 작용하는 것이 아니고 다방면으로 공동 작용하며, 근본적으로 성선기능을 조절하여 안드로겐 수치를 낮추고 이상 증가된 에스트로겐 수치를 조절하여, 단지 성선축에 대해 억제작용만 하는 것이 아니라 쌍방으로 조절한다. 혈액지질 방면에서는 둘 다 조정작용이 있고, 난소의 부피를 감소시킬 수 있고, 난소기능을 개선할 수 있으며, 이에 따라 배란을 회복시키고 임신을 촉진하여 환자의 신체상태를 전체적으로 조정한다.

02 채씨 내이內異 계열 처방으로 자궁내막증의 월경통을 치료한 임상효과 관찰

(1) 연구방법

① 임상자료

상하이중의약대학부속 롱화龍華의원 부인과진료소, 상하이시 중의부인과진료센터中醫婦科診療中心와 제2군의대학부속 창하이長海의원 자궁내막증 전문진료소의 병례에서 선택하였다. 부인과 검사, 골반 초음파, 복강경, 병리 혹 기타보조검사, 실험실검사를 통해 자궁내막증을 확진받고, 동시에 한의학의 혈어血瘀 진단기준에 충족되어야 한다. 자궁근종, 심혈관, 간장, 신장과 조혈계통 등에 심각한 질병을 앓고 있거나 정신질환, 혹은 임신과 수유기 여성, 혹은 최근 호르몬 계통 약물을 복용한 경우는 모두 배제하고 관찰대상으로 삼지 않는다. 아울러 비무작위(nonrandomized) 동시대조

연구를 사용하여 선택된 병례 100례를 예상하고, 각 집단을 50병례로 하여, 양 집단 환자의 연령, 병의 경과, 증상, 징후 등 임상자료에 현저한 차이가 없어야 하고, 병례를 진찰할 때 [illegible]를 엄격하게 통제하였다.

② 집단 투약 방법

치료군

• 내이 I 방內異一方

【구성】 당귀當歸, 천궁川芎, 단삼丹參, 천우슬川牛膝, 제향부制香附, 적작赤芍, 오령지五靈脂 등.

【효능】 활혈화어活血化瘀, 조경지통調經止痛.

【용법】 내막증에 월경통을 동반한 환자에게 적용. 월경 3일 전부터 월경이 끝날 때까지 경구복용.

• 내이 Ⅱ 방內異二方

【구성】 당귀當歸, 생지生地, 단삼丹參, 백작白芍, 향부香附, 생포황生蒲黃, 화예석花蕊石, 숙군탄熟軍炭 등.

【효능】 활혈조경活血調經, 화어지붕化瘀止崩.

【용법】 내막증에 월경통과 월경과다를 동반한 환자에게 적용. 월경 3일 전부터 월경이 끝날 때까지 경구복용.

• 내이 Ⅲ 방內異三方

【구성】 운복령雲茯苓, 계지桂枝, 조각자皂角刺, 석견천石見穿, 아출莪朮, 수질水蛭 등.

【효능】 화어산결化瘀散結, 수척통락搜剔通絡.

【용법】 월경이 끝난 후에 복약을 시작하여 월경 전 3일에 중지.

【가감법】

• 출혈과다에 기허氣虛를 겸하면 황기黃芪, 당삼黨參을 더한다.
• 복통과 복창腹脹이 심한 경우에는 유향乳香을 더한다.
• 통증이 심하여 구토하는 경우에는 담오유淡吳萸를 더한다.
• 통증이 심하여 찬 것을 싫어하고 손발이 찬 경우에는 계지桂枝를 더한다.
• 입이 마른 경우에는 천화분天花粉을 더한다.
• 변비가 있으면 생대황生大黃을 더한다.

• 대변이 무르면 포강탄炮薑炭을 더한다.

【전탕법】 같은 전탕기로 약을 달인 후 1회당 200ml씩 담아, 매일 2번 복용한다.

㉡ 양약 대조군

게스트리논(Gestrinone: 중등도 프로게스테론 제제)을 복용한다. 용약방은 월경주기 1일부터 복용을 시작해서 매번 2.5mg씩 하루에 2번 복용한다.

㉢ 복용 과정

치료군과 대조군은 3개월을 연속하여 복약하고, 치료과정이 끝난 후에 결산을 행한다. 기준을 만족하는 환자의 경우 진료할 때 엄격하게 변수를 조정한다.

③ 관찰 지표

㉠ 일반적인 상황

연령, 교육정도, 월경력, 임신출산력, 기왕력, 수술력 등을 포함하여 초진 시에 상세히 기록한다.

㉡ 환자 치료 전후 임상증상의 개선상태를 관찰

• 두 집단의 치료 전후의 월경통 증상평점을 관찰한다. 월경통의 증상평점기준은 《중약신약치료 자궁내막증의 임상연구지도원칙》의 월경통 정도 평가기준을 참고하여 근거로 한다.

• 두 집단의 치료 전후 한의학증상 누적점수의 개선상황을 관찰한다.

㉢ CA125 측정

치료군과 대조군에서 치료 전후 월경주기 3~7일에 공복 정맥혈액을 분별·추출하여 CA125 수치를 검사하고, 화학발광법으로 검측한다.

㉣ 미세순환지표

치료 전후의 트롬복산B_2(TXB₂), 6-keto-$PGF_{1α}$을 측정하는데, 월경주기 제3~7

일의 공복 정맥혈을 분[illegible] 추출하고 방사 면역검정법(radioimmunoassay)을 사용한다.

④ 삶의 질 관[illegible]

치료 전후 [illegible]-36 건강 삶의 질 척도(方積乾 집필 《측정방법과 응용》)를 채택하여 조사수단으[illegible]고, 치료 전후 환자 삶의 질 변화를 관찰한다. 모든 척도는 환자가 직접 [illegible]고, 환자가 작성할 수 없는 경우에는 조사자가 상세히 문의하여 조사한 후 [illegible]다.

⑤ 통계방법과 데이터처리

전체 임상실험을 완료한 뒤 SPSS13.0 통계 소프트웨어를 이용하여 컴퓨터에서 완료하고 자료의 계량은 T−test를 사용한다(평균±표준편차로 표시).

⑥ 진단기준

중국중서결합학회 부인과·산과 전문위원회 제3회 학술회의에서 제정한 "자궁내막증 중서의 진단과 치료효과 판정기준"을 참조한다.

⑦ 치료효과 기준

《중약신약 임상연구 지도원칙》을 참고하여 임상치료효과 판정기준을 만들었다.

• 완치: 복약 후 복통과 기타증상의 소실, 약을 중단하고 3번의 월경주기에 재발이 없는 경우, 통증의 정도가 "0"점으로 회복한 경우.

• 현저한 효과: 복통의 현저한 감소, 기타증상 소실 혹 완화, 진통제를 복용하지 않고 업무를 유지할 수 있는 경우, 치료 후의 통증 정도가 치료 전 누적점수의 1/2 이상 감소한 경우.

• 유효: 복통의 완화, 기타 증상의 호전, 진통제를 복용하고 업무를 유지할 수 있는 경우, 치료 후의 통증 정도가 치료 전 누적점수의 1/3 이하 감소한 경우.

• 무효: 복통과 기타 증상에 변화가 없는 경우.

(2) 전체 병례 집단의 기본적인 상황

포함된 병례의 기준과 배제된 병례의 기준에 따라 모[illegible]4례의 환자를 모아 연구 대상으로 하였다. 그중 치료군 40례는 월경통을 동반한 EM[illegible]며, 연령은 24~47세, 평균 연령은 34.15세이다. 기혼은 36례, 미혼은 4례이고, [illegible]는 6개월~10년이다. 초음파 검사에서 난소에 초콜릿낭종이 있는 경우는 11례[illegible]증이 합병된 경우는 12례, 부인과 검사에서 후방 질원개, 자궁협부에 통증[illegible] 되고 복벽 아래로 내막증의 병소가 만져지는 경우가 4례 있었다. 비월[illegible]통이 있는 경우가 23례, 성교통 20례, 비월경기 항문이 빠지는 듯한 통증[illegible]다. 대조군 34례는 월경통을 동반한 EM환자이며, 자궁선근증을 합병한 경[illegible]례, 비월경기 하복통은 17례, 성교통은 14례, 비월경기 항문추통은 22례이다.

(3) 치료효과의 결과분석

① 두 집단의 치료 전후 월경통 평점 비교

두 집단의 월경통 평점을 치료 전후에 비교했을 때 통계학적으로 유의한 차이가 있었고($P<0.05$), 다시 두 집단 간에 비교했을 때 현저한 차이는 없었다($P>0.05$). 이는 월경통의 치료효과에서 두 집단의 치료효과가 엇비슷하다는 것을 말해준다.

② 치료 후 두 집단의 월경통 정도 비교

	치료군	대조군
치료 전 월경통 정도	중등도22례, 중증18례	중등도21례, 중증13례
치료 후 월경통 정도	무통 8례, 경도14례, 중등도17례, 중증1례	무통7례, 경도14례, 중등도9례, 중증4례

③ 두 집단 월경통 증상의 시간대별 치료효과 분석

두 집단의 시간대별(치료 전~치료 후 1개월, 치료 후 1~2개월, 치료 후 2~3개월) 치료 전후를 서로 비교했을 때 통계학적으로 유의미하였다($P<0.05$). 다시 두 집단 간을 비교하였을 때 치료 1~2번의 월경주기 후에는 두 집단의 치료효과가 대체로 비슷하여 통계학적 의의는 없었고($P>0.05$), 치료 2~3번의 월경주기 후에는 치료군의 치료효과가 대조군에 비해 뚜렷하게 어났다(P〈0.05).

④ 두 집단 전후 한의학적 증상 누적점수 비교

두 집단의학적 증상의 누적점수를 치료 전후에 비교하였을 때 통계학적으 차이가 있었고(P〈0.01), 다시 두 집단 간의 비교를 하였을 때 결과적으 차이가 있었으며(P〈0.05), 치료군이 대조군에 비해 우세하였다. 이는 두 집 약물이 동반하는 증상을 현저히 개선할 수 있고, 치료군의 효과가 더 뛰어나다 것을 말해주는 것이다.

⑤ 두 집단의 치료 전후 CA125 비교

두 집단의 CA125 수치를 치료 전후에 비교했을 때 수치는 모두 떨어졌으나 통계학적 의의는 없었다(P〉0.05). 다시 두 집단 간 비교를 진행하였고, 결과적으로 현저한 차이는 없었다(P〉0.05).

⑥ 두 집단의 총 치료효과 비교

두 집단을 총 치료한 결과, 치료군은 완치 8례, 현저한 효과 12례, 유효 17례, 무효 3례, 총 유효율은 92.5%이고, 대조군은 완치 7례, 현저한 효과 14례, 유효 9례, 무효 4례, 총 유효율은 88.2%이다.

[표12]의 결과로 알 수 있는 것은 두 집단의 총 유효율을 비교했을 때 현저한 차이는 없었다(P〉0.05). 이는 두 집단의 총 치료효과가 비슷하다는 걸 말해준다.

[표12] 두 집단 환자의 총 치료효과 비교

집단별	Case	완치	현저한 효과	유효	무효	총 유효율	P치
치료군	40	8	12	17	3	92.5%	
대조군	34	7	14	9	4	88.2%	P〉0.05

(4) 치료군 삶의 질을 치료 전후로 비교

[표13]의 결과로써 알 수 있는 것은 치료군은 신체건강, 신체역할기능, 신체통증, 총 신체건강, 활력, 사회적 역할, 정서적 역할, 심리건강 등 8개 방면에서 치료 전후

를 비교하였을 때 통계학적으로 유의미한 차이가 있었다(P〈0.01).

[표13] 치료군 환자의 치료 전후 삶의 질 변화

	치료 전	치료 후	수치 차이	T치	P치
신체건강	85.00±12.51	91.75±7.03	6.75±10.5[illegible]	4.030	0.000
신체역할기능	36.25±40.81	70.00±36.78	33.75±37.36	5.713	0.000
신체통증	45.00±28.67	70.58±21.06	25.58±25.84	6.261	0.000
총 신체건강	47.34±22.33	68.91±16.89	21.56±17.67	[illegible]16	0.000
활력	53.75±18.28	70.88±13.30	17.13±11.65	[illegible]	0.000
사회적 역할	73.44±21.03	88.44±11.46	15.00±16.79	5.6[illegible]	0.000
정서적 역할	41.67±39.76	75.00±34.39	33.33±34.59	6.094	0.000
심리건강	54.30±17.09	67.00±14.29	12.70±11.67	6.885	0.000

(5) 치료군의 TXB_2와 $PGF_{1}\alpha$의 치료 전후 수치 변화

[표14]의 결과로 알 수 있듯이 치료군의 혈장 TXB_2와 $PGF_{1}\alpha$의 수치 부분에서 료 전후를 비교하였을 때 현저한 차이가 있었고(P〈0.05), 이것은 내이內異 계열 처방들이 두 수치를 현저히 떨어뜨릴 수 있음을 말해준다.

[표14] 치료군의 TXB_2와 $PGF1\alpha$ 치료 전후 비교

집단별	Case	치료 전	치료 후	P치
$PGF_{1}\alpha$	20	58.32±30.30	48.46±27.77*	0.017
TXB_2	20	195.88±125.31	135.52±60.80*	0.010

주: "*" 치료 전후 비교 $P<0.05$

(6) 내이內異 계열 처방의 임상적 치료효과 분석

① 연구결과

연구결과에서 치료군 40례의 환자는 치료 후 완치 8례, 현저한 효과 12례, 유효 17례, 무효 3례, 총 유효율 92.5%였다. 대조군 34례의 환자는 완치 7례, 현저한 효과 14례, 유효 9례, 무효 4례, 총 유효율 88.2%였다. 치료군과 대조군의 총 유효율은 현저한 차이가 없어(P〉0.05), 두 집단의 총 치료효과는 엇비슷하였다. 월경통 영역에서는 두 집단이 모두 뚜렷한 개선이 있었고, 분석하였을 때 통계학적 의의는 없었고(P〉0.05) 두 집단의 EM의 월경통의 치료효과는 비슷했다. 이 외에 다양한 시간대별 치료효과의 분석에 따르면, 2~3번의 월경주기 동안 치료를 한 뒤 치료군의 월경통 개선상태는 대조군[illegible] 비해 우수했다(P〈0.05). 이는 치료군의 임상치료효과가 치료과정과 상당한 관[illegible] 있음을 제시했다. 수반 증상을 경감하는 측면에서는 치료군이 대조군보다 [illegible]수했고, 두 집단의 비교는 통계학적 의의가 있었다(P〈0.05). 이는 치료군이 질[illegible]에 효과가 있음을 알 수 있는 동시에, 각종 수반증상의 경감과 개선으로 어[illegible]도 환자의 삶의 질을 향상시켰고, 그 결과로 치료군의 삶의 질 8개 [illegible]를 끌어올려 눈에 띄게 통계학적으로 의의가 있었다(P〈0.01). 이 외에 치분야의 [illegible]XB2, PGF1α의 지표를 떨어뜨리는 데 있어 치료 전후에 확실한 개선이 있[illegible]〈0.05). 두 집단은 CA125의 수치를 낮추는 데에 치료 전후 비록 분명한 차이 [illegible]었으나 수치는 모두 떨어졌다.

② 안정성 검사

치료군은 치료 전후에 치료약물과 관련된 뚜렷한 독성 부작용과 기타 부작용은 나타나지 않았다. 다만 대조군은 치료 후 6례의 위장관 반응과 2례의 간기능이상 정황이 나타났다.

앞서 말한 것을 종합하자면, 내이內異 계열 처방들은 자궁내막증의 치료에서 환자의 임상증상을 뚜렷하게 개선할 수 있었고, 어느 정도의 치료과정을 유지한 뒤에는 그 효과가 더 현저해졌다. 동시에 해당 처방은 TXB2, PGF1α 지표를 대폭 개선하고 환자 말초혈액의 CA125 수치를 다양한 정도로 낮추어 환자의 삶의 질을 더욱 향상시켰다. 내이內異 계열 처방군의 단기치료효과는 Gestrinone군과 같다는 것을 알 수 있다. 이것으로 볼 때 한의약은 단기간 내 임상증상을 개선하고, 삶의 질을 향상시키며, 명백한 임상적 장점이 있고 눈에 띄는 부작용은 나타나지 않아 대조군인 양약에 비해 나은 점이 있다.

③ 내이內異 계열 처방의 삶의 질 개선

삶의 질은 영문으로 Quality of life(QOL)라고 하고, 생명의 질, 생존의 질, 생명의 품질 등으로 번역하기도 하며, 생물의학적 모델에서 생체-정신-사회의학적 모델로의 전환에 따라 만들어진 건강 관련 다변수 지표의 새로운 유형이다. 1970년대에 의학의 영역에 포함되기 시작하였다. 의학모형이 단순한 생물의학 모형부터 생체-정신-사회의학 모형으로 변화함에 따라, 임상에서 질병을 치료할 때 환자의 생물학적 변화에만 국한되지 않고, 환자의 생리·심리와 사회적 기능 등의 영역으로 확대되어야 한다. 삶의 질 척도의 탄생은 "치료율", "유효율"로 진행되는 치료효과의 표현 부족을 알맞게 보완하고, 환자의 생리·심리, 사회기능 등 다방면의 상태를 잘 반영한다.

삶의 질 평가방법은 매우 많은데 대체로 질병과 관련있는 삶의 질과 건강과 관련있는 삶의 질로 나눈다. SF-36 척도는 미국 의학계에서 결론을 도출한 연구(MOS)를 토대로 하여, 미국 보스턴 건강연구소에서 연구·제작한 간단한 건강조사 앙케이트이다. 현재 국제적으로 광범위하게 응용되는 일반적인 척도이며, 신체적 기능, 신체적 역할 및 기타 측면으로 나누고 36가지 항목으로 분류하여 모든 종류의 사람들에게 적용한다. 대량의 연구에서 이미 SF-36 척도의 신뢰도, 타당성과 실행 가능성을 입증하였다. 약효를 평가하는 과정에서 삶의 질을 측정하는 목적은, 환자의 신체·정신·사회 방면 등의 건강상태에 대한 약물의 영향과 연구대상의 주된 만성병을 반영하는 데 있다.

본 연구에서 건강과 관련된 SF-36 삶의 질 척도를 한의학의 치료효과 평가 체계에 끌어들여, 평가의 내용과 방법을 전반적으로 더 합리적으로 만들었다. 척도는 신체적 기능, 신체적 역할 등 8개 방면으로 내이內異 계열 처방의 치료효과를 전반적, 객관적으로 평가하였고, 또한 한의학의 깊은 의미를 구체적으로 구현하였다.

의학의 최종 목표는 인류의 건강을 위해 봉사와, 환자의 생존과 삶의 질이라는 크게 두 가지 문제를 해결하는 것이다. 현대의학의 치료는 대부분 질병에 대항하는 것을 원칙으로 하여, 개체의 적응성은 비교적 적게 고려한다. 이 때문에 환자 치료 후에 많은 신체적 "불편감"이 남아 있게 된다. 내막증의 치료 요건은 증상을 완화하고 최상의 개별적 치료방법을 찾는 것으로, 되도록 환자가 신체적, 정신적, 사회적인 측면에서 건강에 도달하거나 근접할 수 있게 해줘야 한다. 한의학의 변증시치辨證施治는 전신증후를 개선하는 데 장점이 있고, 한의 변증시치辨證施治의 개별적 치료방법은 환자의 삶의 질을 개선하는 데 고유한 특색을 갖추고 있음을 보여준다.

해당 연구의 결과: 내이內異 계열 처방군의 환자는 신체적 건강, 신체적 역할기능, 신체통증, 정서적 역할기능, 활력, 전반적 건강, 사회 기능, 정서적 건강 등 8개 방면에서 치료 전후의 점수에 분명한 증가가 있었고, 통계적으로 유의미한 차이가 있었다($P<0.01$). 이는 통증을 동반한 EM환자의 삶의 질에 대한 전반적 평가가 높지 않고 그 삶의 질이 낮은데, 치료 후 현저히 개선되었음을 말해준다. 이것으로 알 수 있는 것은, 통증이 완화되면 EM환자의 삶의 질이 현저히 개선된다는 것이다. 통증의 완화는 환자의 역할기능을 개선하고 활력을 높이는데, 해당 처방은 전면적인 조정을 통해 치료 후에 환자의 총체적인 건강을 뚜렷이 개선시킨다. 내이內異 계열 처방은 활혈화어活血化瘀, 조경지통調經止痛의 작용이 있어 임상증상을 뚜렷이 개선하고, 동통을 완화할 수 있으므로 환자의 삶의 질을 향상시킬 수 있다.

④ 내이內異 계열 처방 작용기전의 초보적 분석

㉠ 혈장 TXB_2, $PGF_{1\alpha}$ 수치의 영향

프로스타글란딘(Prostaglandin: PG)은 전신의 중요조직, 체액, 혈액 중에 존재하는데, 자궁내막, 월경혈과 난소 같은 여성생식계통에도 고르게 분포하여 여성 월경 중에 중요한 생리적 작용을 발휘한다. 체내에서 일련의 작용을 통해 다른 PGs로 변환되는데, prostacyclin(PGI_2), 트롬복산A_2(TXA_2), PGE_2, $PGF_{2\alpha}$ 등이다. 그중 PGI_2는 자궁수축을 억제하고 혈소판을 응집시키고 평활근을 이완하는 작용이 있으며, 반대로 TXA_2는 자궁수축을 증가시키고 혈소판 응집을 촉진하고 강력하게 혈관을 수축시킨다. 정상 상태에서는 둘은 평형상태에 있어 적당한 혈관장력과 혈소판 내 환경의 안정을 유지하지만, 일단 평형이 깨지면 자궁수축을 지나치게 하여 빈혈상태가 되고, 브래디키닌(bradykinin)의 통증 유발을 증가시켜 경련성 통증으로 월경통을 유발한다. 내막증의 자궁내막 상피세포와 간질세포는 PGI_2와 TXA_2를 합성하고 분비하며, PGI_2와 TXA_2는 불안정한 상태로 있다. 그러나 안정적인 대사산물인 6-keto-$PGF1\alpha$, TXB_2로 변환될 수 있으므로, 6-keto-$PGF_{1\alpha}$, TXB_2의 측정을 통해 PGI_2와 TXA_2의 수치를 간접적으로 반영할 수 있다.

프로스타글란딘의 증가와 월경통의 관계는 명확하고, 자궁내막증 환자의 프로스타글란딘 증가와 월경통이 비교적 명확한 관계가 있다고 일찍이 해외의 일부 학자들이 보고한 바 있다. 게다가 월경통이 심한 여성에게 더욱 뚜렷하게 증가한다. 또 다른 학자는 자궁내막증 환자, 특히 자궁선근증이 있는 자궁내막은 정상 자궁내막에 비해 더 많은 프로스타글란딘을 생산할 수 있고, 게다가 내막증 병소의 혈류가 섬유조직에 의해 폐쇄되어, 생산된 프로스타글란딘의 대사가 느려지고 프로스타글란딘이 국부에 체류되면 월경통이 가중된다고 밝혔다. 현재 많은 실험 연구 또한 EM의 혈장과 복강액의 프로스타글란딘 수치가 높다는 것을 증명하였고, 펑차오彭超 등은 23례의 자궁선근증 환자를 연구대상으로 하여, 선근증이 있는 환자의 병소 PGE_2, TXB_2, 6－keto－$PGF_{1}\alpha$의 함량이 월경통 강도 점수와 양의 상관관계에 있다고 밝혔다. 따라서 자궁선근증 병변에서 PGS 합성의 비정상적인 증가가 월경통의 중요한 원인 중 하나라고 생각된다.

본 연구에서도 월경기 EM환자의 혈장 TXB_2, 6－keto－$PGF_{1}\alpha$ 수치는 모두 증가하였다. 치료군 환자는 치료 전과 후의 월경기 혈장 TXB_2와 6－keto－$PGF_{1}\alpha$의 수치가 모두 현저한 차이가 있었다($P<0.05$). 이는 내이內異 계열 처방이 두 개의 수치를 현저히 낮출 수 있음을 말해준다.

내이內異 계열 처방은 PGI_2/TXA_2의 관계를 조정하고 개선할 수 있다. 아마도 혈장 TXB_2, 6－keto－$PGF_{1}\alpha$ 수치를 낮추어 둘의 비율(PGI_2/TXA_2)을 조정하고, 이에 따라 혈관강이 넓어지게 되고 혈관의 교차점 수량이 증가하여 혈행이 가속되며 국부의 체액삼출을 감소시켜 골반강의 어혈瘀血상태를 완화시키는 듯하다. 동시에 자궁동맥의 경련을 해제하여 자궁과 혈관의 수축·확장기능을 조정하도록 하고 혈소판 응집을 억제하고 자궁수축을 억제하며 평활근을 이완하여 월경통이 완화되도록 한다.

ⓛ CA125 **수치에 대한 영향**

CA125는 분자량이 큰 당단백항원이며, 체강상피세포의 표면 항원에서 유래하고, 주로 자궁내막, 자궁경부상피, 난관 그리고 복막까지 존재한다. 그 농도와 자궁내막의 발육은 밀접한 관계가 있다. 이소성 내막병소의 CA125 농도는 정상조직보다 높은데, 연구에서는 EM환자의 이소성 자궁내막은 CA125를 분비하는 기능이 비교적 강력하였고 통상 정상적인 자궁내막보다 2~4배 분비한다고 밝혔다. 자궁내막종 낭종 내 액체의 CA125 수치는 혈청 CA125 수치보다 뚜렷하게 높았다. 그 밖에 CA125 수치의 정도는 이소성 내막의 활성과 침윤 능력을 반영하고, 혈청 CA125의 상승은 다른 부위에 이식된 내막이 비교적 강한 증식능력이 있고, 질병의 진행기라는 것을 알려준다. 혈청 CA125는 현재 광범위하게 내막증의 진단과 치료의 모니터링에 응용하고 있으며, 자궁내막증의 치료효과를 평가하는 데 비교적 민감한 지표로서 중요한 가치를 지니고 있다.

본 연구에서는 환자가 "내이內異 계열 처방"을 복용한 뒤, 혈청 CA125가(75.20±69.71) U/ml에서(63.45±63.64)U/ml로 하강하였다. 이는 "내이內異 계열 처방"이 정도는 다르지만 혈중 CA125의 수치를 낮출 수 있다는 것을 말해준다. 다만 통계학적으로는 뚜렷한 차이가 없는데, 추측 가능한 것은 일부 환자들이 단기간의 치료효과로는 증상 개선이 분명하지만 장기간의 치료효과는 명확하지 않다는 것이다. 아직 치료가 완전히 되지 않았기 때문으로 더 발전된 연구토론을 기다려야 한다.

03 채씨 내이방內異方의 약물학적 효과의 연구

(1) SD쥐 자궁내막증(EMT)모형의 설정

9주 시기의 암컷 SD쥐 중 SPF[18]급, 체중은 (160±10)g로 상하이중의약대학 실험동물센터에서 제공을 받은 합격증 번호 SCXK(滬: 상하이) 2007-0005를 선택하였다. Masahiro(Am J obstet Gynecol 1990;160:1679-1684) 방법을 참고하여 쥐 자신의 내막을 이식하였다.

성공적인 모델의 심사기준: 성공적인 이소성 자궁내막은 수종으로 만들어진 돌기가 있고, 활착活著[19]된 내막의 길이, 너비, 높이를 측량하고 부피를 계산하여 수종의 높이가 1.5mm를 초과하면 성공 모델로 선별하여 병리조직검사를 보낸다. 그러한 후에 임의로 집단을 나눈다.

18 SPF(Specific Pathogen Free) 동물은 특정한 병원성 미생물에 감염되지 않은 것이 확인된 실험동물을 의미한다.
19 활착(活着): 옮겨 심거나 접목한 식물이 서로 붙거나 뿌리를 내려서 살다.

정상 집단은 상술한 방법으로 2차 개복을 시행하여 좌측 자궁의 일부를 절제하되 이식하진 않는다. 두 차례의 개복 후에 40마리의 쥐 중에 불분명한 두 마리를 제외하고 나머지 쥐는 모두 뚜렷한 자궁내막증 병소의 형성을 관찰할 수 있었고, 성공률은 96%였다. 활착된 내막증 병소는 일반적으로 융기된 투명한 낭종 모습을 하고 있고, 안에는 액체로 차 있었으며, 가장자리에 가지런하게 혈관이 분포된 걸 볼 수 있다[그림2]. 낭종의 크기는 약간의 차이가 있고, 모든 쥐에서 크기가 비슷한 한쪽을 고르되 높이가 1.5mm인 내막병소를 관찰대상으로 삼고, 그 부피를 계산하여 임의로 세 집단으로 나눠 집단마다 9마리로 하고, 매 집단의 내막병소의 부피는 뚜렷한 차이가 없었고(P>0.05), [표15]와 같다.

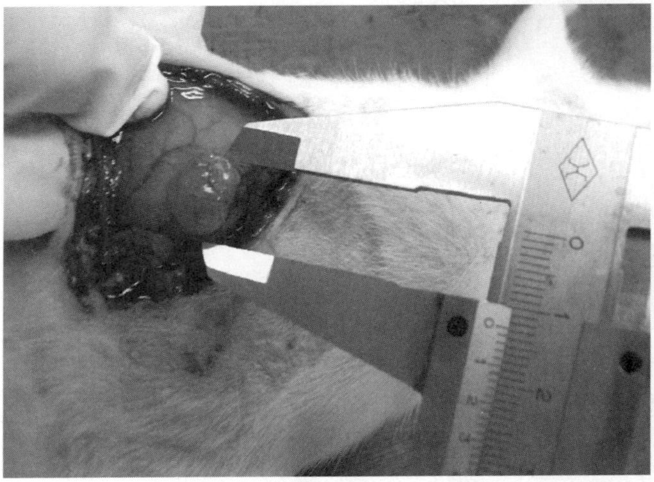

[그림2] 두 번째 개복 후 내막병소가 성장한 모습

주: 복벽에서 활착된 내각병소가 투명하게 융기되어 있고, 안에는 체액이 차 있으며, 혈관이 풍부한 가장자리는 비교적 가지런함을 볼 수 있다.

[표15] 치료 전 각 집단의 자궁내막증 병소의 평균 부피(cm³)

집단별	동물수	부피*
정상군	10	0.000
모형군	9	0.089±0.197
한약군	10	0.055±0.067
양약군	9	0.096±0.171

(2) 채씨 내이방內異方의 EMT모형 쥐의 치료작용에 대한 관찰(내막병소의 크기, 부피에 따라)

3주 동안 치료한 뒤, 치료군과 대조군의 부피는 모두 뚜렷하게 축소되었고, 빈 그룹(아무 처리도 하지 않은 집단)과 비교할 때 차이가 분명했다($P<0.05$)[그림3].

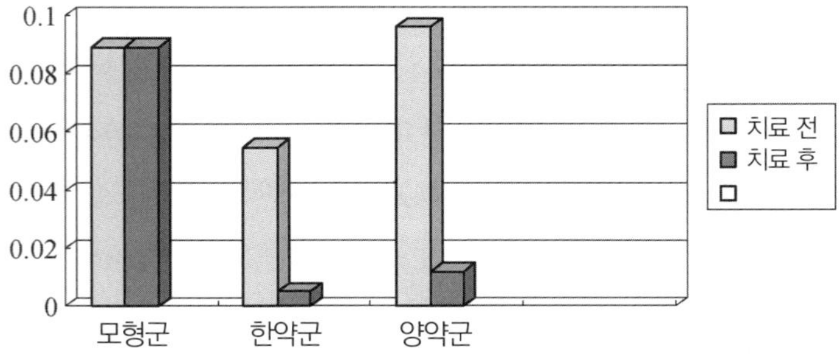

[그림3] 치료 전후 병소의 부피 비교

(3) 채씨 내이방內異方의 EMT모형 쥐의 혈청과 복강액 내 TNF-α, IL-8 개선작용에 대한 관찰

① 재료와 방법

• 실험 동물: 청결한 암컷 SD쥐 40마리로, 체중은 200±20g이며, 상하이중의약대학 실험동물센터에서 제공받았다. [합격증 번호: SCXK(上海) 2007-0005]

• 주요 약품, 시약: "내이방內異方" 탕제(구성약물: 운복령雲茯苓, 계지桂枝, 조각자皂角刺, 석견천石見穿, 아출莪朮, 수질水蛭 등)를 상하이중의약대학부속 룽화龍華의원에서 구입하였고, Gestrinone(북경자죽약업 유한공사 생산, lot number: 53030402) 2.5mg/정은 상하이중의약대학 실험동물센터에서 제조된 것이고, ELISA 키트는 위썬鈺森생물과학기술 유한공사로부터 제공받았다.

• 모형제조: 모형제조방법은 위와 같다.

• 그룹핑과 투여방법: 성공적인 쥐 모델을 임의로 모형군, 한약군, 양약군으로 나누어 집단마다 12마리씩으로 하고, 정상군도 12마리로 한다. 정상군과 모형군에는 2ml의 생리식염수를 관위灌胃한다. 한약군은 내이방內異方을 투여하고, 매일 25.2g/kg의 한약 전탕액을 가열·농축하여 2ml를 만든 후 2ml 약량의 효과가 성인 1일 복용량에 상당하도록 하며, 매일 2ml를 관위灌胃한다. 양약대조군은 Gestrinone을 매일

2.5mg/kg으로 계산하여 1:10의 비율로 용해한 후 현탁액을 만들고 매일 2ml를 관위灌胃한다. 모든 동물을 3주간 양육하고, 매일 질 도말을 시행하여 현미경으로 관찰하며, 아무 시기와 장소를 골라 동물을 죽여 재료로 삼는다.

• 검사·측정의 지표: 3주간의 투약이 완료된 뒤에 쥐를 마취하고 개복하여, 복부 대동맥에서 4~5ml 채혈을 하고, 원심분리한 뒤에 윗부분의 맑은 액을 추출한 후 −20℃에 넣어 보존한 상태로 검사를 기다린다. 흡입관으로 복강액 2ml를 빨아들여 혈청과 같은 조건으로 보존한다. 효소면역측정법으로 IL−2, TNF−α 단백농도를 측정한다. 약 케이스는 위썬鈺森생물과학기술유한공사에서 제공받는다. 약 케이스의 설명서에 따라 조작한다.

• 통계 방법: spss18.0 통계프로그램으로 처리하고 통계자료는 χ±s로 나타내고, 단변량 분석을 사용한다.

② 결과

• 모형 쥐의 혈청 IL−2, TNF−α의 수치 변화: 결과에서 보여주는 것은 정상군과 비교하였을 때 모형군의 IL−2 수치가 떨어졌고, 통계적으로 유의미한 차이가 있었다. 한약을 사용하여 관여한 뒤에는 IL−2 수치가 상승하였고, 모형군과 비교했을 때 통계적으로 유의미한 차이가 있었으며(P〈0.05), 양약군을 모형군과 비교했을 때는 현저한 차이가 있었다(P〈0.01). 모형군의 TNF−α 수치는 정상군에 비해 상승하였고, 한약을 사용하여 관여한 후에는 하강하였으며, 한약군을 모형군과 비교했을 때 통계적으로 유의미한 차이가 있었고(P〈0.05), 양약군을 모형군과 비교했을 때에도 현저한 차이가 있었다(P〈0.01). [표16]을 참고.

[표16] 각 집단 쥐의 혈청 IL−2, TNF−α 함량 비교(Pg/ml)

집단별	N	IL−2	TNF−α
정상군	10	70.07±28.82	88.76±35.29
모형군	9	49.33±8.93*	123.87±29.46*
한약군	10	75.99±11.18▲	85.50±14.79▲
양약군	9	108.58±16.57▲▲	77.07±18.84▲▲

주: "*"는 정상군과 비교했을 때 P<0.05, "▲"는 모형군과 비교했을 때 P<0.05, "▲▲"는 모형군과 비교했을 때 P<0.01

• 모형 쥐의 복강액 IL-2, TNF-α의 수치 변화: 결과에서 보여주는 것은 정상군과 비교했을 때 모형군의 IL-2, TNF-α 수치는 상승하였고, 통계적으로 유의미한 차이가 있었다. 한약군과 모형군의 비교에서 통계적으로 유의미한 차이가 있었고(P〈0.05), 양약군은 모형군과의 비교에서 현저한 차이가 있었다(P〈0.01). [표17] 참고.

[표17] 각 집단 쥐의 복강액 IL-2, TNF 함량 비교(Pg/ml)

집단별	N	IL-2	TNF-α
정상군	4	33.10±8.14	32.10±13.37
모형군	7	65.48±8.13*	88.06±8.26*
한약군	9	50.57±5.72▲	57.49±9.61▲
양약군	7	41.24±6.74▲▲	41.98±9.95▲▲

주: "*"는 정상군과의 비교에서 P<0.05, "▲"는 모형군과의 비교에서 P<0.05, "▲▲"는 모형군과의 비교에서 P<0.01

③ 토론

자궁내막증은 여러 복합적인 병인을 가지고 있는 다원인성 질병으로, 면역, 염증, 내분비 각 방면의 실조가 한몸에 함께 있는 증후군이다. 근래에 자궁내막증의 분자 수치 연구를 통해 각종 사이토카인과 세포면역의 발병 중 작용이 점점 더 많이 밝혀지고 있다.

TNF-α는 체내의 염증성 반응과 일련의 병리·생리과정에서 중요한 매개체이며, 단핵식세포(mononuclear phagocyte)로부터 주로 생산되고, 여러 가지 생물학적 효능을 가지는 사이토카인으로 면역과정에 참여하여 양이 적을 때는 주로 면역을 조절하는 작용을 나타내고, 농도가 높을 때에는 쉽게 병리적 손상을 일으키며, 이에 따라 많은 질병의 발병기전에서 중요한 역할을 한다. Hornung 등의 연구에서는 TNF-α가 이소성 자궁내막의 염증성 사이토카인인 MCP-1, IL-6, IL-8 등의 방출을 유도하여, 이소성 자궁내막과 기질세포(stroma cell)의 증식, 염증성 세포침윤, 신생혈관생성, 조직유착을 촉진하고, 이에 따라 내막병소를 형성한다는 것을 알아냈다. Sakamoto 등의 연구에서 증명한 것은, TNF-α의 이상생성과 EMs환자의 난임은 밀접한 관계가 있고, TNF-α는 정자 활동력과 난모세포의 발육에 영향을 미쳐 난임을 유발하고, TNF-α의 수치는 병정이 가중됨에 따라 복강액과 말초혈액에서 모두 상승한다는 것이다. 본 실험결과에서 동일하게 나타나는 것은 모형군 쥐의 혈청과 복강액의 TNF−α 수치는 정상군에 비해 현저히 높고, 한약투여군과 양약대조군은 모두 모형군보다 현저하게 낮았다는 것이다.

IL−2는 T세포 혹은 T세포주에서 주로 생산되며, 세포독성 T임파세포(CTL), 자연살해세포(NK)와 림포카인활성살해세포(lymphokine−activated killer cell: LAK) 등 다종의 살해세포의 분화와 효능을 유도할 수 있고, 인체 IL−2수치의 검사·측정은 신체의 면역활성화 상태를 평가하는 하나의 지표이다. 장張씨 등의 연구결과에서는 내막증 합병으로 인한 난임환자의 복강액과 복강액 중의 임파세포를 배양한 상청액(표면에 뜨는 액체)의 IL−2활성이 대조군에 비해 뚜렷이 높았고, 그 복강액 임파세포의 전환율이 뚜렷하게 증가하였으며, IL−2와 임파세포의 전환율 사이에는 분명한 직선의 양의 상관관계가 있다고 밝혔다. 해외학자는 IL−2를 쥐에게 투여하면 이식 전의 낭포(blastocyst)에 대해 독성작용이 있어 정상임신을 억제한다고 밝혔다.

우리의 실험결과는 다음과 같다. 쥐 모형군의 혈청 IL−2 수치는 정상군보다 낮고, 복강액의 IL−2 수치는 정상군보다 현저하게 높으며, 이로써 추측할 수 있는 것은 혈청 IL−2 수치의 저하는 Th1세포기능을 떨어뜨리고 중개세포의 면역기능도 저하되어, 이에 따라 내막병소가 체내에서 완전히 제거될 수 없게 한다. 복강액 중의 IL−2 수치의 증가는 아마도 인체에 내막증이 발생한 뒤에 이소성 자궁내막이 항원으로써 환자의 면역계통을 자극하고, 인체의 체액 및 세포 면역 반응을 유도하여 복강액 중의 대식세포의 수와 활성화 정도를 뚜렷하게 증가시키고, 이에 따라 IL−2의 분비를 유도한다. 한약인 내이방內異方은 복강액 중 IL−2 수치를 뚜렷이 낮출 수 있다.

상술한 바를 종합하자면, 내막증 모형쥐의 혈청과 복강액에 있는 TNF−α, IL−2 수치의 변화는 EMs의 발생 및 진행과 더불어 밀접한 관계가 있다. 내이방內異方은 IL−2, TNF수치를 조정하여 전신과 국소의 면역레벨을 개선하고, 면역의 평형을 조절하여 임신율을 향상시키는 효과를 낸다. Gestrinone은 비교적 강한 항프로게스테론과 항에스트로겐 활성이 있다. 자궁내막과 이소성 자궁내막 수용체에 직접 작용하여 항프로게스테론과 항에스트로겐 활성작용을 발휘함으로써 내막병소를 축소시킨다. 동시에 혈청과 복강액의 TNF−α 수치를 뚜렷이 낮출 수 있고, 복강액의 IL−2 수치를 낮추는데, Gestrinone은 상술한 이중작용을 통해 치료목적을 도달할 수 있다. 다만 임상에서 Gestrinone은 복약기간에 임신할 수 없다는 결점이 있다.

(4) 채씨 내이방內異方의 EMT모형쥐 내막병소의 TGF-β1과 단백질 발현 조절작용에 대한 관찰

① 재료

㉠ 시약 및 도구

Trizol(Invitrogen사), Reverse Transcription System(Promega사), DEPC(Sigma사), GoTaq® qPCR Master Mix(Promega사), 프라이머 합성上海生工, 형광정량 7500형 PCR 기구(ABI사), RNA/DNA calculator(Pharmacia사), 고속냉동 원심분리기(Beckman사), 전기영동장치 및 트랜스퍼 모듈(transfer module)(Bio Rad사), 기타 생화학 시약은 모두 BBI에서 구입했다.

㉡ 주요 약품, 시약

"내이방內異方" 탕제(구성약물: 운복령雲茯苓, 계지桂枝, 조각자皂角刺, 석견천石見穿, 아출莪朮, 수질水蛭 등)를 상하이중의약대학부속 롱화龍華의원에서 구입하였고, Gestrinone(북경자죽약업 유한공사 생산, lot number: 53030402) 2.5mg/정은 상하이중의약대학 실험동물센터에서 제조된 것이고, ELISA 키트는 옥삼鈺森생물과학기술 유한공사로부터 제공받았다.

② 방법

• 모형제조: 모형제조방법은 위와 같다.

• 그룹핑과 투여방법: 성공적인 쥐 모델을 임의로 모의수술군, 모형군, 내이방內異方 저용량(매일 25.2g/kg), 내이방內異方 고용량(매일 50.4g/kg), Gestrinone 대조군(매일 2.5mg/kg)으로 나눈다. 모의수술군과 모형군은 2ml의 생리식염수를 관위灌胃하고, 한약 내이방內異方을 매일 25.2g/kg을 사용하는 군(50kg 체중의 성인이 매일 사용하는 양의 5배에 상당함)은 한약 전탕액을 가열 농축하여 2ml로 만들고, 내이방內異方을 매일 50.4g/kg을 사용하는 군(50kg 체중의 성인이 매일 사용하는 양의 10배에 상당함)은 한약 전탕액을 가열 농축하여 2ml로 만든 후 매일 2ml를 관위灌胃한다. 양약대조군은 Gestrinone을

매일 2.5mg/kg을 사용하는 군으로 매일 2ml를 관위灌胃한다. 모든 동물은 3주간 양육하고, 매일 질 도말을 시행하여 현미경으로 관찰하며, 아무 시기와 장소를 골라 동물을 죽여 재료로 삼는다.

• 통계 방법: SPSS18.0 통계 프로그램으로 처리하며, 통계자료는 $\bar{\chi} \pm s$로 나타내고 단변량 분석을 사용한다. P〈0.05인 경우는 통계적으로 유의미하다.

③ 결과

㉠ 자궁내막증 쥐에서 TGF-β_1 mRNA 발현에 대한 내이방內異方의 효과

모형군 mRNA의 Ct치는 정상군보다 현저히 낮았는데(P〈0.01), 이는 모형군의 mRNA 발현수준이 정상군보다 현저하게 높았음을 말해준다. 내이방內異方의 저용량, 고용량군과 양약군의 mRNA Ct치는 모형군보다 현저히 높았고(P〈0.01), 모의수술군과 비교하였을 때 통계적으로 의미 있는 차이는 없었다(P〉0.05). 3개의 투약군 간의 비교에서 통계적으로 의미 있는 차이는 없었다(P〉0.05). [표18]을 참고.

[별표18] 각 집단의 쥐 TGF-β_1 mRNA 수치측정 결과의 비교($\bar{x}\pm s$)

집단별	하루 약제량/kg	n	TGF-β_1(Ct)
모의수술군		5	30.64±0.22[1)]
모형군		5	26.75±0.18
내이방內異方	25.2g	6	31.03±0.41[1)]
내이방內異方	52.4g	6	30.86±0.37[1)]
Gestrinone	2.5mg	6	30.44±0.15[1)]

주: 1)모형군과의 비교에서 현저한 차이가 있다(P<0.01)

㉡ 자궁내막증 쥐에서 TGF-β_1 단백 발현에 미치는 내이방內異方의 영향

정상군에서의 TGF-β_1 단백 발현은 β-actin 대조군에 비해 뚜렷하지 않았고, 모형군의 TGF-β_1 단백 발현은 정상군에 비해 현저하게 증가되었으며, 우리는 세 가지 간섭방식을 사용하여 모델쥐에 관여하였고, 결과는 다음과 같다. Gestrinone은 해당 모형에 비교적 강한 작용을 나타내어 TGF-β_1의 발현을 하향조정하였고, 내이방內異方의 저용량, 고용량군도 TGF-β_1의 발현을 하향조정할 수 있었으며, 고용량군의 효과는 저용량군보다 약간 더 좋았다.

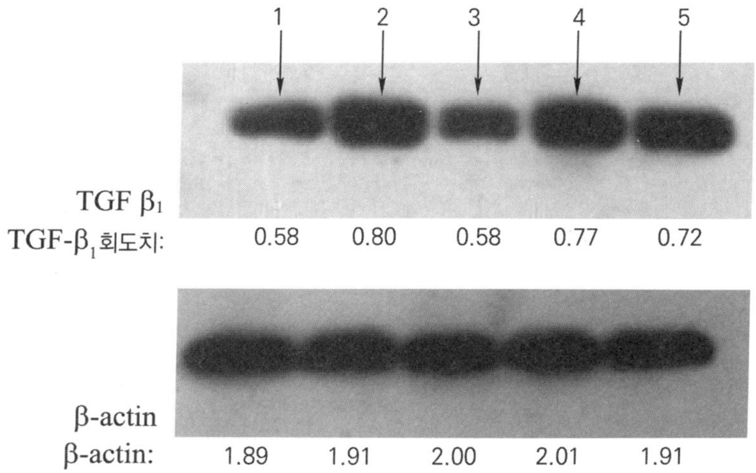

[그림4] 자궁내막증 쥐의 내막병소 TGF-β_1 단백 발현에 미치는 내이방內異方의 영향

주: (1)모의수술군(n=5), (2)모형군(n=5), (3)Gestrinone(n=6), (4)내이방內異方 저용량(n=6), (5)내이방內異方 고용량(n=6)

④ 토론

TGF-β는 일종의 다기능성 폴리펩티드 사이토카인으로, 체내의 거의 모든 세포에서는 TGF-β를 생산하고 그 수용체가 존재한다. TGF-β는 배아의 발육을 조정하고, 세포분화와 증식·발육 패턴과 형태 발생·병리적 발생 등의 방면에서 중요한 작용을 한다. 많은 연구결과에서 다음과 같이 제시하였다. EM환자의 이소성 내막과 이소성 내막의 TGF-β_1의 발현은 모두 뚜렷하게 증가하였고, TGF는 EM의 발생과 발전에 중요한 역할을 할 가능성을 보여주었다. TGF-β는 일종의 negative 면역조절인자로, T세포와 대식세포의 증식과 활성에 억제작용이 있어 이소성 내막이 면역의 감시를 회피하고 국소에 이식될 수 있게 하여 악성종양과 비슷한 침습성을 만들어냄으로써 EM의 발전을 촉진한다. TGF-β_1은 세포막에 있는 수용체와 결합하여 세포사멸(apoptosis)을 포함한 다양한 세포신호 전달작용을 발휘한다. TGF-β_1는 일종의 접합분자인 TIF-2의 생성을 유도할 수 있고, 이것은 세포가 종양괴사인자(TNF)의 살상작용에 저항하는 것을 도와서, 이에 따라 세포사멸을 저지한다. 이소성 내막세포는 TGF-β_1의 높은 발현을 통해 자신의 항抗사멸능력을 증가시켜, 자궁강 밖에 생존하고 자라며 내막병소를 형성할 수 있게 된다. TGF-β_1은 또한 내피세포에 대한 직접 작용과 혈관 생성을 촉진하는 사이토카인의 공동작용을 통해 쉽게 혈관을 신생하는 환경을 만들어, 내막병소 주위의 미세혈관의 생성을 증가시킨다. 체외실험에서는 TGF-β_1이 이소성 내막세포의 증식과 성장을 촉진하고, 섬유화와 복막유착을 촉진하여 골반강의 유착을 일으키며, 결국 난임 등의 중대한 합병증을 유발한다고 밝혔다.

이로써 알 수 있는 것은 TGF-β_1은 부착, 증식 및 신생 혈관 형성의 모든 측면에서 EM의 발병기전에 관여할 수 있다. 그 생물학적 효능은 신호전달을 통해 목적 유전자를 발현하고, 이에 따라 형태발생과 병리발생 등의 방면에서 중요한 작용을 일으키는 것이다.

본 연구결과에서 SD쥐 내막증 모형군의 TGF-β_1 mMRNA 및 단백질의 발현은 정상군에 비해 유의하게 높았고, 약물투여치료 후 한약치료군(내이방 고용량 치료군, 내이방 저용량 치료군)의 TGF-β_1 발현 레벨은 모형군보다 낮았고, 유의한 차이가 있었으며($P<0.01$), 이는 내이방內異方이 TGF-β_1의 발현을 낮추고 인체의 면역기능을 향상시킬 수 있음을 보여준다. Gestrinone군의 TGF-β_1 발현 레벨은 모형군에 비해 뚜렷이 낮았고, 이는 Gestrinone도 TGF-β_1 mMRNA 및 단백질 발현의 수준을 하향조정할 수 있다는 것을 말해준다. 상술한 것을 종합하자면, 내이방內異方은 TGF-β_1 mMRNA 및 단백질의 발현 수준을 하향조정하여, 인체의 면역력을 향상시키고 이소성 내막의 이식을 막는데, 이는 자궁내막증 치료에 효과적인 기전 중 하나일 수 있다.

(5) 내이방內異方의 독성 부작용

내이방內異方으로 모형 SD쥐를 치료한 3주 후에 쥐의 간, 신장, 심장, 비장의 병리변화를 관찰하였고, 결과적으로 뚜렷한 손상은 없었다.

참고문헌

1. 乐杰, 谢幸, 林仲秋, 等. 妇产科学[M]. 北京: 人民卫生出版社, 2008: 351.

2. 中华人民共和国卫生部. 中药新药临床研究指导原则[S]. 1993: 276-278.

3. 张玉珍. 中医妇科学[M]. 北京: 中国中医药出版社, 2002: 121-124.

4. ZY/T001. 1-94. 中医病证诊断疗效标准[S]. 1994: 252.

5. 刘碧娟. 中西医结合治疗多囊卵巢综合征致不孕35例[J]. 中国中医药 信息杂志 2009, 16(4): 59-60.

6. 郝兰枝. 中药人工周期疗法治疗多囊卵巢综合征中高雄激素血症的临床观察[J]. 山东中医杂志, 2004, 23(8): 467-468.

7. Boomsma CM, Eikemans MJ, Hughes EG, et al. A meta-analysis of pregnancy outcomes in women with polycystic ovary syndrome[J]. Hum Reprod Update 2006, 12(6): 673-683.

8. 钟高堂, 刘琦, 张巧萍. 补肾活血法治疗多囊卵巢综合征的研究进展[J]. 医学综述, 2010, 16(6): 912-915.

9. 赵淑萍, 邵东红, 戴淑真, 等. 多囊卵巢综合征伴不孕患者促排卵治疗前 后子宫及卵巢动脉血流动力学的研究[J]. 中华超声影像学杂志, 2004, 13(7): 532-535.

10. 江红, 张安兵, 郭莉萍. 卵巢动脉血流变化与卵泡发育不良的关系[J]. 郧阳医学院学报, 2010, 29(4): 314-317.

11. 崔建华, 刘颖, 王兴田, 等. 经阴道彩色多普勒超声检测卵泡发育不良不 孕症子宫动脉及其分支血流[J]. 中国医学计算机成像杂志, 2005, 11(2): 125-127.

12. 卢淑琼. 中西医结合治疗不孕症43例[J]. 新中医, 2001, 33(5): 40-41

13. 刘军莲, 宋剑南. 中医血瘀证本质研究概况[J]. 辽宁中医杂志, 2006, 33(9): 1091-1093.

14. 时晶, 田金洲, 王永炎, 等. 血瘀证的生物学基础研究[J]. 中华中医药杂志, 2006, 21(6): 363-364.

15. 王晓冰, 侯丽辉, 吴效科, 等. 痰浊与多囊卵巢综合征胰岛素抵抗的关系研究[J]. 中国中医基础医学杂志, 2014(2): 122-124.

16. 杨洪波, 祖季明. 活血化瘀法对血瘀型多囊卵巢综合征患者血液流变学性激素水平的影响[J]. 中国中医药科技, 2010, 17(6), 541.

17. 中华人民共和国卫生部 中药新药临床研究指导原则[S]. 1993: 276-279.

18. 乐杰, 谢幸, 林仲秋, 等. 妇产科学[M]. 北京: 人民卫生出版社, 2008: 351

19. 李晓虹, 李予, 于丛一, 等 不同输卵管积水处理方案对体外受精一胚胎移植效果的影响[J]. 新医学, 2007, 38(9): 600-603,

20. 王必勤, 林敏. 多囊卵巢综合征中医药研究进展[J]. 山东中医志, 2008, 27(2): 13-14.

21. 李炳如, 佘运初. 补肾药对下丘脑—垂体—性腺轴功能影响[J]. 中医杂志. 1984(7): 63-65.

22. 赵菊宏, 刘书苑. 桂枝的药理作用和临床应用[J]. 医学信息, 2011(4): 1575.

23. 倪慕云 边宝林. 地黄化学成分的研究概况[J]. 中国中药杂志, 1989, 14(7): 425-427.

24. 中华人民共和国卫生部. 中药新药临床研究指导原则[S]. 1993: 276-279.

25. 乐杰, 谢幸, 林仲秋, 等. 妇产科学[M]. 北京: 人民卫生出版社 2008: 325-331.

26. 石璇, 毛莉, 周萍, 等. 子宫内膜异位症相关不孕的原因分析与治疗[J]. 中外医疗, 2009, 28 (36): 85.

27. Morita M. Prostaglandins inperitoneal fluid of women with mimimal and dild endometriosis. Nippon Sanka Fujinka Gakkai Zasshi, 1991, 43(7): 741.

28 黄晓阳, 杨菁, 徐望明, 等. 子宫内膜异位症患者腹腔液 IL-8 与卵巢储备的关系[J]. 实用医学杂志, 2006, 22(10): 1109-1140.

29. 李伟毅, 陆勇娟, 朱云凤, 等. 抗内膜抗体和子宫内膜异位症[J]. 中国免疫学杂志, 1999, 15(6): 268-270.

30. 崔陶, 胡丽娜. 子宫内膜异位症不孕的相关因素[J]. 实用妇产科杂志, 2008, 24 (10): 577-579.

31. 郝敏, 石一复, 吴蓓莉, 等. 异位内膜上皮细胞CA-125分泌的体外研究[J]. 中国实验诊断学, 1999, 3(4): 153-155.

32. 骆李华, 刘雨生, 季静娟, 等 子宫内膜异位症血清CA125水平与体外受精结局[J]. 国际生殖健康与计划生育杂志, 2008, 27(6): 384-389.

33. Morrison LJ, Marcinkiewicz JL, Tumor necrosis factor-alpha enhances oocyte follicle apoptosis in the neonatal rat ovary[J]. BiolReprod, 2002, 66(2): 45.

34. 王琪, 陈绍仁, 何英, 等. 肿瘤坏死因子-α(TNF-α)对卵巢功能的影响[J]. 齐齐哈尔医学院学报, 2003, 24(1): 8.

35. 张智虹, 范佳颖, 关咏梅, 整合素β3和转化生长因子β1在子宫内膜异位 症在位与异位内膜组织中的表达[J]. 哈尔滨医科大学学报, 2008, 42(5): 597-600.

36. 张淑芝, 王慧贤, 孟藏者, 等. 子宫内膜异位症并不孕患者腹腔液淋巴细胞及其白细胞介素-2 的变化[J]. 中华妇产科杂志, 1998, 33(1): 17-19.

37. 中华人民共和国卫生部. 中药新药临床研究指导原则[S]. 1993: 276-27.

38. 乐杰, 谢幸, 林仲秋, 等. 妇产科学[M]. 北京: 人民卫生出版社, 2008: 51.

39. 张玉珍. 中医妇科学[M]. 北京: 中国中医药出版社, 2002: 320-328.

40. ZY/T001. 1-94. 中医病证诊断疗效标准[S]. 1994: 252.

41. 张丽梅, 侯丽辉. 自拟补肾汤配合电针治疗PCOS临床观察[J]. 临床杂志, 2003, 19(4): 23-24.

42. 宋根伟, 张晓燕. 补肾中药的药理作用研究概况[J]. 山西医药杂志, 2011, 40(8): 787-789.

43. 田萍, 朱三平. 启宫丸加减治疗多囊卵巢综合征30例[J]. 河南中医, 1999, 19(3): 44.

44. 卫振红, 盛群英, 龚忠英, 等. 达英-35治疗非肥胖型多囊卵巢综合征疗效评价[J]. 中国妇保健研, 2010, 21(4): 525-527.

45. Quezada S, Avellaira C, Johnson MC, et al. Evaluation of steroid receptors, coregulators, and molecules associated with uterine receptivity in secretory endometria from untreated women with polycystic ovary syndrome[J]. Fertil Steril, 2006, 85(4): 1017-1026.

46. Gregory CW, Wilson EM, Apparao KB, et al. Steroid receptor coactivator expression throughout the menstrual cycle in normal and abnormal endometrium[J]. Clin Endocrinol Metab, 2002, 87(6): 2960-2966.

47. Okon MA, Laird SM, Tuckerman EM et al. Serum androgen levels in women who have recurrent miscarriages and their correlation with markers of endometri al function[J]. Fertil Steril, 1998, 69(4): 682-690.

48. 曲军卫, 吴效科, 王勇, 等. 多囊卵巢综合征诊断指标与雌激素代谢的关系[J]. 南京大学学报, 2006, 42(4): 17-21.

49. 郁琦. 多囊卵巢综合征诊治标准专家共识[J]. 中国实用妇科与产科杂志, 2007, 23(6): 474.

50. 于传鑫, 李诵絃主编.实用妇科内分泌学[M]. 上海: 复旦大学出版社, 2006, 141.

51. 赵丕文. 十种中药植物雌激素样作用及其机制的研究[D]. 中国博士学位论文全文数据库, 2007, 3-5.

52. 艾芳. 雌激素受体亚型与多囊卵巢综合征[J]. 国际生殖健康计划生育杂志, 2009, 28(3): 190-193.

53. Franks S, Mason H, Whiite D, et al. Etiology of anovulation in polycystic ovary syndrome[J]. Steroids, 1998, 63: 306-307.

54. Amin AF, Abdel DE, Darwish AM, et al. Evaluation of theimpact of laparoscopic ovarian drilling on Doppler indices of ovarianstromal blood flow, serum vascular endothelial growth factor, and insulin-like, growth factor-lin women polycystic ovary syndrome[J]. Fertil Steril, 2003, 79(4): 938-941.

55. 张娟, 朱桂金. 硫酸普拉睾酮钠诱导大鼠多囊卵巢综合征动物模型的实验研究[J]. 中国优生与遗传杂志, 2007, 15(2):83-85.

56. Stewart AL et al. The Medical Outcomes Study Approach. Durham, NC;Duke Universty Press, 1992.

57. 李美芝. 妇科内分泌学[M]. 北京: 人民军医出版社, 2001(1): 234.

58. Koike H, Ikerone T, MoilN. Relationship between dysmenorrhoea severity and Postaglandin Pruduetion in women with adenomyosis. 5th World Congress on Endometriosis, 1996, 21: 96.

59. 岳天孚,刘晓玫.子宫内膜异位症与盆腔痛 .中华实用妇科与产科杂 志, 1999;15: 585

60 彭超, 周应芳, 廖秦平. 子宫腺肌病患者痛经强度与前列腺素的相关性研究[J]. 实用妇产科杂志, 2006, 22(1): 26-28.

61. 曹泽毅. 中华妇产科学[M]. 北京: 人民卫生出版社, 1999: 1281.

62. 夏薇, 康佳丽. 对子宫腺肌病患者血清以125及EMAb的临床评价[J]. 中国实用妇科与产科杂志, 2003, 15, 19(2): 101-102.

63. Krasnick D. Serum and peritoneal fluid CA125 concentration in women with endometriosis. Gineko lPol, 2001, 72(12A): 1365.

64. 巫云 .血清CA125监测对子宫内膜异位症的临床诊断价值 .交通医学, 2003, 17(5): 535-537.

65. Wolf AM, Wol D, Rumpold H, e tal. The kinase inhibitor imatimib misylate inhi bits production in vitro and prevents dependent acute hepatic inflammation[J]. Proc Natl Acad Sci USA, 2005, 102(38): 13622-13627.

66. Hornung D, Klingel K, Dohrn K, et al. Regulated on activation normal T-cell-expressed mRNA expressed and secreted mRNA express on n normal endomerium and endometriotic implants assessment of autocrine/paracrine regulation by in situ hybridizaion[J]. Am J Pathol, 2001, 158(6): 1949-1954.

67. Sakamoto Y, Harada T, Horie S, et al. Tumor necrosis factor-alalpha-induced interleukin 8 (IL-8) expression in endometriotic stromal cells probably through nuclear factor kappa B activation: gonadotropin-releasing hormone agonist treatment reduced IL-8 expression[J]. Clin Endocrinol Metab, 2003, 88(2): 730-735.

68. 张淑芝, 王慧贤. 子宫内膜异位症并不孕患者腹腔液淋巴细胞及其白细胞介素-2的变化[J]. 中华妇产科杂志, 1998, 33(1): 17-19.

69. Tezabwala BU, Johnson PM, Rees PC. Inhibition of pregnancy ability in mice ollowing IL-2 administration[J]. Immunology, 1989, 67: 115-119.

70. Robert N, Michael D. Angiogenic factors in Endometriosis[C]. Mueller Annals of the New York Academy of Sciences, 2002, 955: 89-92.

71. 刘燕, 熊员焕. 子宫内膜异位症的免疫机制研究进展[J]. 南昌大学学报(医学版), 2010, 50(1): 133-135.

72. Cimaz R, Borghi M O, Gerosa M, et al. Transforming growth factor beta 1 in the pathogenesis of autoimmune congenital complete heart block: lesson from twins and triplets discordant for the disease[J]. Arthritis Rheum, 2006, 54(1): 356.

73. Amjad SB, Carach R, Edward M. Keratinocyte regulation of TGF-beta and connective tissue growth factor expression: a role in suppression of bcar tissue formation[J]. Wound Repair Regen, 2007, 15(5): 748.

74. 周秦, 李世胜. 子宫内膜异位症患者凋亡相关基因TGF-β mRNA表达的研究[J]. 现代生物医学进展, 2010, 14(10): 2717.

75. 裴琛琳, 张怡, 戴芙蓉. TGF-b和TGIF与子宫内膜异位症关系的研究[J]. 中国医师杂志, 2009, 9(11): 1180.

76. Carey GB, Chang NS. Cloning and characterization of a transforming, growth factor β1-induced anti-apoptotic adhesion protein TIF-2[J]. Biochem Biophys Res Commun, 1998, 249(1): 283.

77. Shih SC, Ju M, Liu N, et al. Transforming growth factor beta 1 inducrion of vascular endothelial growth factor receptor 1: mechanism of pericyte- induced vascular survival in vivo[J]. Proc Natl Acad Sci USA, 2003, 100(26): 15859.

78. Komiyama S, Aoki D, Komiyama M, et al. Local activation of TGF- betal at endometriosis sites[J]. J Repmd Med, 2007, 52(4): 306.

찾아보기

아

자

차

카/타

파

하

영문